青少年情绪聚焦疗法：临床工作手册

（加） 米丽斯·福鲁格
（Mirisse Foroughe） 主编
蔺秀云 张月娇 凌莉 译

Emotion Focused Therapy for Youth: The Clinical Manual

化学工业出版社
·北京·

Emotion Focused Therapy for Youth: The Clinical Manual, 1st edition
By Mirisse Foroughe / 9781032112312

图书在版编目（CIP）数据

青少年情绪聚焦疗法 ：临床工作手册 /（加）米丽斯·福鲁格（Mirisse Foroughe）主编 ；蔺秀云，张月娇，凌莉译. -- 北京 ：化学工业出版社，2025. 8.
ISBN 978-7-122-48247-1

Ⅰ. R749.055

中国国家版本馆 CIP 数据核字第 2025WM6383 号

责任编辑：赵玉欣　王　越　　　　装帧设计：尹琳琳
责任校对：李　爽

出版发行：化学工业出版社
（北京市东城区青年湖南街13号　邮政编码100011）
印　　装：大厂回族自治县聚鑫印刷有限责任公司
710mm×1000mm　1/16　印张$17^{3}/_{4}$　字数197千字
2025年11月北京第1版第1次印刷

购书咨询：010-64518888　　　售后服务：010-64518899
网　　址：http://www.cip.com.cn
凡购买本书，如有缺损质量问题，本社销售中心负责调换。

定　　价：88.00元　

内容简介

在诸多同类书籍中，本书是第一部将情绪聚焦疗法（Emotion Focused Therapy，EFT）的理论、研究和教学应用于青少年及其家庭的著作。本书旨在帮助临床心理治疗师和初学者掌握实践技能，能够自信地开展针对个体、亲子和父母的心理治疗工作。

米丽斯•福鲁格（Mirisse Foroughe）博士和多位国际知名的学者、临床科研工作者——包括情绪聚焦疗法的开创者莱斯利•格林伯格（Leslie Greenberg）博士，一起编撰了本书。这本临床手册从创伤知情*（trauma-informed）的视角出发，阐述了如何在基础的心理健康服务以及更复杂的心理健康问题中，应用EFT来治疗青少年情绪问题。在结构上，本手册首先以一种通俗易懂的方式概述了EFT的核心原则，接着介绍了如何将EFT应用于青少年、父母及亲子二元的临床治疗实践，随后探讨了如何将EFT应用于特定的来访者群体，如患有焦虑、抑郁和边缘型人格障碍的青少年，最后探讨了临床工作者在处理父母和青少年的创伤以及复杂的临床表现时应当牢记的重要考量因素。

本手册在始终秉持创伤知情视角的基础上，精心搭配了实用的总结表格、宝贵的实操建议以及醒目的视觉化图示，确保对初学者和经验丰富的治疗师都具有高度实用性。《青少年情绪聚焦疗法：临床工作手册》（*Emotion Focused Therapy for Youth*：*The Clinical Manual*）是婚姻与家庭治疗师、临床社会工作者及其他从事青少年及家庭心理健康工作的专业人士的必读之作。

---

* 这是一种基于理解创伤影响、识别创伤症状，并以安全和包容的方式回应的实践框架。它强调在服务、政策或互动中，充分考虑个体可能的创伤经历，避免二次伤害，并促进康复和赋能。——译者

主编简介

米丽斯•福鲁格博士是一名临床心理学家，现任多伦多家庭心理中心（Family Psychology Centre）临床培训与研究主任。她专注于以情绪聚焦疗法为儿童及家庭提供评估和治疗服务，拥有逾15年的临床经验。福鲁格博士在获得健康心理学硕士学位后，于约克大学（York University）取得临床发展心理学博士学位，研究方向为家庭治疗。她是加拿大安大略省首位在家庭健康团队中全职执业的儿童与家庭心理学家。目前，福鲁格博士负责管理家庭心理中心的临床服务，并担任情绪转化实验室（Emotion Transformation Institute）负责人。她因专业贡献屡获殊荣，包括安大略心理学会露丝•伯曼早期职业心理学家奖（Ruth Berman Early Career Psychologist Award）、加拿大心理学会2017年度创新服务奖（The CPA 2017 PFC Innovative Service Award），以及安大略省心理学会2019年度哈维•布鲁克卓越临床教学奖（The 2019 OPA Harvey Brooker Award for Excellence in Clinical Teaching）。此外，福鲁格博士还兼任约克大学及滑铁卢大学（University of Waterloo）客座教师，同时担任多伦多大学安大略教育研究院（Ontario Institute for Studies in Education，OISE）客座临床督导师。

其他编者简介

莱斯利·格林伯格博士（Dr. Leslie Greenberg） 哲学博士，加拿大心理协会注册心理师，约克大学杰出研究教授，情绪聚焦疗法创始人。

罗伯特·T.穆勒博士（Dr. Robert T. Muller） 哲学博士，加拿大心理协会注册心理师，约克大学临床心理学教授，创伤与依恋实验室（Trauma & Attachment Lab）主任。

莎拉·汤姆森（Sarah Thompson） 哲学博士，加拿大心理协会注册心理师，多伦多都会大学心理学部兼职教师，情绪转化实验室（Transforming Emotions）主任。

卢卡斯·刘（Lucas Liu） 荣誉文学学士，任职于情绪转化实验室及韧性、情绪灵活性与照料者健康实验室（Resilience, Emotional Agility, and Caregiver Health Lab, REACh Lab）。

安哥拉·阿什利（Angela Ashley） 荣誉理学学士，任职于情绪转化实验室、成瘾与心理健康实验室（The Addiction and Mental Health Lab）、多伦多都会大学。

伊马扬·妮拉（Imayan Neela） 荣誉理学学士，任职于情绪转化实验室、麦克马斯特大学（McMaster University）及汉密尔顿健康科学中心（Hamilton Health Sciences）。

乔治·A. 兰登（George A. Langdon） 荣誉文学学士，任职于游戏中的理解、学习与交互技术实验室（Technology for Understanding, Learning and Interactivity in Play Lab, TULiP Lab），情绪转化实验室，创伤与依恋实验室。

瑟瑞娜·达金（Serena Darking） 荣誉理学学士，任职于情绪转化实验室，创伤与依恋实验室，教学、创新与学习实验室（Teaching, Innovation, Learning Lab, Till Lab）。

译者序

在暴风骤雨中寻找光的路径

在生命的长河中，青少年时期的孩子如同一艘扬帆起航之后初次遭遇风浪的小船。从懵懂孩童变成“小大人”，他们的身体和心理都经历着巨大的变化，开始更加关注自己的内心世界。除了喜怒哀乐等简单情绪以外，他们开始体会到诸如孤独感、焦虑感、挫败感等复杂情绪。他们的情绪体验就像汪洋大海上空善变的天气，“东边日出西边雨，道是无晴却有晴”，前一刻还万里无云、艳阳高照，下一刻便电闪雷鸣、狂风暴雨，令父母老师摸不着头脑，甚至他们自己都可能在情绪的旋涡中迷失。这本临床工作手册恰似海上灯塔，用情绪聚焦疗法（EFT）提供的导航系统，引导咨询师穿越青少年的心理迷雾。

米丽斯·福鲁格博士（Dr. Mirisse Foroughe）领衔编撰的这本临床手册详细地阐述了如何使用情绪聚焦疗法与青少年乃至其家长一起展开工作，并且对于如何处理青少年群体中最常见的焦虑、抑郁等情绪障碍，边缘性人格及亲子关系中的创伤展开了富有针对性的论述。作者在本书中细致地描绘了治疗的“路线图”，手把手地教咨询师如何在治疗中“看到”或“听到”来访者言语或非言语信息中呈现出的标记，并引导来访者进入相应的任务，通过任务的体验过程促进来访者的内在发生变化。而且根据青少年群体的议题和需要，本书对于针对成年人的EFT任务进行了一些改进，如在空椅任务中，就设计了三个阶段的任务来逐步增强青少年的情绪唤起，循序渐进地处理他们的未竟事宜。除坚实的理论框架和详细的技术指导以外，本书还提供了大量值得反复揣摩的临床案例对话，这使其具有很强的实践指导意义。在翻译的过程中，我们也从中收获了许多宝贵的临床经验和技巧。

在我们的咨询临床实践中，有很多青少年一开始并不想接受治疗，处于批判性思维发展阶段的他们不再喜欢被权威的观点“教做人”，也并不想在治疗中感受那些痛苦的情绪。情绪聚焦疗法不像精神分析试图通过回溯过去找到无意识的冲突与动力，也不像认知行为疗法强调以结构性的方式指导纠正个体的不合理信念；它为青少年提供了一种新的治疗体验，青少年在治疗中被视为完整的人，咨询师给予他们尊重，引导他们感受并接纳看似对立的情绪，使他们能够积极参与并引领自我走向疗愈。以来访者为中心的情绪聚焦疗法在实践中令很多本来不愿意接受治疗的青少年敞开心扉，本书也为那些采用其他疗法效果不佳的青少年来访者和他们的咨询师提供了新的咨询治疗思路。

合上书稿，风雨初歇，窗外火红的石榴花向着放晴的天空露出明媚的笑脸。作为译者，在用中文复现那些情绪转化的微妙过程时，分明看见希望的光穿透字句。愿这本手册成为万千心理咨询师手中的提灯，照亮青少年的前行之路，陪伴他们穿越暴风骤雨般的青春期；也期待这本书能够帮助父母与教育工作者们更好地理解孩子、理解自我，陪伴我们的孩子与家庭在乘风破浪之后迎来温暖的阳光。

本书由我和我的研究生们共同翻译完成，前言、第一章、第三章、第五章和第七章由张月娇翻译，第二章、第四章、第六章和第八章由凌莉翻译。我对全书内容进行了一一审校。我们在翻译过程中有很多收获和成长，也希望本书为读者们带来思考和启迪！

虽然我们尽可能追求完美，但由于翻译水平和时间有限，仍不免会有疏漏之处，还希望读者朋友们多多包涵，不吝指正。

北京师范大学心理学部教授，博士生导师
教育部青年长江学者
资深家庭治疗师、培训师，注册督导师
中国心理学会婚姻家庭心理与咨询专业委员会副主任委员兼秘书长
中国社会心理学会婚姻家庭委员会副主任委员
中国心理卫生协会婚姻家庭健康促进委员会委员

前言

2010年，我第一次参加情绪聚焦治疗的培训。那是一次针对抑郁症的单日培训，当天多伦多约克大学的讲堂里挤满了人，我边听莱斯利·格林伯格博士讲课边记笔记，记了整整31页的笔记。

“人们无法改变已经发生的事情，但是可以改变对已经发生事情的感受。”

“必须先到达，才能从那里离开。”

“痛苦就像指南针。”

“感受是疗愈的前提。”

我起初并没有完全理解这些观点的含义，只是觉得它们听起来引人入胜，想要进一步探索。多年后，我发现自己依然能从EFT专业社群*中学到很多——EFT专业社群由一群慷慨且卓越的人组成，他们对短短20秒的视频分析的细微程度，只有表演教练和警察侦探可以媲美。当然，EFT对人类行为细节的关注不是为了表演或弄清真相，而是为了自我疗愈。

在我作为儿童和青少年心理学家的工作实践中，我发现EFT是直接且高效处理情感问题最有影响力的模型。同成年人治疗模型一样，针对青少年的情绪聚焦疗法也注重建立关系和治疗同盟，并且强调运用技术技巧来处理当下的情绪问题。青少年情绪聚焦疗法（EFT for youth，EFT-Y）为临床医生帮助青

---

* 特指由全球范围内践行情绪聚焦疗法的临床工作者、研究者及培训机构构成的生态网络。——译者

少年处理情绪提供了具体的操作路线图，它指导临床医生明确该做什么、为什么做、什么时候做以及做到什么程度。

本手册没有给出一份指南或清单来说明在每一次治疗会谈中应该做什么。它要做的是帮助治疗师提升在治疗过程中觉察、识别和深化可理解的情绪过程的能力。EFT的标记驱动法（marker-driven approach）可以帮助治疗师形成"如果-那么"的临床决策模型，即如果发现自己处于某种情况，那么下一步可以考虑采取什么行动，以及如何去行动。它就像治疗师的GPS：使用得越多，路线图就会越宽广、越详细。这种标记驱动方法赋予了治疗师极大的灵活性，使其能够根据治疗中的实时情境和面前来访者的具体需求做出临床决策。由于每一位来访者都是独特的，EFT-Y治疗不会采用"一刀切"的干预模式。治疗师会根据当前的治疗情境、工作对象、治疗关系的状态以及来访者当前的承受能力，持续地评估下一步的干预方向。

许多青少年是在经历了痛苦的或难以承受的事件后前来接受心理治疗的。诚然，他们无法改变已经发生的事情，但是当他们回忆起这些经历时，他们的内心会有怎样的感受？这些回忆会给他们带来多大的痛苦？以及他们还有哪些其他的感受？ EFT的情绪转化过程以简洁而巧妙的方式，揭示了情绪是如何消解其他情绪并缓解痛苦的，帮助我们在治疗中高效地处理情绪。

在帮助青少年探索自我疗愈之路的过程中，EFT-Y将情绪视为青少年的基本意义系统。每一种情绪都能提供有关个体是如何体验世界的线索，同时也会引导个体以特定的方式思考和行动。在EFT-Y实践中，我们发现青少年对于"以来访者为中心"的治疗理念高度赞赏。除了称赞这种疗法没有工作簿和家庭作业外，他们还常常意识到EFT-Y是为他们量身定制的，并且将他们置于治疗的中心：

"在我开始感受到某些重要的东西之前，连你（指治疗师）也不知道我们将会在当天的治疗中做些什么，我喜欢这种感觉。这真的是关于我和我的感受，而不是别人在告诉我应该想什么或者做什么。”

EFT吸引青少年参与并需要他们积极卷入，这必然会对他们的回避情绪形成挑战：

“这绝对不无聊，我完全不可能像在以前接受治疗时那样全程走神。”

事实上，很多青少年表示，EFT给他们一种真实的体验感：

“当我坐在椅子上时，我完全无法欺骗自己。没有任何地方可以躲藏。有时我会感受到一些之前从未意识到的情绪，这让我对自己更加了解了，也因此对自己更加坦诚。”

EFT在提高来访者参与度、自我意识和真实性方面的潜力，是吸引儿童和青少年治疗师学习这种治疗方法最令人信服的理由。我们基于十年的临床研究对EFT进行了调整，使其适用于对青少年的治疗。我们通过观看治疗会谈录像，识别出治疗中的关键时刻，并梳理出理想的治疗师回应，这些回应切实帮助青少年在内心体验和实际生活中发生了真正的改变。

在本书中，我们将与读者分享青少年情绪聚焦治疗的模型，以及治疗师在儿童和青少年临床实践中对最常见群体的特殊治疗考量。第一章生动而全面地介绍EFT的整体模型及改变理论框架。第二章概述针对青少年的EFT核心干预技术，包括使用同理回应（empathic responses）*及唤起性任务（evocative tasks）识别并初步治疗青少年的核心创伤，或为后续的亲子治疗铺平道路。第三章与第四章聚焦在与主要照料者一起工作，以及让照料者参与青少年治疗的临床决策点。第五章至第八章系统阐述EFT-Y在特定临床问题中的应用，包括焦虑、抑郁、边缘型人格特质和创伤等，不仅提供理论基础，还包含技术调整方案和实操建议，帮助治疗师有效引导青少年参与情绪聚焦治疗。

当我们在治疗中直接与情绪进行工作时，青少年自己的情绪处理能力也能得到提升，对治疗过程也更加开放。治疗师通过引导青少年富有成效地参与情

---

*empathic，通常译作共情的、同理的，本书中采用“同理（的）”这一译法。empathy译作同理。——译者

绪及情绪记忆工作（而非依赖转移注意、行为塑造或改变思维等以应对或回避为核心的策略），能够帮助他们切实见证自身的情绪复原力和自主疗愈能力。这是一种专注练习，要聚焦于内在，全然地体会内在感受和身体感觉。难为情的想法或被强迫改变的感觉会阻碍青少年参与治疗，而沉浸在自己的情绪体验中则可以推动治疗进程。

在我们的治疗实践中，使用EFT-Y最令人欣慰的地方，应该是治疗师亲眼见证青少年来访者逐渐建立信心并对改善充满希望。许多时候，那些在治疗中进展缓慢的儿童或青少年容易被贴上“缺乏动机”或“尚未准备好”的标签。EFT-Y引导治疗师转而关注并解决那些阻碍治疗取得积极成效的情绪障碍，比如：青少年是否对治疗中浮现的情绪感到担忧，甚至害怕自己无法承受？他们是否因为已经发生的事情感到内疚或羞耻？他们是否害怕治疗让自己变得脆弱，最终陷入孤独？他们是否早已习惯认为自己的情绪和需求对他人而言是一种负担？这些情绪障碍可能会阻碍青少年从治疗中获益。如果忽视这些情绪障碍，青少年可能会带着“我试过治疗，但它对我没用”的想法离开。EFT-Y可以帮助改变这种状况。

EFT专业社群的工作非常令人鼓舞。他们用半个世纪的时间潜心研究治疗起效的原理与机制，积累了海量的文献和培训视频资源。如果你是初学者，我建议你不必过于关注治疗过程方面的精深学术研究，也无须苛求自己像教学视频中那样，从任务到解决如行云流水般无缝连接。你只需要专注于当下，聚焦于眼前的来访者以及他们的情绪体验。EFT的精髓就蕴含在其名称中——无论关注的内容、措辞的选择、非言语行为的捕捉，还是与自身躯体感受的联结，都要始终以情绪为中心。通过持续实践这些要点，你终将形成自己独特的EFT-Y治疗风格。本书中提供的路线图，将指引你在治疗室与临床实践中，探索以情绪为中心的力量。你的来访者，不论处在什么年龄段，都将会因此受益。

米丽斯 · 福鲁格

Emotion Focused Therapy for Youth

目录

第二章

针对青少年的情绪聚焦疗法 42

The Clinical Manual

第三章

针对父母的情绪聚焦疗法 70

第八章

父母和青少年创伤的情绪聚焦疗法 218

Emotion Focused Therapy for Youth

The Clinical Manual

第一章 情绪聚焦疗法

莎拉·汤姆森 莱斯利·格林伯格

大脑是一个复杂到近乎神秘的存在，其处理能力、记忆存储容量、所生成人类体验的深度以及贯穿童年和青春期的巨大成长，无一不令人叹为观止。在反思心理治疗中发生的改变时，我常常思考这些问题——一个人从自我封闭、自我厌恶、极度焦虑、烦躁易怒的状态转变为自我关怀的温暖、自我安抚的平静，以及经历深度转化工作之后获得健康的情绪灵活性时，究竟发生了什么？

在本章中，我们以通俗易懂的方式阐述情绪聚焦疗法的理论与实践。首先，简要地介绍EFT的起源及其研究基础，随后探讨一些大脑的相关知识（请相信，这部分内容绝对值得一读！）以及在心理治疗中促进改变所涉及的基本过程。我们重点介绍了EFT如何通过六个改变过程，在治疗的不同阶段（早期、中期和后期）实现“用情绪转化情绪”（transform emotion with emotion）以及如何帮助来访者重新连接旧有的、被卡住的情绪模式，形成基于“此时此地”的感受和反应。最后，将通过克拉拉（Calara，她是一个基于我们多年来在实践中接触的来访者综合而成的虚构人物）的案例，将理论转化为实践。从根本上说，我们相信，一旦你理解了心理治疗中的基本改变过程，成为灵活且高效的治疗师将变得更加容易——这正是本章的核心内容。

EFT 的起源与发展

如果要说EFT是先前治疗模型的“孩子”，那么它无疑属于罗杰斯（Rogers）的“来访者中心疗法”（Rogers，1957；Gendlin，1996）和皮尔斯（Perls）的“格式塔疗法”（Gendlin，1996；Perls et al.，1951），它同时融合了两个前代模型的诸多优点。EFT由莱斯利・格林伯格博士、劳拉・莱斯博士（Dr. Laura Rice）和罗伯特・埃利奥特博士（Dr. Robert Elliott）于20世纪70年代后期共同开创（Greenberg et al.，1996；Elliott & Greenberg，2021）。该疗法源于一个基本研究问题，即是什么造成了治疗效果好与不好的差异——该问题本质上是："当治疗有效时，为什么有效？"研究者们通过仔细分析来访者中心疗法的治疗视频和文字记录，并对治疗师与来访者的对话进行了逐句分析，以确定在治疗过程中治疗师与来访者之间的哪些互动模式能够预测积极或消极的结果。经过数十年的深入研究，其成果可以归结为一句相当复杂的话：

> "在来访者与身心投入的治疗师建立起良好的工作联盟及同理信任的治疗关系的情况下，来访者深刻体验和深入反思从低到高的情绪唤起，有助于形成新的叙事理解，从而有效预测治疗效果。"
>
> （Greenberg & Warwar, 2019）

本章接下来的部分将对这句话进行详细阐释。经过数十年的发展，EFT已经成为一个经过验证的治疗模型，尤其擅长直接处理来访者即时浮现的情绪体验。实践证明，EFT在治疗社交焦虑（Elliott，2013；Shahar et al.，2017）、广泛性焦虑（Timulak & McElvaney，2018；Watson & Greenberg，2017）、抑郁症（Elliott et al.，2013；Goldman et al.，2006；Watson et al.，2003）、童年创伤（Paivio & Pascual-Leone，2010）和进食障碍（Dolhanty & Lafrance，2019）方面效果显著，能够产生持久的治疗性改变。

为何要处理情绪？

关于大脑的有趣事实

人的大脑极其复杂。据神经科学家估计，人的大脑包含大约1200亿个神经元

(Dance, 2020)。这相当于整个银河系中所有恒星数量的三分之一（Voytek, 2013）！据估计，每个神经元与其他神经元有7000到10000个连接（Dance, 2020），每个神经元每秒会放电100到200次（Bryant, 2013）。不妨花点时间，理解一下这些内容。

尽管并非所有的治疗方法都承认情绪的核心地位，但在实践中，大多数来访者在咨询中都会报告他们在某种程度上感觉不好。在本章里，我们将以克拉拉的案例来说明这一点。克拉拉是一名16岁的女生，她的家人与她在关于学校和交友焦虑的问题上斗争了几个月却没有效果，之后她的母亲打电话到我们中心求助。尽管克拉拉有许多亲密的朋友，但每次她受邀参加聚会或社交活动时，她总是担心没有人真正希望她参加，甚至担心自己会当众出丑。她的母亲表示，克拉拉常常花费数小时准备外出，在这个过程中一次又一次地流着泪自我怀疑，这让她觉得克拉拉很难安慰。对克拉拉而言，来接受治疗就是想要感觉好一些。

在本章中，我们将情绪定义为一种自动展开的生理过程，它是神经系统对环境变化作出的反应。这一过程通过神经递质和激素水平（LeDoux，1998）调控，深刻影响着人们的呼吸、肌肉紧张度、血流、记忆、注意力和思维模式（Levenson，1994）。例如，当人们感到恐惧时，会有如下体验：

- 生理变化：心率和呼吸加快，可能会出汗或颤抖。
- 思维模式变化：更倾向于认为周围的环境不安全或者无法应对。
- 感知和可提取记忆的变化：不停地搜寻周围环境中潜在的危险信号；很容易回忆起曾经感到害怕的时刻。
- 动机和行为的变化：倾向于寻求安全感。

治疗师常常能够从一个人的姿势、动作、语调等方面观察到这些变化的影响。这些变化需要密切观察，因为它们能够引导我们直达来访者体验的核心。例如，在与克拉拉的早期治疗会谈中，我们注意到她谈论自己时常常声音很轻，同时眼睛看向地面，有时眼中还含着泪水。

情绪基模

我们使用“情绪基模”（emotion scheme）*一词来指代某种情绪状态的整体体验（远非这么简单）以及随之在个体的身体和思维中激活的反应（Elliott & Greenberg，2021）。图 1.1 展示了我们在克拉拉身上观察到的羞耻情绪基模的五个关键过程。通过探索情绪基模的不同方面，治疗师可以帮助来访者深化他们的情绪。

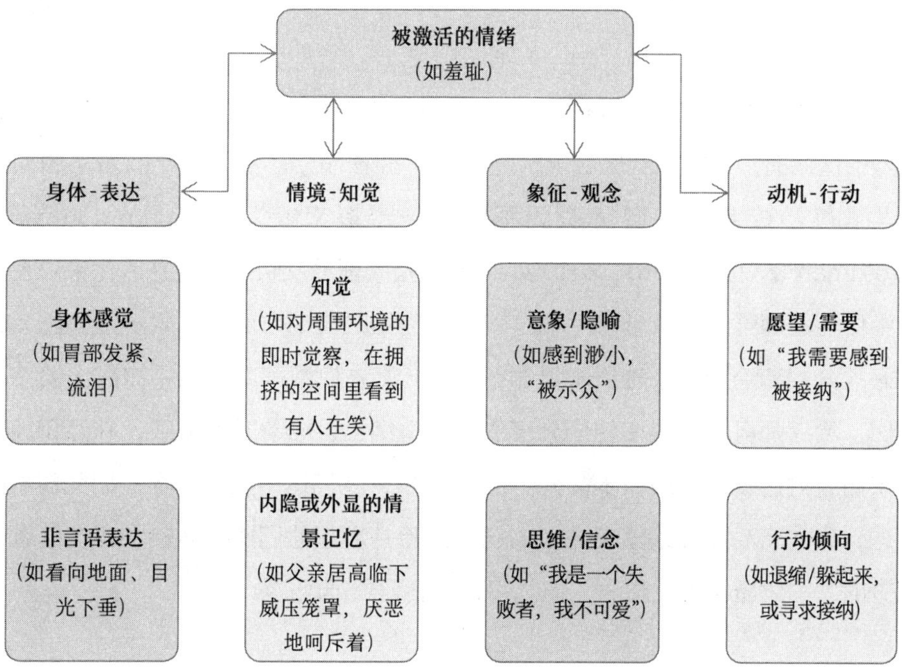

图 1.1　羞耻情绪基模
改编自 Elliott & Greenberg, 2021。

---

*emotion scheme 是 EFT 理论中的一个核心概念，格林伯格博士使用 scheme，与包含认知概念的 schema（图式）一词加以区分。——译者

跟随情绪抵达问题的核心

深入来访者痛苦感受的核心，有助于疗愈并转化来访者那些被卡住的情绪过程。我们如何得出这一结论？答案是通过深入研究治疗过程中大脑的动态变化。

从根本上说，心理治疗是在帮助神经系统学习，而学习的过程本质上是创建和修改记忆。通过帮助来访者觉察及容忍情绪，并跟随情绪的引导，治疗师能够更迅速地触及促使来访者寻求治疗的核心问题。这一过程与状态依存性记忆（state-dependent memory）密切相关。

状态依存性记忆是一种得到广泛研究的记忆现象，研究表明当人们感受到强烈的情绪时，最容易回忆起上次经历这种情绪时的记忆（Eich et al., 1994）。作为EFT治疗师，我们常说要跟随“痛苦指南针”（the pain compass）（Goldman & Greenberg, 2015），指的就是同理地反映、跟随并深化来访者体验中伴随着痛苦迹象或难以用语言表达的情绪的各个方面。如果一位来访者花了好几分钟和治疗师谈论周末是怎么过的，却在倒数第二句话中流露出愤怒和委屈，治疗师可以聚焦在他们分享的受伤情绪上，给予同理反映，并温和地引导来访者对这一部分进一步探究。在EFT中，我们运用状态依存性记忆现象的原理，确信当治疗师跟随来访者的痛苦体验并唤起他们情绪体验中存在问题的部分时，与之最相关的想法、记忆和意义会自然浮现。

感受是疗愈的前提

当触及来访者情绪体验的核心时，接下来该做什么？治疗师引导来访者通过真切地感受情绪来实现疗愈。这种干预方法基于两个原理：

1.神经可塑性：同步激活的神经元会形成神经连接。*

2.记忆再巩固：人们是如何改变记忆的。

同步激活的神经元会形成神经连接

人的大脑由上千亿个神经元组成，这些神经元相互连接形成网络。心理学家弗朗西斯·史蒂文斯（Francis Stevens，2022）将大脑比作由线程与节点纵横交织的三维蛛网。线程代表单个神经元（细胞），节点则是这些细胞连接的地方。每次激活网络中的一条路径时，沿途的神经元就会发出微弱的电信号。只有当一条路径处于“激活”（firing）状态时，才有可能创建新的路径链接，形成新的连接或节点。本质上来说，当神经通路处于激活状态时，变得具有可塑性，并准备好发生改变（Lane et al.，2015）。这一过程支持了“同步激活的神经元会形成神经连接”的说法。

理解这一点对于EFT治疗师来说非常重要。如果治疗师只是简单地帮助来访者谈论情绪，那么他最多能帮助来访者改变他们对情绪的看法——这种改变发生在大脑中用于理解情绪的部位。而如果治疗师帮助来访者感受情绪，改变则可能发生在大脑对周围环境做出自动情绪反应的部位——真正地用情绪改变情绪。EFT的目标是帮助来访者同步“激活”与陈旧的、痛苦的、被卡住的情绪相关的脑区，以及与适应性的健康情绪相关的脑区，促使两部分神经元形成连接，产生全新的感受。

*neurons that fire together, wire together，由加拿大神经心理学家唐纳德·奥丁·赫布（Donald Olding Hebb）提出，该定律被称为赫布定律。——译者

人们是如何改变记忆的

史蒂文斯（2022）提出了情感再巩固（affect reconsolidation）的概念，用来解释记忆的改变过程，这一研究以大量与记忆相关的研究文献作为基础（Nadel et al., 2012, 2000）。该研究告诉我们，当人们进行回忆（即从大脑的存储系统中提取一段记忆）时，如果经历了与过去不同的情绪体验，这段记忆就会变得不稳定（可改变），并在重新存储时发生一些改变。同理，当人们回忆某件事时，如果预期的与实际发生的情况不同，原始记忆在这一过程中会被修改，并以新的记忆重新存储（Fernández et al., 2016），这一过程如图1.2所示。

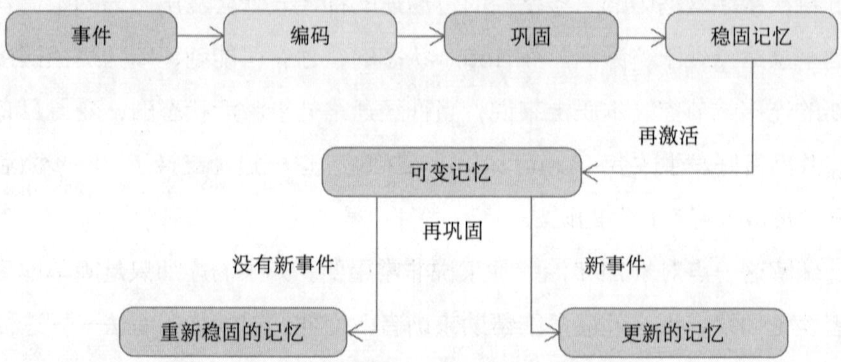

图1.2　记忆的形成与更新
改编自 Nadel et al., 2012, p.1641。

当强烈的情绪被激活时，如果治疗师能够帮助来访者形成一种新的情绪体验，那么重新编码的记忆将带着新的情绪体验和意义回到存储系统。虽然人们无法改变已经发生的事情，却可以改变回忆这件事时的感受。

现在，棘手的问题来了。如果治疗师帮助来访者从存储系统中提取出一段带有强烈情绪的记忆，却没能引导来访者形成新的情绪体验，这可能只是在强化旧的记忆，重复并加强原有的神经连接。大脑中这些神经连接的强度会因重复而加强（Nadel et al., 2007）。新体验相关的记忆会因重复而更容易被重新激活——这就是为什么考试前规律地复习新学内容比临时抱佛脚更有效果（Nadel et al., 2007）。

如果换一种比喻方式，我们可以想象克拉拉的大脑中存在一条“恐惧–羞耻高速公路”，该通路异常厚实，维护良好且经过反复加固。相比之下，那些与自豪、自信和安全感相关的通路则没有经常被激活，因此没有得到良好维护，与“恐惧–羞耻高速公路”的连接也不紧密。这些更为积极的感受难以被触发，也显得较为微弱。为了强化与积极感受及与之相关记忆的连接，治疗师必须一次又一次地帮助克拉拉激活新的感受，并连接到她现有的高速公路上。想象一下，在这条“恐惧–羞耻高速公路”上修建许多新的出入匝道，直到它变得无法辨认，代表自信、安全以及自豪的通路与代表恐惧、羞耻的道路一样多。那将会是非常不同的情绪体验！

还有一个需要考虑的重要因素是时机。研究表明，当我们回想起一段记忆时，在随后的几分钟到几小时内经历新的体验，这段记忆就可能会被修改并以新的形式被重新存储到长期记忆中（Nader et al., 2013）。在实际操作层面，这意味着治疗师在同一次会谈中既要充分地激活那些旧有的、被卡住的痛苦情绪，还要激活全新的适应性情绪（Lane et al., 2015）。如果回到之前关于高速公路的比喻中，那就是治疗师要帮助克拉拉在同一次会谈中先体验被卡住的焦虑、恐惧和羞耻的情绪，再体验安全、抚慰、自信或自豪的情绪。这样治疗师就能够帮助她建立连接一条高速公路和另一条高速公路的上下匝道，从而改变她的整体情绪体验。如果治疗师让克拉拉在一次会谈中体验那些被卡住的旧情绪，在下一次会谈中体验全新的情绪，就如同帮助克拉拉在一次会谈中行驶在旧的高速公路上（并重新加固它），在下一次会谈中行驶在新的高速公路上（并重新加固它），没有改变任何一条通路，也没有将它们连接在一起。这一过程如图 1.3 所示。

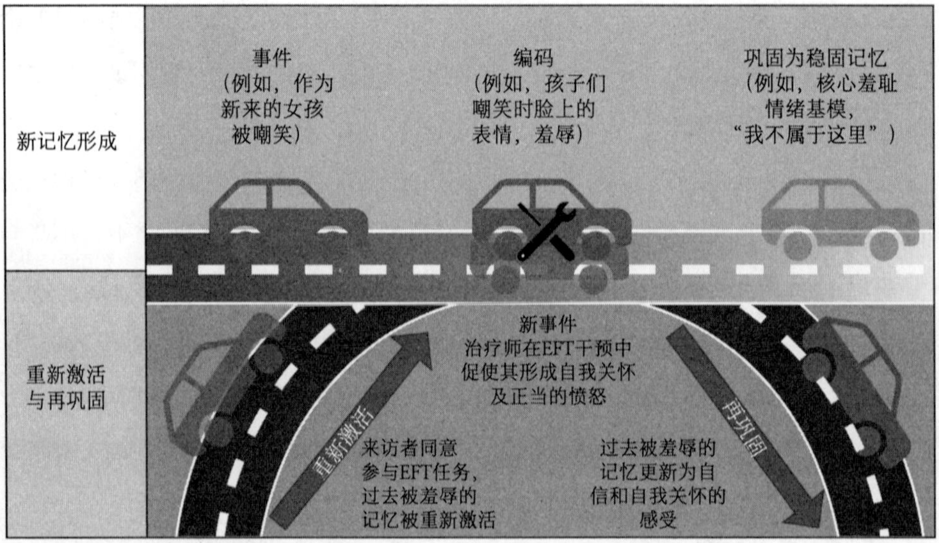

图 1.3　记忆的巩固与再巩固
改编自 Nader et al., 2013。

情绪分类

作为治疗师，我们知道情绪在来访者的改变过程中起着关键作用，密切关注并同理来访者的情绪过程具有疗愈的力量。然而，许多治疗师发现，他们很难清楚地解释为什么有时候帮助来访者关注、处理和表达情绪成效显著，而有时候却收效甚微。通过学习EFT的相关理论，我们了解到情绪类型是理解这一难题的关键。

在EFT中，情绪大致分为三种类型：原发情绪（primary emotion）、继发情绪（secondary emotion）和工具性情绪（instrumental emotion）（Greenberg, 2015）。在这几类情绪中，只有一类情绪能立即提供有用的信息，告诉人们如何能让自己感觉更好，并推动人们朝着特定方向行动来满足这种需求。而其他类型的情绪则需要更多的解读，才能对治疗师和来访者有所帮助。

原发情绪是人们对环境变化的第一感觉，是对某一事件或情境的反应，它可能是适应性的，也可能是非适应性的。需要注意的是，“适应性”和“非适应性”并不是用来对个体的情绪做评判，而是用来描述情绪提供的信息是将个体导向他们所需要的（适应性的），还是远离所需要的（非适应性的）。

原发适应性情绪

原发适应性情绪（primary adaptive emotions）是指那些能够立即提供有用信息的情绪。人类的情绪系统已经进化成为快速信号检测系统，它提醒人们注意环境中最需要关注的细节（Hoscheidt et al.，2013；LaBar & Cabeza，2006；McGaugh，2003；Roozendaal et al.，2009）。举例来说，当处于平静满足的状态时，个体的注意力可以灵活地分配，比如向内沉浸于令人愉悦的白日梦中，或者专注于问题解决或创造性活动，或者只是简单地享受周围美好的事物。相反，当个体处于恐惧状态时，注意力会本能地指向环境中潜在的危险信号；而一旦识别并处理了任一威胁，健康的恐惧反应就会被关闭。这些对周围环境“此时此地”的反应有助于个体了解自己的需求，因此基本上来说是适应性的情绪反应。

以下提示可以帮助治疗师识别原发适应性情绪：

- 这些情绪看起来是新鲜的（而不是旧有的、重复的或被卡住的）。
- 这些情绪的强度与当前的情境相符。

当来访者感受到原发适应性情绪时，治疗师应当帮助他们专注于这种感受，理解其所传达的关于周围环境及来访者自身需求的信息，并基于这些信息采取与当前情境相适合的行动。假设克拉拉正在害怕因为逃课且没有看书而挂科，那么治疗师可以引导她专注于这种感受，并理解这种情绪正在向她传递的信息：

她的行为正面临违背自我行为标准的风险，需要立即采取行动。

表 1.1 提供了一些原发适应性情绪以及每种情绪对应的需求和健康的行动倾向的示例。这些概念有助于治疗师理解来访者的情绪，并为其赋予意义。

表 1.1　原发适应性情绪

情境	情绪	需求	适应性反应
失去重要的人或物	悲伤	安慰	表达痛苦以寻求安慰和联结。如果得不到，则选择退缩和回避
被侵犯（攻击自己、家人、财物、目标、价值观）	愤怒	保护边界、自尊	提高声音，捍卫自己，保持距离
面临危险	害怕 / 焦虑	安全感	逃离、僵住、寻求保护
举止失当或暴露社交缺陷	羞耻	保护或修复社会地位或与他人的联结	躲起来、纠正不当行为，或表达意识到了行为失当
伤害了重要他人	内疚	修复伤害	道歉、弥补
冒犯性的、肮脏的、难以接受的物或人	厌恶	拒绝讨厌的人或物	驱逐、回避
遭受心理创伤	情感痛苦	回避以防止进一步受伤	如果可能的话，退回自己的世界进行自我疗愈
新颖的、未知的、意想不到的刺激	感兴趣 / 好奇	探索、理解	关注、接近、参与、沉浸其中
达成目标、任务、需求或联结	快乐 / 幸福	品味及分享	停下来欣赏，与人分享，加强联结
面对脆弱他人的苦难	同情	给予照料	给予安慰、安抚、支持、肯定

改编自 Greenberg & Paivio, 1997; Elliott & Greenberg, 2021。

原发非适应性情绪

原发非适应性情绪（primary maladaptive emotions）可能会非常强烈，无论对于来访者还是对于作为见证者的治疗师都是如此。这些情绪往往带给来访者一种重复的、被卡住的、陈旧的和熟悉的感觉（Elliott & Greenberg，2021；Greenberg，2002）。原发非适应性情绪的问题在于，它们更多揭示的是来访者的过去（是关于“彼时彼地”的需求），而不是正在发生的或“此时此地”的需求。

例如，长期处于焦虑状态的来访者可以被视为正在与深层的、被否认的和未分化的痛苦作斗争，而表层的担忧和焦虑症状，既可以维持一种可控感，又能逃避恐惧的内在体验或外部结果。这些深层的、令人恐惧的内在体验——通常是孤独感、羞耻或恐惧——就是原发非适应性情绪，它们深藏在表面症状之下，不断地被触发（Timulak & McElvaney，2018；Watson & Greenberg，2017）。

通常来说，无论个体感受到的是原发适应性情绪还是原发非适应性情绪，其对应的未满足的需求和行动倾向都是相同的。区别在于，原发非适应性情绪就像是过去记忆中的情绪——它们并不是对当前情境的真实反应，可能会引发对个体不利的反应。例如，当孩子在尝试新事物受挫时，自然会产生挫败感。如果得到恰当的支持，他们可能会克服挫败感并坚持尝试，最终取得成功，体验到一种（原发适应性的）成就感。反之，如果孩子每次犯错时都被父母羞辱，他们可能会习得羞耻的情绪反应，并在任何情况下都选择回避和放弃挑战。这个例子说明了羞耻这一原发非适应性情绪基模是如何形成的。

作为治疗师，关注以下情绪模式有助于识别原发非适应性情绪：

- 这些感受似乎是熟悉的、被卡住的、重复的以及令人不舒适的。
- 这些情绪体验的强烈程度通常与当前情境不匹配。

当来访者体验到原发非适应性情绪时，治疗师应当帮助他们充分地探索、表达以及转化这些情绪。治疗师可以采用的方法包括帮助来访者：

· 承认并命名这些陈旧的、被卡住的情绪；

· 表达真实的感受及需求；

· 体会并表达在治疗中浮现的新感受。

作为EFT治疗师，当我们在某次会谈中帮助来访者充分激活了旧有的、被卡住的、熟悉的情绪时，我们需要在同一次会谈中帮助他们体会并深化新的、原发适应性情绪，这样就能够帮助他们改变大脑中的情绪高速公路——用情绪改变情绪！在本章的后半部分，我们将在克拉拉的案例中，从EFT的视角来探索治疗的中间阶段，到时候将探讨这一点。

表1.2列出了通常在来访者身上存在的三种原发非适应性情绪。治疗师要熟悉每一种情绪基模，它们将帮助你在来访者的故事中识别这些情绪。

表1.2　原发非适应性情绪

原发非适应性情绪	我感到……	在过去，我经历了……	当我有这种感觉时，我的身体习得了……	我的需求，以及持续需要……
羞耻	不完美，一无是处、有缺陷、渺小、活该被怠慢	羞辱，拒绝，评判	畏缩，躲起来	被重视、被接纳和被欣赏
恐惧	害怕，恐惧，感觉自己会“垮掉”“失去自我”，可能包括解离	无法控制的危险或被照料者抛弃	逃跑/僵住/安抚，或检查自己（外表、行为）以保持对他人的吸引	安全感，控制感，被保护，稳定性
悲伤/孤独	空虚，极度孤独、寂寞，思念他人	排斥，失落，忽略	保持分享，避免被拒绝，或者拼命地、不顾一切地试图建立联结	（寻求）亲密、支持、爱、联结、归属感

改编自Timulak & Pascual-Leone, 2015。

继发情绪

在我（莎拉·汤姆森）刚刚成为治疗师时，我通常根据治疗中情绪的强度而非质量来选择跟随哪些情绪。我曾认为最强烈的情绪必定是最重要的，跟随它可以促成积极的改变。但在很多时候，我发现自己简直是大错特错了。

原发情绪是人对某一事件的第一反应，而继发情绪则是对自己反应的反应。继发情绪通常是在情绪社会化过程中习得的，因文化差异而有所不同，并且会随着时间推移发生变化（Kitzmann，2012）。我们的父母、朋友、老师，甚至流行文化都在教导我们如何看待自己的情绪反应。例如，在一些文化中，当男孩表达悲伤或恐惧时，可能会被告知要停止哭泣或"坚强起来"（toughen up）（Pollack，1999），而女孩在坚持自己的主张时，可能会被告知"别那么专横"（stop being so bossy）（Lamb & Brown，2007）。在这种类型的社会化过程中，男孩可能会习得对恐惧和脆弱感到羞耻，而女孩则可能会习得对坚持主张和欲望感到羞耻。

与原发非适应性情绪类似，继发情绪同样无法提供关于如何在当下感觉更好的有用信息。这些情绪更多反映了一个人的成长经历和内化的社会规则。与情绪表达相关的社会规则很重要——这些规则能帮助人们理解如何在当前情境中最恰当地表达自我（在识别出自己的原发适应性情绪的前提下），从而获取自己真正需要的东西（Foroughe，2018；Greenberg et al.，1996）。然而，在另一些时候，继发情绪可能会掩盖或阻碍人们了解自己真正的感受（原发情绪）和真正的需求。

作为治疗师，关注以下模式将有助于识别继发情绪：

- 这些情绪是对另一种情绪反应的反应。
- 这些情绪可能不会轻易因同理反映和肯定而转化或转变。例如，肯定焦虑或绝望往往对来访者没有帮助，也不会促使情绪转化。相反，肯定深层的悲伤往往会让来访者感到更加被理解和被看见，这样才会感觉好。

当一位来访者感受到继发情绪时，治疗师可以按照如下步骤进行工作：

· 仔细聆听，发现来访者对某一情况或事件的第一反应。

· 反映并肯定继发情绪（“我理解这让你感到非常担忧和焦虑”）。

· 同理反映并探索原发情绪以抵达问题的核心（“我隐约觉得在重重焦虑之下，你是不是总觉得自己不够好？”）。

工具性情绪

工具性情绪是我们要探讨的最后一个情绪类别。工具性情绪的表达是为了影响周围的人。这种情绪与人们实际的感受不相匹配。例如，即使来访者实际上感到焦虑、恐惧或羞耻，他们也可能对外表现得轻松和快乐，因此没有人能看到他们感到羞耻的那一部分自我。

作为治疗师，以下提示有助于识别工具性情绪：

· 言语表达与非言语表达不一致。

· 当来访者表达工具性情绪时，治疗师可以：

– 理解工具性情绪的功能（来访者在试图达到什么目的？）。

– 帮来访者评估，这种表达是在帮助还是在阻碍他们达成真正的需求。

当我们想到克拉拉的故事，并观察她在治疗中如何表达自己时，我们开始推测克拉拉生活在核心羞耻情绪中（感到“不够好”或“不够聪明”），同时伴随着对孤单地被抛弃的恐惧（害怕别人看到她的缺点会离开她，让她孤独地生活在世界上）。克拉拉的主要继发情绪是焦虑——在她感到自己可能会受到批评或被拒绝时，就会感到不安和自我怀疑。有时，她会工具性地表现出自信或快乐，即便她并没有真正感受到这些情绪，以此来感到安全和融入环境，避免显得脆弱。

多少情绪算“多”呢?

初次学习EFT的治疗师经常会问自己：多少情绪算“多”呢？这是一个很好的问题，因为治疗师的目标是帮助来访者富有成效地处理情绪，而不是让他们再次受到创伤，或者重复和加强无益的情绪反应模式。从EFT到其他治疗模型的研究都表明，治疗过程中情绪体验的深度能够正向预测治疗结果，并且这很可能是所有治疗模型起效的共同因素（Pascual-Leone & Yeryomenko, 2016）。为什么是这样的呢？

研究表明，在不同强度的情绪状态下，大脑的记忆编码方式是不同的（Nadel & Jacobs, 1998; Cahill, 2000; McGaugh, 2003; Murty et al., 2010; Phelps, 2004）。在高情绪强度状态下（如在情绪失调或创伤情况下）产生的记忆，更有可能以内隐的方式被存储为一些来源不同的感官信息碎片——如一个突然侵入的图像、一段声音、一种气味或者身体中的一种感觉（Van der Kolk, 2002）。而在情绪得到调节时，编码的记忆往往更有条理，具有清晰的开头、中间和结尾，并且其中的意义也更为明确（Pannu Hayes et al., 2010）。当个体回忆某件事时，往往倾向于重新体验编码或再巩固时的情绪（Lane et al., 2015）。例如，我可以在回忆童年那段令人崩溃的虐待经历时——就像上次同治疗师一起回顾时一样，带着自我关怀、安全感及主体性（而不是以闪回的形式，仿佛再次经历这些事情，并被羞耻和恐惧的情绪淹没）。

为了优化EFT中直接处理情绪的效果，治疗师需要将来访者的情绪激活到一个适中的水平（既不过于麻木也不过于强烈）。这样可以激活来访者的记忆，并以可调节且有意义的方式重新巩固。事实上，融洽的治疗关系之所以在各种疗法中都被看重，其中一个原因是安全感与较低的生理唤起状态相关联（Abelson et al., 2010; Lane et al., 2015），它反过来又促进了自我反思及对他人意图与经历的反思和理解（Amodio & Frith, 2006; Lane et a1., 2009;

Thayer et al., 2012)。

为了评估来访者正在感受的情绪是否“适量”，治疗师可以问自己，来访者是否存在以下情况：

- 言语及非言语线索（声调、姿势、面部表情）表明情绪已经被激活；
- 能表达他们的情绪体验并为其赋予意义。

至此，我们可以将EFT理解为一种治疗模型。EFT模型包含一系列循证研究的干预技术，可以系统地帮助来访者在会谈中深化情绪体验，实现从谈论情绪到以可调节的方式有效且高效地体验和表达情绪的转变，从而在同一次治疗会谈中获得新的情绪体验（Elliott et al., 2004; Lane et al., 2015）。

EFT 如何用情绪改变情绪

EFT围绕六个情绪改变过程被组织起来（Greenberg，2010；Vrana & Greenberg，2018）。表1.3中强调了这六个改变过程。其中，前四个过程确保来访者具备完成后两个过程所需的条件。

表1.3 EFT中情绪改变的六个过程

功能	过程
觉察及有效表达情绪	1. 帮助来访者了解自己的感受——通过提高来访者的情绪觉察能力以及帮助来访者用语言或形象来描述感受 2. 帮助来访者表达自己的真实感受——通过学习直接表达原发情绪，而非表达继发情绪或阻止情绪的表达

续表

功能	过程
调节及理解情绪	3. 帮助来访者**调节情绪**——使其形成能安全地管理强烈情绪的自信心 4. 帮助来访者**反思情绪**——理解情绪背后的意义及其所揭示的未满足的需求
转化情绪	5. 在治疗中**通过情绪来转化情绪**。帮助来访者激活原发非适应性情绪，然后使用 EFT 干预技术，帮助来访者体会并表达新的适应性情绪 6. 通过与**理解他的人的矫正性情绪体验来改变情绪**。帮助来访者激活原发非适应性情绪，并以同理、真诚一致、无条件积极关注回应，帮助来访者感到安全、被接纳、释怀和被安抚

EFT 在实践中如何进行？

EFT 治疗大致可以分为三个阶段，分别是治疗的早期、中期和后期。本章随后将概述每个治疗阶段的临床重点，并通过与克拉拉的治疗会谈摘录，来看每个阶段具体是如何进行的。

治疗早期应该做些什么？

- 建立信任及安全感。
- 评估情绪处理风格。
- 关注并跟随痛苦指南针，抵达问题的核心。
- 开始形成个案概念化，制订治疗计划。

建立关系、信任与安全感

在治疗初期，来访者通常会感到紧张。他们可能会担心治疗师评判自己，可能会感到羞耻，或者对在他人面前感受自己的情绪感到恐惧。在最初的几次治疗中，治疗师应基于罗杰斯（1957）人本主义疗法的三个基本原则：同理、真诚一致和无条件积极关注，将重点放在构建治疗师与来访者之间融洽和相互信任的关系上。

治疗师要考虑到来访者的情绪是基于他们的生活经验而产生的，并向来访者传达对于他们情绪的理解、接纳以及肯定，帮助来访者在他们的痛苦与脆弱中感到被看见、被尊重、被接纳和感到安全。治疗师首要的治疗工具是同理回应（empathic responding）。

评估来访者的情绪处理风格

在治疗初期，治疗师不仅要倾听来访者讲述的内容（呈现的问题、相关历史、治疗目标），还要密切关注来访者分享体验的方式。我们评估并聚焦于前四个情绪改变过程。为了判断来访者的情绪处理风格，治疗师可以自问，来访者是否能够：

1. 通过以下方式了解自己的感受：

· 识别身体的感觉——觉察并命名那些标志着某种情绪活动的身体感觉。

· 使用词语、图像或比喻来命名不同的情绪。

2. 通过以下方式表达自己真正的感受：

· 表达自己实际感受到的情绪，而非掩盖深层的情绪或用其他情绪替代。

3. 以可调节的方式感受自己的情绪。

4. 通过反思情绪，理解其中蕴含的信息。

为了评估来访者的情绪处理风格，治疗师可以适时地询问来访者："当你说这句话时，你的内心感受到了什么？"

· 使用同理猜测（empathic conjecture）和反映，帮来访者找到合适的词语表达内心深处的感受。

· 关注来访者在治疗中是否能够调节情绪，询问其独自一个人时是如何处理自己最强烈的情绪的。

· 帮助来访者觉察在强烈情绪出现时，需要做什么才能感觉好一些。

如果来访者在这些基本过程中遇到困难，首先要帮助他们学习这些技能，以便他们能够在治疗中安全地体验、处理并表达情绪。

关注并跟随痛苦指南针，抵达问题的核心

当情绪出现时要及时关注，它会引导你深入来访者故事的核心。这个过程非常简单，比如关注来访者何时短暂地流泪、声音颤抖或哽咽，或者面部表情发生变化——显示新的情绪体验出现。记住，出现像焦虑、绝望和愤怒这些继发情绪可能是更脆弱的情绪潜伏其下的信号。当情绪出现时，治疗师的回应既可能引导来访者深入情绪，也可能令他们远离情绪（Prenn，2011）。治疗师可以通过以下方式跟随痛苦情绪：

· 放慢语速，轻声说话。

· 给来访者简短的反映。避免用问题或过度复杂的解释干扰来访者对情绪的体验！

· 同理反映你所感受到的情绪（而不是你听到的内容）。命名这种情绪并聚焦于此。

· 肯定情绪。让来访者知道，你理解他们的情绪在他们的人生经历中是合理的。

开始形成个案概念化

治疗师和来访者在第五次治疗会谈前对治疗重点是否达成共识，可以预测后续治疗效果（Watson & Greenberg，1996）。当治疗师识别出来访者呈现的问题、相关的历史、情绪处理风格以及有效处理情绪的障碍后，就可以开始形成个案概念化，并在进入治疗中期阶段之前（通常在第三或第四次会谈前后），以开放和透明的方式与来访者分享。在EFT治疗中，我们使用缩写词MENSIT

（Goldman & Greenberg，2015）来追踪对个案概念化和治疗计划至关重要的六个变量：

- 标记（Markers）：来访者当下被激活的核心痛苦情绪对应的言语或非言语信号。
- 情绪（Emotions）：原发非适应性情绪，这些情绪对来访者来说是无益的、重复的以及被卡住的。
- 未满足的需求（Needs）。
- 继发情绪（Secondary emotions）：来访者对自己深层原发情绪的常见反应。
- 情绪打断（Interruption of emotion）：来访者阻止自己感受情绪的独特模式。
- 主题（Themes）：来访者关于自己和/或世界上其他人的核心叙事。

治疗中期应该做些什么？

中期阶段构成了EFT中积极干预的主体部分。作为治疗师，我们的目标是：

- 帮助来访者掌握有效处理情绪的技巧（如果必要的话）。
- 转化原发非适应性情绪基模。

掌握有效的情绪处理技巧（如果需要的话）

为了帮助来访者觉察身体感觉并更好地识别产生的不同情绪，治疗师可以使用的核心技术有：聚焦技术（focusing）（Elliott et al.，2004；Gendlin，1996）、针对性地使用同理表述（Greenberg et al.，2008）以及肯定。对于需要提升情绪接受、容纳和调节能力的来访者，有许多资源可供利用，例如辩证行为疗法（DBT）（Linehan，1993；Marra，2005）以及正念训练（Neff & Germer，2013）。本章在此不详细阐述。

转化原发非适应性情绪基模

EFT对心理治疗干预做出的许多独特贡献都体现在这一部分。在EFT中，我们已经识别出许多标记（markers），这些标记能够提示治疗师来访者的情绪正处于活动状态（Elliott & Greenberg，2021；Elliott et al.，2004）。每个标记都能指引治疗师进行相关的干预或操作步骤，使治疗师能够帮助来访者直接聚焦在情绪层面进行工作。这些干预技术包括关系技术、同理技术、体验技术和角色扮演（enactment）技术。表1.4提供了EFT干预技术的样例。

表1.4　情绪聚焦疗法中的标记与任务示例

标记	干预技术	目标	结果
来访者感到困惑或被太多的问题淹没	清理出空间（clearing a space）	帮助来访者识别并命名每个问题，与问题及相关情绪形成一定的工作距离	青少年能够决定当前治疗焦点的优先次序
来访者报告身体存在一种令人困惑、模糊或不明确的感觉	聚焦（focusing)	分辨并将这种身体感觉象征化，以转化内心体验并理解其意义	来访者对自己的感受和需求更加清晰
来访者批评自己（责骂自己、专注于“应该”，贬低自己）	自我批评对话(self-critical dialogue)	帮助来访者分辨批评的自我部分和受其影响的自我部分。帮助来访者觉察真正需要什么来唤起原发适应性情绪	批评软化为自我关怀；出现了新的自我对待方式
来访者担忧或灾难化	担忧对话（worry dialogue)	帮助来访者分辨灾难化思维的自我部分和受其影响的自我部分。帮助来访者觉察真正需要什么以及他们是如何保护自己的	恐吓者软化，变得悲伤、恐惧和痛苦，体验性的自我变强，能够自我接纳、自我关怀，并为自己的愤怒赋权

续表

标记	干预技术	目标	结果
来访者阻止自己去感受	自我打断（self-interruption）	帮助来访者觉察：①阻止情绪被体验到和/或被表达出来的言语信息；②阻止情绪的身体变化（比如屏住呼吸，绷紧肌肉）	允许情绪被体验到或表达出来
来访者体验到了持续存在的、被卡住的、重复的对于重要他人的负面情绪	未竟事宜（unfinished business）	帮助来访者扮演重要他人并模仿其消极对待方式，觉察这种对待方式对他们的影响，识别他们未满足的需求以唤起原发适应性情绪	来访者对重要他人自动的内在或外在的情绪反应发生改变

改编自 Elliott & Greenberg, 2021。

下面将简要地介绍一个“担忧对话”（worry dialogue）（图1.4）的例子，以此来探讨标记和任务如何协同帮助治疗师用情绪来改变情绪。该任务以“担

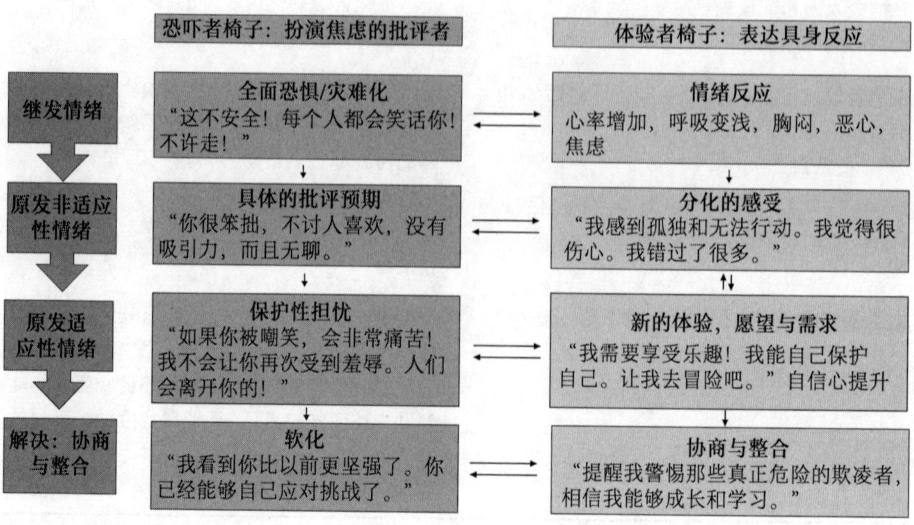

图 1.4　担忧对话模型

忧对话”标记的出现作为开始。这些标记可能是来访者在会谈中流露出担忧或灾难化的思维。治疗师在介绍任务后，将两把椅子面对面摆放，提示来访者在两把椅子间来回移动，并引导来访者关注在每把椅子上时不同的情绪体验。

治疗师首先引导来访者从原先的椅子上移动到新椅子上，并要求他们扮演焦虑的批评者——那个引起继发焦虑或担忧的自我部分，在这里称其为“恐吓者”（Frightener）。治疗师引导来访者将自己想象为“恐吓者”，与那个渴望平静的自我部分进行对话。来访者通过扮演“恐吓者”，大声表达一系列典型的担忧和恐惧，清晰地展示出他们进行自我恐吓的过程。治疗师则帮助来访者从较为广泛的恐惧聚焦到关于自我或世界的具体负面信念。

当来访者原发非适应性的脆弱情绪被唤起时，治疗师让来访者回到原来的椅子上，这里称其为“体验者”（Experiencer）椅子。在这把椅子上，治疗师引导来访者觉察在接收到“恐吓者”的信息时的身体感觉。治疗师帮助来访者觉察并命名这种自我对待方式对神经系统的影响，帮助他们将身体感觉分化为明确的情绪，每种情绪中都嵌着一种需求。当来访者接触到这些更深层次的感受时，治疗师会协助他们觉察并表达与之相关的未被满足的需求，例如要求被更公平或更合理地对待、对冒险的支持、对自身优势和能力的认可，或单纯是保持沉默。需求的表达往往伴随着原发适应性情绪的唤起，例如转变为正当的愤怒*（assertive anger）、自我关怀或仅仅是一种值得被更好地对待的感觉。

接下来，来访者再次回到代表“恐吓者”的椅子上，治疗师引导来访者回应“体验者”表达的需求。这一般会导致两种结果：一种情况是“恐吓者”因目睹自己唤起的恐惧和痛苦而态度软化，表达出想要帮助而非伤害的意愿，并从焦虑转向原发的悲伤、恐惧或痛苦。与此同时，来访者往往会意识到与这种负面自我

---

* 指的是个体以直接、清晰且尊重的方式表达自己的愤怒，而不是通过攻击、压抑或被动攻击的方式。这种愤怒表达的目的是解决问题、维护自己的需求或界限，而不是伤害他人或破坏关系。——译者

对待相关的深层价值观，例如想要保护自己免受恐惧性结果的伤害。另一种情况是“恐吓者”可能变本加厉，重新陷入灾难化思维，通常表现为想要保护“体验者”，以免其承受恐惧的或难以接受的后果，但不会减轻这种负面自我对待。

来访者持续在不同椅子之间切换，直到“体验者”能够设定界限，承认当前的能力，并识别出冒险和成长的需求，可能还包括从一个内在力量增强的“体验者”的立场去安抚“恐吓者”。

由此产生的不同情绪状态（例如继发焦虑、原发恐惧、原发悲伤）之间的接触和协商，促成了新的情绪体验和对体验与意义的重新整合，从而实现了用情绪改变情绪。在一次治疗中同时激活原发非适应性情绪和原发适应性情绪，觉察来访者情绪体验的变化并为其赋予意义，是促成持久改变的关键。我们将在下文中通过跟踪克拉拉在治疗中期的进展，更深入地探讨这一过程。

治疗后期应该做些什么？

这个阶段的治疗通常需要2~6次会谈，具体取决于整体治疗计划。

- 帮助来访者哀悼并对过去的痛苦情绪及其影响释怀。
- 巩固收获和意义，形成新的个人叙事。

帮助来访者哀悼并对之前的痛苦释怀

治疗后期通常聚焦于帮助来访者哀悼那些因长期生活在痛苦感受和症状中而带来的丧失。通过这一过程，来访者可以巩固治疗中取得的改变，对过去的伤害及其持续影响释怀，逐步建立起主观能动性和希望感。该阶段的治疗通常在有时限（time-limited）的治疗计划接近尾声时开始，或者当来访者开始持续报告能对当下情境做出适应性的反应，而不是以熟悉的、旧有的、被卡住的、痛苦的方式回应——换句话说，就是当显著的EFT标记不再出现在治疗中时开始。

巩固收获与意义，形成新的个人叙事

这一阶段的治疗中，来访者通常会重新谈论情绪，他们开始讲述治疗中的改变并赋予其意义，包括对自己认知的改变。例如，当来访者体验到焦虑稳步下降且自信心逐步提升时，他们对自己的认知也随之改变——从认为自己是一个长期被焦虑笼罩的人，转变为认为自己因过往经历而深陷焦虑多年，但是如今已经能够以更平和、自信及自我接纳的状态面对生活。

EFT 从开始到结束

图1.5展示了EFT基于实证的改变模型，它总结了来访者在各个治疗阶段情绪体验的变化（Pascual-Leone，2018；Pascual-Leone & Greenberg，2007）。EFT是一个相当复杂且拥有坚实实证基础的模型。如果本章引起了你的兴趣，建议你通过进一步的培训和督导进行深入学习。

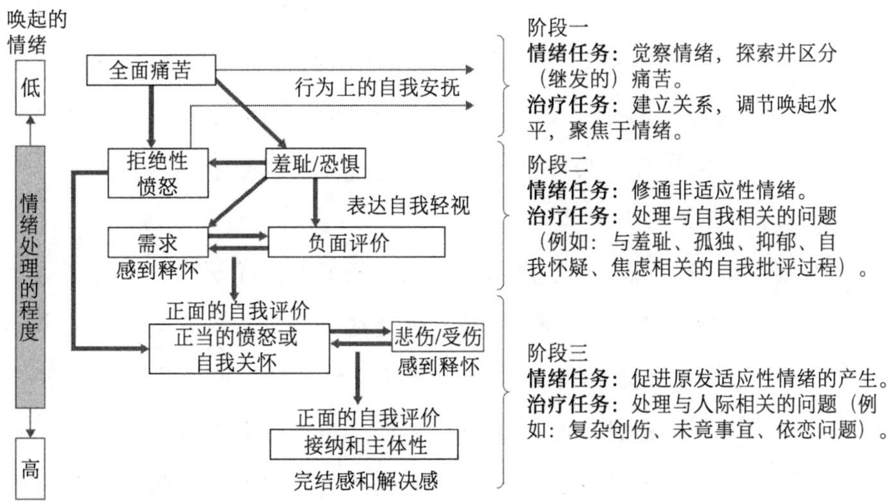

图1.5　情绪处理顺序模型
改编自Pascual-Leone，2018，p.167；Pascual-Leone & Greenberg，2007。

临床案例：克拉拉

接下来我们将通过克拉拉的案例，深入探讨情绪聚焦治疗的早期、中期和后期阶段。再次说明，克拉拉是基于我们实践中与多名来访者工作的经验综合而成的虚构人物。

早期

治疗师：嗨，克拉拉。很高兴见到你。你来的时候感觉怎么样？（表示欢迎，并从第一次会谈开始引导来访者进入其内心世界。）

克拉拉：（紧张地笑了笑）还好。我想我有点紧张。（治疗师注意到来访者能够命名并表达内心体验，看起来她愿意参与治疗。）

治疗师：当然，开始接受治疗确实会让人有点紧张，对吧？（给予正常化、认可及治疗方向引导，帮助克拉拉缓解焦虑并让她了解治疗的预期。）我希望在前几次会谈中我们能花些时间互相了解。我想听听你的故事，搞清楚是什么让你来这里，可能会时不时问你一些问题。我也欢迎你提出任何问题。到第三次或第四次会谈时，我会和你分享我对当前情况的理解，看看我们的想法是否一致，并告诉你我将如何帮助你。这样安排你觉得可以吗？

克拉拉：（点了点头）

治疗师：很好。所以，克拉拉，我从你妈妈那里了解到，你可能在生活中有很多焦虑？你能和我说说这个情况，帮我更好地理解吗？（邀请来访者用自己的话分享她的体验，我会带着尊重认真倾听，并通过同理、真诚一致和无条件积极关注的方式，与她建立融洽的关系，同时关注表达的内容以及她如何表达她自己。）

克拉拉：嗯，是的，我变得很焦虑，我猜是吧。

治疗师：嗯，我想这有时会挺难的。你能和我多说一点吗？

克拉拉：嗯……我想我的成绩还不错，但我总是……我总是觉得自己做得还不够好，我感到压力很大。就像别人觉得我很聪明，但他们没看到我之所以看起来聪明，是因为我一直在学习。我觉得自己其实并不聪明。（以很小的声音说的。治疗师简单地记录下这一自我批评的标记，如果这个标记在治疗过程中持续存在，就需要在治疗的中期阶段关注它。）

治疗师：哦，所以你觉得你的好成绩其实跟你没有什么关系，完全是因为你付出了很多努力。

克拉拉：是的。

治疗师：我猜，这种感觉有点像，如果你稍微放松一点，一切就会崩塌，或者别人会发现你其实并不聪明，对吗？

克拉拉：是的。（开始有些哽咽）

治疗师：我猜这有点吓人，对吧？（基于痛苦迹象的同理猜测，可能引导治疗师了解问题的核心。）

克拉拉：（点头，看起来哽咽，无法说话。）

治疗师：克拉拉，我们能在这里稍微暂停一下吗？这真的很痛苦。你能花一点时间，告诉我当我说这句话的时候，你内在的感受吗？

克拉拉：内在？

治疗师：是的，当你听到我这么说时，你的身体里有什么感觉？比如想要流眼泪，几乎说不出话来？（这个问题不仅开始帮助克拉拉适应治疗过程，还将她的注意力引导到内心深处，为进一步评估克拉拉的情绪处理风格提供了机会。）

克拉拉：（点头）呃，我想我就是感觉真的很糟糕……

治疗师：嗯嗯。就是感觉真的很糟糕。这真的很痛苦。你此刻在身体上注意到其他感觉了吗?

克拉拉:……就是有点颤抖和……感觉自己有点渺小，我猜。谈论自己对我来说有点困难……

在第一次会谈中，治疗师先探索了家里和学校的焦虑触发因素和情绪反应，然后简单谈论了一下家庭生活。能够看出克拉拉很难谈论她的父亲，从与她母亲的初次会面中了解到，父亲“脾气暴躁”并经常“对克拉拉很严厉”。她还透露，她在社交聚会前会感到焦虑加重，担心自己无法融入或显得愚蠢。治疗节奏缓慢，治疗师的语气温和，主要的干预方法是同理陈述和探索式提问。

从情绪改变的六个过程而言，我们看到克拉拉能够了解并表达她的感受。她能够表达继发情绪（焦虑），并且可能对深层的原发非适应性羞耻（感到“渺小”或“不值得交往”）和恐惧（害怕被拒绝）有所觉察，但这些仍需在后续的治疗中进一步探索。她在治疗过程中能够调节情绪，我们将在治疗的早期阶段探索她独自面对强烈情绪时的反应。尽管我们尚未聚焦于“用情绪改变情绪”（改变过程5），但克拉拉在开始与治疗师分享其内心世界时，并未感到羞耻或被拒绝。相反，治疗师以同理、真诚一致和接纳的态度回应，可能会开启以矫正性的情绪体验（改变过程6）改变情绪的过程。

在前三次会谈中，我们从克拉拉的语调变化及逐渐明显的泪意中看到了痛苦指南针显现的迹象。从这些早期的互动中，我们开始看到个案概念化的基本要素逐渐浮现，这些要素通过缩写词MENSIT来概括：

· 标记（Markers）：自我批评、担忧。

· 情绪（Emotions）：羞耻、恐惧。

· 需求（Needs）：接纳和归属感。

· 继发情绪（Secondary emotions）：焦虑。

· 情绪打断（Interruption of emotion）：我们知道这很有可能会发生，但还不清楚会如何发生。

· 主题（Themes）：害怕被别人拒绝，感觉不够好。

中期

在治疗中期阶段，治疗师的目标是在必要时帮助来访者提升情绪调节技能，然后基于标记驱动的治疗任务开始主动干预。由于克拉拉已经具备情绪调节能力，我们开始着手唤起她非适应性的情绪基模，目的是通过情绪改变情绪。

在第五次会谈的前五到十分钟内，我们探索了克拉拉今天进入会谈时的感受（感到压力大）以及她在上次会谈后的感受。她表示感觉“还好”，这表明当前节奏适宜，克拉拉一直在她的情绪“容纳之窗”*（window of tolerance）内工作。在本段摘录中，我们聚焦于克拉拉本周最关心的问题。

克拉拉：我真的很害怕去参加这个派对……但我又不能不去。但如果我去的话，我知道我会做一些愚蠢的事情。我讨厌别人嘲笑我！[治疗师注意到一个担忧分裂（worry split）的标记，即她担心在别人面前“显得愚蠢”。]

治疗师：是的，这里包含着很多重内容——无论去不去我都害怕被评判，但我想在所有这些害怕之下，我只是非常害怕显得愚蠢。（治疗师试图确认这个标记，并使用“我”语言来贴近来访者的体验。）

克拉拉：是的！

治疗师：对。这种感觉很熟悉，对吧？

克拉拉：我的意思是，这种情绪不是一直存在的，但在每次有人提议出去或做什么事情，或者我被邀请参加什么活动时，它就

---

* 由 Daniel J. Siegel 提出，用来描述个体在情绪和生理上能够有效应对压力的范围。在这个范围内，个体能够保持情绪稳定、思维清晰，并能够有效地处理日常生活中的挑战。——译者

会……突然出现。

治疗师：好的，我们今天能不能稍微探讨一下这个问题呢？因为我认为有一些相当强烈的情绪存在于这些焦虑之下。（治疗师邀请来访者参与任务，推测深层的原发情绪。）

克拉拉：（点头）

治疗师：好的，我去搬一把椅子过来。（治疗师搬来一把椅子，并让克拉拉转动她的椅子，直接朝向新的椅子。）我想让你过来，坐在这里一会儿。（治疗师指向新椅子。）在这把椅子上，我想让你代入那个在你脑海中说你会做蠢事、说别人会嘲笑你的声音。而在那把椅子上（治疗师指向克拉拉原来的椅子），我想让你扮演那个只是想感觉好一点的自己——那个想要享受生活的自己。你能做到吗？（治疗师看到来访者点头。）好的，所以我想让你成为那个你脑海中的声音，在你准备去参加派对时恐吓你的那个声音。我想让你这么做。

克拉拉：什么？所以，就像我在对自己说话？

治疗师：是的。我知道这有点奇怪（治疗师正常化情绪），但它真的可以帮助我们理清焦虑背后那些不同的情绪和想法。所以，试试看能否告诉她……这些……类似“你不应该去参加派对。你只会让自己出丑”。（治疗师邀请来访者扮演恐吓者，并在说话时使用“你”语言。）

克拉拉：是的，你不能去参加这个派对。你不知道该穿什么。没有人和你一起玩。你整晚都会感到尴尬和不自在。你只会说些愚蠢的话，每个人都会嘲笑你。实际上，他们会在你背后嘲笑你。（治疗师在克拉拉的过往中注意到，她其实有好朋友，并且没有人际交往技能的缺陷。确切来说，克拉拉的表现与社交焦虑一致——当她的核心羞耻感被唤起时，她认为别人不喜欢她。像“他们所有人……”和“没有人……”这样的陈述通常是投射性自我批评的迹象——当我们在最糟糕的时刻以负面方式看待自己时，我们就会假设别人也会这样看待我们。）

治疗师：是的，你能告诉她是什么让她被人嘲笑吗？比如，是关于她的什么事？（治疗师帮助克拉拉具体化她的焦虑性批评是针对哪些事情，目的是激活核心情绪基模和相关的自我认知信念。）

克拉拉：嗯，你就是……永远不知道该说什么。你完全是个傻瓜。有一半的笑话你都不明白真正的意思，然后就在不该笑的时候傻笑，你看起来就像个白痴！（克拉拉开始流泪，表明她被卡住、痛苦的情绪正在被激活。）

治疗师：好的，让我们换一下。回到这里。（治疗师让她坐回到原来的椅子上扮演体验者。）克拉拉，当你听到这些时，你的内在有什么变化？你的身体实际上有什么感觉？（治疗师帮助来访者关注她的身体情绪反应。）

克拉拉：内在？

治疗师：是的，你的身体里有什么感觉？

克拉拉：（来访者停下来，向内观察。）我只是感觉自己很愚蠢。

治疗师：是的，你注意到你身体里有什么感觉吗？（治疗师令来访者重新聚焦在身体的感受性体验上，而不是认知上。）

克拉拉：嗯……（看起来泪眼汪汪）我的胃疼，呼吸困难，我一直在想象人们在嘲笑我。我感觉自己只有两英寸*高……而且……我有点想蜷缩着躲起来！

*1 英寸为 2.54 厘米。——译者

在花了一些时间探索克拉拉被唤起的羞耻情绪基模的各个方面（包括她的身体感觉、那个声音带给她的感受、开始浮现的过往被羞辱的记忆以及这种体验如何影响她的行为）之后，治疗师帮助她用自己的语言向内在的焦虑批评者表达这些情绪体验。接着，治疗师帮助克拉拉识别她从批评者那里需要什么。引导来访者识别并表达这种需求的过程通常会激活新的原发适应性情绪，比如自我关怀或正当的愤怒（Greenberg，2004，2015）。

克拉拉：当你这样跟我说话时，我害怕得不敢露面！我感觉胃里难受，甚至喘不过气来！我只想蜷缩在黑暗中躲起来！

在处理了克拉拉由羞耻感产生的不被接纳、不能融入、不被需要的情绪后，治疗师引导克拉拉关注她包含在羞耻基模中的适应性需求。

治疗师：是的，当你感到非常受伤的时候，实际上你从你的批评者那里需要什么？

克拉拉：我从另一部分那里需要什么？

治疗师：是的——当你感到非常受伤的时候，你需要它做什么？

克拉拉：（哭泣）我只是希望它停下来。

治疗师：是的，所以告诉她：停下来！你在伤害我。

克拉拉：是的，停下来！你在伤害我！当你一直在不停地说这些关于我的可怕的话时，我什么都做不了。这真的很伤人，而且……而且我只是想跑开躲起来。但是……但是然后……然后当我一个人时，又感觉自己像个失败者。

治疗师：是的，所以再次告诉她你需要什么。比如，我需要你停下来！也许……

克拉拉：停下来！也许……我不知道。就好像，我只是要你停下来。而且，这不公平！你这样做不公平！（克拉拉的情绪从非适应性的原发的羞耻，开始转变为表达需求时有力量的愤怒。）

治疗师：是的，告诉她什么是不公平的。

克拉拉：这不公平！我……我确实有朋友，他们喜欢我——我知道他们喜欢我！我知道米歇尔（Michelle）不认为我虚伪或笨拙。而且，她知道我的焦虑有多严重——她也会焦虑。而马可（Marcus）和他的朋友们都很愚蠢——他们嘲笑每个人——不只是我。我只是需要你退后！而且……而且让我和那些让我真正感觉舒服的人一起出去玩！

治疗师在这里花了一些时间帮助克拉拉充分表达她的需求，深入挖掘并触及当下的原发适应性情绪，表达出正当的愤怒以及一种值得被更好地对待的感觉。根据第5个干预过程，即“用情绪改变情绪”的原则，我们帮助克拉拉从被唤起的继发焦虑逐步转变为原发非适应性羞耻，再到同时唤起健康正当的愤怒。她从想要退缩和躲起来转变为渴望维护健康的人际关系并积极面对生活。当需求被充分表达后，治疗师引导来访者回到“批评者”椅子上，以“批评者”的身份回应。

治疗师：很好，很好。克拉拉，现在回到这边来。（治疗师指向另一把椅子。）作为批评者，你如何回应？

克拉拉：嗯……我不知道。（停顿，反思）就像，我不想伤害她。而且，我不想让她感到如此孤独。

治疗师：告诉她。

克拉拉：我……我并不想伤害你，而且我能看到你有多么害怕和孤独，但是……我也真的不想让你再次被嘲笑。（在这里，我们看到了恐吓者自我保护功能的出现。）

治疗师：是的，你退回去的话就太可怕了。难道真的会发生什么很糟糕的事情？之后还可能会发生什么？

克拉拉：我猜，你……你可能会一个人。你可能会没有朋友……那太可怕了。

治疗师：听起来像是你非常想要保护她？你不想让她孤独？

克拉拉：是的！

当担忧出现在担忧对话中时，“恐吓者”通常发挥着自我保护的功能（Watson & Greenberg，2017）。当这一点被揭示时，通常会让来访者像得到了一种启示（这是另一种新的原发适应性情绪体验！），促使“恐吓者”软化并与“体验者”协商其需求。通常，在问题趋向解决的过程中，我们观察到“体验自我”变得强大，以追求自由为核心动力，愿意为实现成长和建立联结承担更大的风险。在克拉拉的例子中，她回忆起四年级时转学后被欺凌和排斥的经历，并强烈渴望不再经历那些痛苦。通过完成这个干预任务，克拉拉意识到她现在的生活已经发生了巨大的变化。她不再是那个新来的女孩，她拥有稳固的友谊，并且自己足够强大，能够应对马可和他那些狐朋狗友的嘲弄——甚至在必要时能站出来对抗他们。这项任务以两部分自我之间更好的整合结束，同时伴随着主导情绪模式从焦虑和深层的羞耻感逐渐转化为更多的自我关怀和自信。

通常，某个特定的情绪标记会在治疗过程中反复出现，因为需要通过重复暴露和足够强烈的情绪协同作用来促进情绪学习和记忆再巩固，这样才能在面对旧刺激时稳定可靠地产生新的情绪反应。

后期

当与来访者的初始治疗目标相关的情绪标记不再频繁出现，并且没有出现新的目标和标记时，我们可以判断治疗已经接近尾声。对克拉拉来说，这可能表现为焦虑感的逐渐减少，有更多的时间用于思考日常事务，能与朋友共度闲暇时光，以及专注于完成对她来说重要的任务。在治疗的最后阶段，我们聚焦于帮助克拉拉觉察并讲述她在治疗过程中经历的自我改变，以及转变对自我的认知，由“一个曾经深陷焦虑的人”转变为“一个基于日常生活体验对自己充满自信的人”。

总结

青少年往往不情愿进入治疗；这可能是由于他们害怕被他人评判，或者不希望生活中再出现一个成年人试图“修复”他们、给他们贴标签或告诉他们该怎么做。几十年来，针对青少年的治疗一直存在两种对立的疗法：一种是高度结构化的、说教式的认知和行为疗法，另一种是非结构化的支持性咨询。与此同时，情绪聚焦疗法从对人与关系转变机制的过程体验研究（process-experiential examination）发展成为一种有效的治疗方法，广泛应用于抑郁、广泛性焦虑、创伤等多种心理障碍的临床干预中。近年来，该领域的临床科学家提出，EFT可能具有跨诊断的治疗价值。在将EFT应用于新的治疗人群时，我们受益于杰出研究者、临床教师和督导师的贡献，特别是那些体现临床工作者-科学家-学者模型（Raimy，1950）的心理学家。事实上，EFT的过程研究比其他任何疗法的都要多——我们不仅知道它有效，还知道它如何起作用以及干预过程中具体环节的使用时机等方面的信息。对于一种如此实用、具体且技术精湛的疗法，这无疑是一个令人瞩目的成就，因为它本可以轻易遮盖其深厚的理论基础。EFT-Y让我们有机会为青少年提供一种全新的治疗体验：在这里，他们被视为完整的个体，被允许同时体验看似矛盾的情绪，并且他们寻求健康的自我部分也能够得到尊重和支持，从而能够自己引导自己走向疗愈。

参考文献

Abelson, J. L., Khan, S., Young, E. A., & Liberzon, I. (2010). Cognitive modulation of endocrine responses to CRH stimulation in healthy subjects. *Psychoneuroendocrinology, 35*(3), 451–459. https://doi.org/10.1016/j.psyneuen.2009.08.007

Amodio, D. M., & Frith, C. D. (2006). Meeting of minds: The medial frontal cortex and social cognition. *Nature Reviews Neuroscience, 7*, 268–277. https://doi.org/10.1038/nrn1884

Bryant, A. (2013, August 27). Ask a neuroscientist! What is the synaptic firing rate of the human brain? *NeuWrite West.* www.neuwritewest.org/blog/4541

Cahill, L. (2000). Neurobiological mechanisms of emotionally influenced, long-term memory. *Progress in Brain Research, 126*, 29–37. https://doi.org/10.1016/S0079-6123(00)26004-4

Dance, A. (2020, August 18). Making and breaking connections in the brain. *Knowable Magazine.* https://knowablemagazine.org/article/health-disease/2020/what-does-a-synapse-do

Dolhanty, J., & LaFrance, A. (2019). Emotion-focused family therapy for eating disorders. In L. S. Greenberg and R. N. Goldman (Eds.), *Clinical handbook of emotion-focused therapy* (pp. 403–424). American Psychological Association.

Eich, E., Macaulay, D., & Ryan, L. (1994). Mood dependent memory for events of the personal past. *Journal of Experimental Psychology: General, 123*(2), 201–215. https://doi.org/10.1037/0096-3445.123.2.201

Elliott, R. (2013). Person-centered/experiential psychotherapy for anxiety difficulties: Theory, research and practice. *Person-Centered & Experiential Psychotherapies, 12*(1), 16–32. https://doi.org/10.1080/14779757.2013.767750

Elliott, R., & Greenberg, L. S. (2021). *Emotion-focused counselling in action.* Sage.

Elliott, R., Greenberg, L. S., Watson, J., Timulak, L., & Freire, E. (2013). Research on humanistic-experiential psychotherapies. In M. J. Lambert (Ed.), *Bergin & Garfield's handbook of psychotherapy and behavior change* (pp. 495–538). John Wiley.

Elliott, R., Watson, J. E., Goldman, R. N., & Greenberg, L. S. (2004). *Learning emotion-focused therapy: The process–experiential approach to change.* American Psychological Association. https://doi.org/10.1037/10725-000

Fernández, R. S., Boccia, M. M., & Pedreira, M. E. (2016). The fate of memory: Reconsolidation and the case of prediction error. *Neuroscience & Biobehavioral Reviews, 68*, 423–441. https://doi.org/10.1016/j.neubiorev.2016.06.004

Foroughe, M. (Ed.). (2018). *Emotion focused family therapy with children and caregivers: A trauma-informed approach* (1st ed.). Routledge. https://doi.org/10.4324/9781315161105

Gendlin, E. T. (1996). *Focusing-oriented psychotherapy: A manual of the experiential method.* New York: Guilford Press.

Goldman, R. N., & Greenberg, L. S. (2015). *Case formulation in emotion-focused therapy: Co-creating clinical maps for change.* American Psychological Association. https://doi.org/10.1037/14523-000

Goldman, R. N., Greenberg, L. S., & Angus, L. (2006). The effects of adding emotion-focused interventions to the client-centered relationship conditions in the treatment of depression. *Psychotherapy Research*, *16*, 536–546. https://doi.org/10.1080/10503300600589456

Greenberg, L. S. (2002). Integrating an emotion-focused approach to treatment into psychotherapy integration. *Journal of Psychotherapy Integration*, *12*(2), 154. https://doi.org/10.1037/1053-0479.12.2.154

Greenberg, L. S. (2004). Emotion–focused therapy. *Clinical Psychology & Psychotherapy*, *11*(1), 3–16. https://doi.org/10.1002/cpp.388

Greenberg, L. S. (2010). Emotion-focused therapy: A clinical synthesis. *Focus*, *8*(1), 32–42. https://doi.org/10.1176/foc.8.1.foc32

Greenberg, L. S. (2015). *Emotion-focused therapy: Coaching clients to work through their feelings* (2nd ed.). American Psychological Association. https://doi.org/10.1037/14692-000

Greenberg, L. S., & Paivio, S. C. (1997). *Working with emotions in psychotherapy*. Guilford Press.

Greenberg, L. S., Rice, L. N., & Elliott, R. K. (1996). *Facilitating emotional change: The moment-by-moment process*. Guilford Press.

Greenberg, L. S., & Warwar, S. H. (2019). *Skills training in a comprehensive set of tools for working directly with emotion* [PowerPoint slides]. Workshop lecture.

Greenberg, L. S., Warwar, S. H., & Malcolm, W. M. (2008). Differential effects of emotion-focused therapy and psychoeducation in facilitating forgiveness and letting go of emotional injuries. *Journal of Counseling Psychology*, *55*(2), 185–196. https://doi.org/10.1037/0022-0167.55.2.185

Hoscheidt, S., Dongaonkar, B., Payne, J., & Nadel, L. (2013). Emotion, stress, and memory. In D. Reisberg (Ed.), *Oxford handbook of cognitive psychology* (pp. 557–70). Oxford University Press.

Kitzmann, K. M. (2012). Learning about emotion: Cultural and family contexts of emotion socialization. *Global Studies of Childhood*, *2*(2), 82–84. https://doi.org/10.2304/gsch.2012.2.2.82

LaBar, K. S., & Cabeza, R. (2006). Cognitive neuroscience of emotional memory. *Nature Reviews Neuroscience*, *7*(1), 54–64. https://doi.org/10.1038/nrn1825

Lamb, S., & Brown, L. M. (2007). *Packaging girlhood: Rescuing our daughters from marketers' schemes*. St. Martin's Press.

Lane, R. D., McRae, K., Reiman, E. M., Chen, K., Ahern, G. L., & Thayer, J. F. (2009). Neural correlates of heart rate variability during emotion. *Neuroimage*, *44*(1), 213–222. https://doi.org/10.1016/j.neuroimage.2008.07.056

Lane, R. D., Nadel, L., Greenberg, L, and Lee, R. (2015). The integrated memory model: A new framework for understanding the mechanisms of change in psychotherapy. *Behavioral and Brain Sciences*, *38*. https://doi.org/10.1017/S0140525X15000011

Lane, R. D., Ryan, L., Nadel, L., & Greenberg, L. (2015). Memory reconsolidation, emotional arousal, and the process of change in psychotherapy: New insights from brain science. *Behavioral and Brain Sciences*, *38*. https://doi.org/10.1017/S0140525X14000041

LeDoux, J. (1998). *The emotional brain: The mysterious underpinnings of emotional life*. Simon & Schuster.

Levenson, R. W. (1994). Human emotions: A functional view. In P. Ekman & R. J. Davidson (Eds.), *The nature of emotion: Fundamental questions* (pp. 123–126). New York: Oxford University Press.

Linehan, M. M. (1993). *Cognitive-behavioral treatment of borderline personality disorder*.

Guilford Press.
Marra, T. (2005). *Dialectical behavior therapy in private practice: A practical and comprehensive guide.* New Harbinger.
McGaugh, J. L. (2003). *Memory and emotion: The making of lasting memories.* Columbia University Press.
Murty, V. P., Ritchey, M., Adcock, R. A., & Labar, K. S. (2010). fMRI studies of successful emotional memory encoding: A quantitative meta-analysis. *Neuropsychologia, 48*(12), 3459–3469. https://doi.org/10.1016/j.neuropsychologia.2011.02.031
Nadel, L., Campbell, J., & Ryan, L. (2007). Autobiographical memory retrieval and hippocampal activation as a function of repetition and the passage of time. *Neural Plasticity, 2007*, 1–14. https://doi.org/10.1155/2007/90472
Nadel, L., Hupbach. A., Gomez, R., & Newman-Smith. K. (2012). Memory formation, consolidation and transformation. *Neuroscience and Biobehavioral Reviews, 36*(7), 1640–1645. https://doi.org/10.1016/j.neubiorev.2012.03.001
Nadel, L., & Jacobs, W. J. (1998). Traumatic memory is special. *Current Directions in Psychological Science, 7*(5), 154–157. https://doi.org/10.1111/1467-8721.ep10836842
Nadel, L., Samsonovich, A., Ryan. L., & Moscovitch, M. (2000). Multiple trace theory of human memory: Computational, neuroimaging, and neuropsychological results. *Hippocampus, 10*(4), 352–368. https://doi.org/10.1002/1098-1063(2000)10:4%3C352::AID-HIPO2%3E3.0.CO;2-D
Nader, K., Hardt, O., & Lanius R. (2013). Memory as a new therapeutic target. *Dialogues in Clinical Neuroscience, 15*(4), 475–486. https://doi.org/10.31887/DCNS.2013.15.4/knader
Neff, K. D., & Germer, C. K. (2013). A pilot study and randomized controlled trial of the mindful self-compassion program. *Journal of Clinical Psychology, 69*(1), 28–44. https://doi.org/10.1002/jclp.21923
Paivio, S. C., & Pascual-Leone, A. (2010). *Emotion-focused therapy for complex trauma.* American Psychological Association.
Pannu Hayes, J., Morey, R. A., Petty, C. M., Seth, S., Smoski, M. J., McCarthy, G., & LaBar, K. S. (2010). Staying cool when things get hot: Emotion regulation modulates neural mechanisms of memory encoding. *Frontiers in Human Neuroscience, 4*(230), 1–10. https://doi.org/10.3389/fnhum.2010.00230
Pascual-Leone, A. (2018). How clients "change emotion with emotion": A programme of research on emotional processing. *Psychotherapy Research, 28*(2), 165–182. https://doi.org/10.1080/10503307.2017.1349350
Pascual-Leone, A., & Greenberg, L. S. (2007). Emotional processing in experiential therapy: Why "the only way out is through." *Journal of Consulting and Clinical Psychology, 75*(6), 875–887. https://doi.org/10.1037/0022-006X.75.6.875
Pascual-Leone, A., & Yeryomenko, N. (2016). The client "experiencing" scale as a predictor of treatment outcomes: A meta-analysis on psychotherapy process. *Psychotherapy Research, 27*(6), 653–665. http://doi.org/10.1080/10503307.2016.1152409
Perls, F. S., Hefferline, R. F., & Goodman, P. (1951). *Gestalt therapy.* New York: Julian Press.
Phelps, E. A. (2004). Human emotion and memory: Interactions of the amygdala and hippocampal complex. *Current Opinion in Neurobiology, 14*(2), 198–202. http://doi.org/10.1016/j.conb.2004.03.015
Pollack, W. (1999). *Real boys: Rescuing our sons from the myths of boyhood.* Holt Paperbacks.
Prenn, N. (2011). Mind the gap: AEDP interventions translating attachment theory into clinical practice. *Journal of Psychotherapy Integration, 21*(3), 308–329. https://doi.org/10.1037/a0025491

Raimy, V. C. (Ed.) (1950). *Training in clinical psychology*. New York: Prentice-Hall.

Rogers, C. R. (1957). The necessary and sufficient conditions of therapeutic personality change. *Journal of Consulting Psychology*, *21*(2), 95–103. https://doi.org/10.1037/h0045357

Roozendaal, B., McEwen, B. S., & Chattarji, S. (2009). Stress, memory and the amygdala. *Nature Reviews Neuroscience*, *10*(6), 423–433. https://doi.org/10.1038/nrn2651

Shahar, B., Bar-Kalifa, E., & Alon, E. (2017). Emotion-focused therapy for social anxiety disorder: Results from a multiple-baseline study. *Journal of Consulting and Clinical Psychology*, *85*(3), 238–249. doi:http://dx.doi.org/10.1037/ccp0000166

Stevens, F. L. (2022). *Affective neuroscience in psychotherapy: A clinician's guide for working with emotions*. Routledge.

Thayer, J. F., Åhs, F., Fredriskon, M., Sollers, J., & Wager, T. D. (2012). A metaanalysis of heart rate variability and neuroimaging studies: Implications for heart rate variability as a marker of stress and health. *Neuroscience and Behavioral Reviews*, *36*(2), 747–756. https://doi.org/10.1016/j.neubiorev.2011.11.009

Timulak, L., & McElvaney, J. (2018). *Transforming generalized anxiety: An emotion-focused approach*. Routledge.

Timulak, L., & Pascual-Leone, A. (2015). New developments for case management in emotion-focused therapy. *Clinical Psychology and Psychotherapy*, *22*(6), 619–636. https://doi.org/10.1002/cpp.1922

Van der Kolk, B. A. (2002). Trauma and memory. *Psychiatry and Clinical Neurosciences*, *52*(S1), S52-S64. https://doi.org/10.1046/j.1440-1819.1998.0520s5S97.x

Voytek, B. (2013, May 20). *Are there really as many neurons in the human brain as stars in the Milky Way?* Scitable by Nature Education. www.nature.com/scitable/blog/brain-metrics/are_there_really_as_many/

Vrana, G., & Greenberg, L. (2018). Overview of emotion-focused therapy. In *Emotion focused family therapy with children and caregivers* (1st ed., pp. 1–22). Routledge. https://doi.org/10.4324/9781315161105-1

Watson, J. C., Gordon, L. B., Stermac, L., Kalogerakos, F., & Steckley, P. (2003). Comparing the effectiveness of process-experiential with cognitive-behavioral psychotherapy in the treatment of depression. *Journal of Consulting and Clinical Psychology*, *71*, 773–781.

Watson, J. C., & Greenberg, L. S. (1996). Pathways to change in the psychotherapy of depression: Relating process to session change and outcome. *Psychotherapy: Theory, Research, Practice, Training*, *33*(2), 262–274. https://doi.org/10.1037/0033-3204.33.2.262

Watson, J. C., & Greenberg, L. S. (2017). *Emotion-focused therapy for generalized anxiety disorder*. American Psychological Association. https://doi.org/10.1037/0000018-000

Emotion Focused Therapy for Youth

The Clinical Manual

第二章

针对青少年的情绪聚焦疗法

米丽斯·福鲁格

许多青少年并不想接受治疗，更不想在治疗期间感受痛苦的情绪。然而为了让自己更好受，他们就需要疗愈自己核心的非适应性情绪，这些情绪通常与他们生命中最早、最长久也最有影响力的关系息息相关。人很难改变自己想要什么，我们被自己的愿望所驱使，不断执着追寻，而其中最迫切的愿望之一便是寻求父母的亲近或是认可。对某些人来说，接近、亲密和被爱最为重要，而对于其他人来说，他们最渴望认可、尊重和被真切地看到。虽然或许他们渴望的对象是照料者，但渴望本身就是情绪。治疗的全部目标就是令来访者更多地以更具适应性的方式感受，而更少地以非适应性的方式感受（Greenberg，2021）。大多数人的感受是可以在临床实践中被观察到的。情绪与思维不同，在治疗过程中，治疗师可以看到、听到、感受到和观察到来访者的情绪：来访者是不是嘴里说着他们很愤怒，结果却哭了出来？他们是不是不屑一顾地表示某个人对他们来说一点儿也不重要，与此同时却握紧了拳头？来访者在交流中透露出的非语言信息在诉说着什么呢？这些信息与他们所讲述的一致吗？

人与人之间的关系错综复杂，我们也只是刚刚开始形成对它的一些理解。青少年情绪聚焦疗法提供了一种方法：它坦诚地面对帮助儿童和青少年找到通往情绪健康的道路中的复杂性和不确定性。我们发现沿着EFT治疗师和研究人员在情绪科学和非语言行为研究中开辟的理论道路，以及我们对于每个青少年在其所面对的复杂环境系统中的行为模式的理解，对于将EFT应用于儿童和青少年群体很有价值。当治疗师试图理解青少年的活动时，可以参考来自青少年、父母和其他亲属的观点，以及治疗师自己的情绪反应、实证观察和同理推断。总而言之，这些来源不同的信息有助于治疗师对青少年来访者形成全面的理解，从而能够帮助他们。当然，EFT承袭人本主义心理治疗的传统，它教导治疗师：我们永远不可能成为另一个人的专家。但是，通过同理的方式，我们可以进入青少年的世界和他们的体验。

针对青少年的情绪聚焦疗法：评估

评估动力

相比于成年来访者，治疗师在和青少年一起工作时更有可能遭遇怀疑（不管是来自青少年本身还是他们生活中的其他人）以及看起来像是“动力不足”的情况。这实际上意味着什么呢？究竟什么是“动力”？在我们看来，动力这个术语描述了两种或多种情绪互相冲突时的最终效果：如果一个士兵要做50个俯卧撑，他虽然感到有点烦不想做，却又很害怕不服从指挥官的命令所带来的后果，他就会看似很“有动力”地去做俯卧撑。而如果有一个孩子，虽然他想到自己在演讲中得“A”时会感到很兴奋，但同时又特别害怕被班里的同学嘲笑，他也许就不会去做这个演讲——这是否意味着他没有动力呢？动力这个词并没有告诉我们，这两个例子中实际的“动机”是什么。事实上，潜藏在动机之下的是情绪，正是情绪不断驱动着行为。当治疗师不再注重评估来访者的动力，而是假设每个青少年的自我当中都有一个“迫切希望自己感觉更好”的部分，我们就可以专注于治疗纽带，与来访者寻求健康的那一部分自我建立治疗联盟。这种人本主义的立场切实影响着治疗师与来访者交谈的方式：治疗师可以聚焦于驱动来访者行为的情绪，而不因来访者看似没有准备好或者表现得没有动力而评判他们。

评估情绪

大多数青少年寻求心理治疗是因为他们遭遇了这样或那样的情绪挑战：感到悲伤、焦虑、愤怒、害怕、无法处理自己的情绪、感受到的情绪太少或太多，或者无法以适应他们当下需求的方式感知或表达自己的情绪。如果青少年麻痹自己的感受、封闭或压抑自己的情绪，治疗师可能需要激活（“上调”）他们的情绪。相反，如果青少年的情绪处于高度唤醒状态，被情绪吞没，或者还不能承受他们所经历的情绪唤起，治疗师协助“下调”他们的情绪就更为合适。EFT-Y模型认为情绪调节是治疗的核心目的。然而，聚焦情绪不是为了感觉“良好”或感到愉悦。例如，一个高成就动机的学生会为了准备考试一连学习好几个小时，在他学习或者参加考试的时候，他未必感到“快乐”，但这些经历会带给他其他情绪，比如胜任感和掌控感。当然，所有的治疗方式都会直接或间接地处理情绪，但EFT强调以系统的方式处理和转化情绪，而这一过程从情绪评估开始。

评估什么

在对青少年进行情绪评估时，治疗师要观察并关注他们感受到了什么、如何感受到的以及感受的强度。这包括青少年所表现出的基本情绪，以及随着时间推移而发展出来的情绪基模：他们长期倾向于感受到某些特定情绪而非其他情绪。情绪被定义为一种复杂的状态，它会导致生理和心理的变化，影响我们的想法和行为，还能让我们警觉威胁从而采取有助于我们生存的行动。开始与青少年一起工作时，治疗师要协助他们贴近自己的感受，然而即使是这一项任务，对接受治疗的青少年来说也可能极具挑战：

> “在最初的几次会谈中，我吓坏了。我以为我会失控，会非常难受，（那些情绪）会压倒一切、吞没一切，好像我无法处理它、我会死掉或者发生什么别的坏事。”
>
> ——伊娃（Eva），12岁

情绪评估的另一部分是评估青少年目前对情绪的接纳程度，从而在治疗师帮助他们去觉察自身情绪体验时，能够给予恰到好处的支持。随着评估的进行，治疗师会区分不同类别的情绪。原发适应性情绪在生物学上是适应性的，因为它们提供了有用的信息。它们是“直觉感受”，例如我们过马路时对迎面而来的汽车感到恐惧，或者对我们所经历的丧失感到悲伤，它们会令身体做出有助于生存的反应。原发非适应性情绪是记忆的一种作用结果。在过去，它们曾经是适应性的（比如孩子在被愤怒的父母严厉批评时感到恐惧），但现在对我们却不再有用（比如孩子在被霸凌时或在老师表达建设性批评时感到恐惧）。继发情绪是次生的情绪，它掩盖了原发情绪，比如为悲伤感到羞耻，为愤怒感到害怕，或者为羞耻感到愤怒。工具性情绪是用来实现某种目的的情绪，例如一个人可能会用表达悲伤来操纵别人，或者用表达愤怒来阻止别人。来访者未必能够意识到自己这样做的真实动机，如果治疗师指出情绪具有工具性，他们可能会感到被冒犯或受伤。此时，只需关注工具性情绪背后的驱动因素（通常是对认可或支持的需求），往往就会有所帮助。

如何评估

从初次会谈的第一刻起，对来访者的情绪评估就开始了。治疗师关注来访者的言行，并留意他们如何理解或回应我们所关注的内容：对EFT过程的研究表明，如果我们在表述的结尾部分增加对情绪的关注，来访者关注自身情绪的可能性将提高八倍（Greenberg，2021）。例如，当一个青少年说：“当我去参加聚会时，我很害怕，那里有这么多人，很拥挤，而且我们待到很晚。”如果这时治疗师用问题来回应他，比如询问他有多少人在那里或者他们在一起做什么，他可能会回答更多的“内容”而非自身的体验感受。但如果我们的回应是“噢，看来当时情况挺让人应接不暇的，你们还待了那么久——而且你还记得自己当时很害怕”，那么他就更有可能跟随我们的引导，关注自身的情感体验过程，而不是继续讲述更多关于聚会的具体内容。这说明治疗师的回应是举足轻重的，能够引导青少年关注他们自己内在的心理过程。大多数青少年一开始会叙述某个事件或者经历，把重点放在有谁参与其中以及每个人说了什么或做了什么上。通过有针对性的回应，治疗师可以帮助青少年获得更深层次的体验（表2.1）。

表2.1　深化体验的层次

体验层次	来访者表述	治疗师回应
行为	我妈妈甚至都不听我说话	这对你来说意味着什么?
含义	我对她来说并不重要	想象你的母亲就在这里并告诉她
表达	好像我对你来说并不重要	告诉她这让你有何感受
内心	这感觉糟透了，好像你都看不见我	我感到自己不被看到、没有价值

在情绪评估中，治疗师利用所有感官经验以及自己的本能反应来觉察并引发青少年的情绪体验。大多数治疗师习惯于用笔记录来访者所说的内容，但其实更重要的是紧密地跟踪来访者述说的过程，并且留意自己在他们说话、画画、玩耍时注意到了他们的哪些方面，以及自己内心对此有何感受，这对于治疗过程大有裨益。会谈的影像资料对于EFT培训和实践来说是无价之宝，因为即使是最会记笔记的人，也只能捕捉到现场有限的非语言行为和情感过程。而且，当治疗师记笔记时，很难完全在场并与来访者保持联结。EFT依赖于会谈中的即时反应，治疗师需要在特定的时机与来访者同理共调（empathic attunement），因此最好用视频的方式录制会谈，在会谈时不做任何笔记。如果无法录制视频，另一个选择是将会话录音，以便可以录下内容和声音的变化。

对于年纪小的来访者来说，对原发非适应性情绪得其门而入似乎比年纪较大的青少年要快得多。然而，无论长幼，来访者往往都会极力避免去感受、表达或谈论原发非适应性情绪。在一开始，当治疗师注意到来访者在接触到原发非适应性情绪感到不适时，治疗师可能也会感到很不自在。基于本书第一章所述的策略，在青少年开始关注自己内心深处的痛苦时，有一些有用的方法可以用来识别随之出现的原发非适应性情绪：

- 来访者不喜欢感受的那种情绪。
- 他们在“防御”着些什么？
- 他们回避的根源是什么？
- 这些情绪通常包括恐惧、愤怒、悲伤、羞愧、厌恶和无助。
- 自我批评“唤起”并“煽动”了这些情绪。
- 继发情绪“掩盖”并“隐藏”了这些情绪。
- 阻碍/自我打断试图阻止来访者感受到这些情绪。
- 这些感受曾经是适应性的，但在现在新的情况下，它们不再具有适应性了。
- 来访者可能会被一遍又一遍地“触发”，感受到原发非适应性情绪。
- 有时他们不知道为什么他们总是有这种感觉（困惑反应）。
- 有时他们意识到了这种情绪，但没有意识到他们自己正在唤起它（自我批评或焦虑分裂）。
- 通常这种情绪的根源是主要的依恋关系（未竟事宜）。

卓有成效的情绪处理

当治疗师在会谈中处理“活的”（live）情绪时，有一些特定的要素有益于治疗师与青少年一起有效地处理情绪：①我们必须处理青少年的原发情绪——如果处理的不是原发情绪，就不能算有效；②青少年需要能够从情绪中提取有用的信息——这些信息通常与治疗目标相关；③青少年必须保持“接触式的觉察”（contact fully aware），这意味着他们既要体验到情绪，同时又能够谈论自己对这种情绪的体验；④青少年需要接纳这种情绪，并感到自己对其有一种掌控感；⑤情绪唤醒应该是中等至较高水平，这样青少年就不会被情绪压垮或深陷其中——他们可以挣扎，但不应该失控或完全自我封闭——不超过80%的情绪唤起可作为一个大致的参考值；⑥治疗师可以帮助青少年辨别不同部分的自我，并将正在处理的情绪与其他情绪区分开来。以上这些要素出现得越多越好。这些元素并不具有线性顺序（Greenberg & Pascual-Leone，2022），因此以任意顺序呈现都能够有所帮助。在青少年情绪转化研究中，表2.2中列出的EFT干预策略已经成功应用于9~17岁的儿童和青少年，帮助他们更有效地处理情绪。

表2.2　可能出现的标记以及相应的EFT干预策略

标记	任务名称	目标	结果
来访者感到困惑或被过多的问题淹没	清理出空间	帮助来访者识别并命名每个问题，与问题及相关情绪形成一定的工作距离	有需要时，青少年可以“放下这些事”；能够决定当前治疗焦点的优先级
来访者感到迷茫，不确定自己感受如何，或者在其身体中有一种不清晰的模糊感觉	同理回应、聚焦	对于感受进行反映、区分、探索、象征化等处理，从而让来访者将内部体验转变为可表达的不同情绪；探索来访者的理解和意义建构	青少年的感受和需要变得更加清晰；他们能够更好地表达自己；在治疗关系中感受到安全与接纳
来访者在自我批评（责骂自己、专注于“应该”，自我贬低）	自我批评对话	帮助来访者区分不同的自我部分：总在批评和挑剔的自我部分和被这种自我批评影响的部分。帮助来访者觉察他们真正需要什么，从而唤起他们的原发适应性情绪	批评软化为自我关怀；能够以新的方式对待自我

续表

标记	任务名称	目标	结果
来访者忧心忡忡或者将情境灾难化	担忧对话	帮助来访者区分不同的自我部分：将情境灾难化的自我部分和被这种担忧所影响的自我部分。帮助来访者觉察他们真正需要什么，以及他们是如何自我保护的	惊恐软化为悲伤、害怕和痛苦，感受到自我力量增强，可以自我接纳、自我关怀，并且允许自己愤怒
来访者阻止自己去感受	自我打断	帮助来访者识别：①使情绪不能被感受到和/或被表达出来的言语信息；②打断情绪的身体变化（比如屏住呼吸，绷紧肌肉）	允许情绪得到体验和表达
来访者难以接触到自身情绪，或者反复体验到对于家长的负面感受	见证你的父母	帮助来访者扮演重要他人并模仿其消极对待方式，并觉察这种对待方式对自身产生的影响，进而觉察自己未被满足的需求，唤起原发适应性情绪	觉察并表达堵在内心的感受（不论这些感受是不是关于父母的），分享自我中被隔绝的那些部分
来访者有未解决的受伤感受：对父母未说出口的感受；担心会增加父母的负担或者害怕父母对他们感受的反应	父母作为见证者	来访者想象自己的父母就在面前，并对他们说出受伤或未解决的感受，处理自己在此过程中的感受；也可以想象父母的回应，包括最有可能的回应、希望得到的回应和害怕得到的回应	进一步解决家庭内部的紧张关系或者在分享感受、体验和需要时获得支持；分享的内容可以是关于亲子关系的，也可以是与此无关的，父母的回应可能是恰当的，也可能是不恰当的

续表

标记	任务名称	目标	结果
来访者怀有与照料者有关的未解决或受伤的感觉；感到被父母抛弃、被不公地对待，或是被严厉地批评；来访者已经完成了“父母作为见证者”的任务，并能够耐受进一步的情绪激活或处理	开放事宜	来访者可以开始想象父母就在眼前并向他们表达自己的感受，或者可以扮演父母并模仿其非适应性回应（过去的或是现在的）；在空椅（empty-chair）对话中，在代表家长的椅子与代表自我的椅子之间多切换几次，以寻求理解与释怀	改变情绪基模，从父母或自我那里获得理解与支持

改编自 Elliott & Greenberg, 2021。

EFT-Y 中的体验式干预策略

针对一系列困扰青少年的问题，治疗师都可以运用椅子练习（chair work）与青少年展开聚焦于情绪的工作，并考虑他们的年龄和独特的发展需要，据此做出临床调整。这些独特的干预策略，以及策略性的、伦理性的、系统性的和组织性的（strategic，ethical，systematic，and organizational；SESO）考量，可以推动治疗过程的有效开展。

SESO 的考量因素

在使用EFT-Y之前，SESO框架可以指导治疗师从生物－心理－社会

（biopsychosocial）和发展的角度分析青少年当前的需要和支持。策略性的考量因素包括决定是否、何时、如何让照料者参与治疗过程（见第三章和第四章），是以象征的方式引入EFT（例如在游戏或艺术治疗情境中），还是主要采用与青少年言语对话的形式，还要确定青少年在社交沟通、语言和学习能力方面所处的发展阶段——由于很多青少年是被家长送来接受治疗的，治疗师需要确定所谓的“症状”是否只是在其年龄段和发展阶段的正常表现。伦理性的考量因素涉及权衡干预的风险和收益，例如，在家长尚未准备好提供情感支持的情况下是否要唤起青少年的情绪。系统性的考量使我们能够深入思考青少年所处的家庭、学校、文化和社会系统，以及这些系统内的优势和资源。最后，组织性的考量因素包括心理治疗中心或类似组织的结构以及它们能提供的服务和支持——我们如何利用或调整组织来帮助青少年取得更积极的效果。

干预策略

在青少年EFT治疗一开始时，治疗师就很适合与来访者开展自我打断任务，此时一些青少年甚至很难承认在愈疗过程中需要聚焦于情绪。而对于另一些青少年来说，一旦他们开始注意到某种核心情绪——比如，喉头哽咽表现出的悲伤或者胸口烦闷表现出的担忧——他们就会迅速进行自我调节并且否认这种感觉的重要性，甚至从根本上否认自己注意到了这种感受。对于下面案例中的来访者塔妮娅（Tanya）来说，自我打断任务就很有帮助。

临床会谈案例

来访者信息：塔妮娅，15岁。

临床诊断：广泛性焦虑症、强迫症。

既往诊断：神经性厌食症的限制亚型（已解决）。

标记：当治疗师提出与她一同就情绪进行工作时，来访者回答“我不要”。

任务：自我打断。

塔妮娅同意针对其广泛性焦虑症（generalized anxiety disorder，GAD）和强迫症的症状进行治疗，她有与年龄相符的具体目标（例如，“我希望能够和朋友们一起做事，而不会每每自我怀疑”“我不想花半个小时整理床铺，直到床看起来完美无缺，然后在离开房间之前再检查十遍”），但她不确定参与聚焦于情绪的任务有什么好处。当治疗师第一次提出情绪聚焦干预时，她回答“我不要”。在第二次治疗中，塔妮娅先和治疗师讨论了这个问题，随后她进行了自我打断任务：

塔妮娅：我真的看不出这有什么意义，比如回到过去之类的……我真的不需要处理这个问题，现在发生的事情已经足够多了，所以……

治疗师：所以回顾过去似乎是……

塔妮娅：浪费时间！（轻声笑）

治疗师：对，不想浪费时间确实合情合理，尤其上次我们聊过之后，你告诉我了你现在的所有目标。

塔妮娅：没错。因此没有必要在其他事情上浪费时间。

治疗师：一部分的你说这毫无意义，回顾过去是浪费时间。如果你试着去回顾过去，回想曾经发生的事情以及你对此有何感受，就可能会占用你的时间，而这些时间本来可以用来向前走；也有可能你会困在记忆里面，或者……其他消极的东西里面……

塔妮娅：嗯，我不知道。我只是觉得这毫无意义。

治疗师：好。那么在我们决定继续前进而不是回顾过去之前，我们可以尝试一下吗？你能不能分离出来自己的那个部分，它斩钉截铁地告诉你不要回顾过去，就忘了吧，不要那样做。你能想象那一部分的你就在那里（指向来访者对面），在那把椅子上吗？

塔妮娅：好吧……（勉强同意，看向对面）

治疗师：如果你的那个部分在那里说绝对不要回头看，不要去这么做，那现在在你自己内心还剩下什么？如果我们把那个部分从你心里分离出去的话。

塔妮娅：我不知道。

治疗师：让我们来看一看。你可以坐过来吗？想象自己变成你的那个部分，那个告诉你不要回顾过去、不要回想那时发生的所有事情的你。来，坐过来，想象自己变成那个角色。

塔妮娅：（来访者坐到了代表自我打断者的椅子上面。）

治疗师：想象一下你就坐在你刚才坐的地方。现在，你作为那个阻止自己的部分，当对面的你试图回想过去时打断她，阻止你自己，告诉她不要这样做。

塔妮娅：不要再想了。

治疗师：对，不要再想了。再说点儿什么，要真的说服你自己。

塔妮娅：一切都很好，别管它。

治疗师：一切都很好，别管它……确切地告诉她别管什么。

塔妮娅：（沉默：胸口紧张，面部僵硬，动弹不得，喉咙紧绷。）

治疗师：提醒她，她管不了什么。

塔妮娅：不要……（声音嘶哑）

治疗师：嗯，不要让自己感到难过，或者……

塔妮娅：不要让自己感觉到任何事。（吸气，微微摇头）

治疗师：不要让她有感觉——告诉她不要感受，阻止她现在的感受。

你会怎么阻止她？

塔妮娅：我提醒她会发生什么。

治疗师：对，现在就这么做，提醒她。

塔妮娅：你还记得你想爸爸的时候发生了什么吗？还有你哭了三天的事儿？你真的想回到那时候吗？我就是这么想的。所以不要再这样做了。只要瘦下来，一切都会好起来的。

治疗师：现在换回来（来访者坐回代表自己的椅子）。当她让你想起那些痛苦的时光时，你有什么感受？你现在感觉如何？

塔妮娅：我没有……我什么都感觉不到。

治疗师：是的，所以这很有效，它起作用了。现在你来告诉她。当你让我想起那些时刻时，我什么都感受不到。你阻止了我去感受。

塔妮娅：但我想让她阻止我。

治疗师：是的，所以是“你阻止我去感受，你甚至阻止我想去感受”。

塔妮娅：（沉默）

治疗师：她真的很有力量，对吗？与你相比，她有多大的力量？如果一共有100%的力量，你们各自占多少？是90 ∶ 10吗？还是50 ∶ 50？

塔妮娅：是99 ∶ 1。

治疗师：告诉她，你面对这种情况是什么感觉。告诉她“当你这样对我说时，我几乎没有力量了……我感到无能为力”。

塔妮娅：（沉默：只是用力吸气，几乎不呼气，胸口、脸和喉咙都紧绷着。）

治疗师：现在你的身体里在发生什么？你有没有注意到你的喉咙和胸口有什么感受？

塔妮娅：感觉很紧。

治疗师：好，你感觉到了这种紧绷感……你现在注意到它在哪里？

塔妮娅：它在我的脸上，一直延伸到我的胃里，就像我吞下了一块砖头一样。

治疗师：是的，现在让那个紧张的部位说话，告诉她：当你这样做时，就像你放了一块砖到这里，我感觉整个人都紧绷了……

塔妮娅：我感觉完全被卡住了。我僵住了，我动不了一点儿。就像我无法做一个正常人，我必须把所有感受憋在心里，否则……

治疗师：我必须把所有感受憋在心里……否则……（停顿两秒）……否则呢？

塔妮娅：否则……她知道的。

治疗师：好的，现在换到另一把椅子上。（来访者坐到另一把椅子上）现在成为那个阻止你感受的部分，阻止自己成为一个完整的人。你必须把所有感受关在里面，不然……

塔妮娅：不然你就什么都没有了。没有人愿意在你身边。你会孤零零地一个人。

治疗师：现在换回来（来访者坐回来）。听到她这么说，你现在感觉如何？

塔妮娅：或许是，害怕？

治疗师：你在哪里能感觉到它？你能在你的身体里感受到它吗？

塔妮娅：这里（触摸胸口）。我感到害怕。

在这个阶段，干预任务可以转变为焦虑分裂（anxiety split）或自我批评分裂（self-critic split）（详见第五章和第六章），这取决于分裂出来的自我的情绪性质和影响力。如果分裂出来的自我使得来访者非常焦虑，被情绪吞没了，那么应该用焦虑分裂任务；而如果分裂出来的自我严厉地批评来访者自身，并激起来访者的羞耻感或让其感到深深的悲伤，那么更适合用自我批评分裂任务。

有时在治疗开始前很难知道应该选择哪一种，但治疗师可以跟随来访者，根据其进程和情况在两个任务之间切换。在上述案例中，由于进行了自我打断任务，来访者浮现出一种“鲜活的”情绪，治疗师可以沿着情绪转化流程推动这种情绪的发展。对于同一个来访者，在当节咨询或之后的咨询中，可能需要多次进行自我打断任务，让来访者可以接触到并理解自己的核心情绪。自我打断过程使得情绪得到识别和符号化，并将其纳入治疗师和来访者协同形成的个案概念化之中。

跨诊断治疗的核心：同理回应

虽然本书中的几个章节聚焦于青少年特定的诊断症状，但新近的文献已开始转向使用跨诊断治疗模型理解和治疗心理健康障碍（Barlow et al., 2017; Pearl & Norton, 2017; Sloan et al., 2017; Timulak Keogh, 2021）。EFT是一种与该模型十分契合的方法。“情绪失调”作为一种核心缺陷，是几乎所有精神健康障碍症状背后的驱动因素，而有效的情绪处理则是健康情绪整合以及康复的核心机制。同理回应是EFT-Y实践的基本组成部分之一，如果治疗师在工作过程中能够与来访者建立牢固的治疗关系并不失时机地使用这种技术，就能提高来访者情绪处理的效能。使用的时机，由具体会谈中特定的任务目标和功能决定。

同理确定

当青少年挣扎于与自我相关的情感痛苦（如羞耻感、无价值感和脆弱感）之中时，治疗师可以使用同理确定（empathic affirmation）这一技术（Pos & Greenberg，2007）。在EFT治疗过程中，这项回应技术优先于其他一切技术。当来访者首次与治疗师分享极其个人化的经历时，治疗师的任务是接纳和肯定青少年的情绪。在这个过程中，治疗师不应该急于让青少年进行更深层次的内在探索，以免使他们更加脆弱。对于治疗师来说，重要的是要清楚地向来访者表明自己站在他们这一边（Greenberg，2017），例如可以通过这样的回应来肯定他们的体验："那一定真的伤害了你。""我能想象你感到被彻底地背叛了。"通过同理确定，青少年的原发情绪得到处理，并且可以在治疗师的支持下开始走向自我接纳和自我肯定，"以接纳情绪为目标，自我接纳和自我觉察是互相交织的。要真正了解自己的某些方面，必须先接受它"（Greenberg，2017）。

同理肯定

感受永远都是合理的。同理肯定（validation）是对感受的无条件接纳，是EFT同理确定过程的关键组成部分。它让青少年知道治疗师理解他们感受的由来，明白他们的情绪、想法、需求和反应都是合理的。这是一个不带评判的过程，也是一个用言语表达接纳的过程。治疗师强调，青少年有权拥有自己的情绪反应和体验，并且明确地传达出他们的反应并无过错，也并不是因为他们有缺陷。例如，治疗师会对来访者说："是的，当你处于这种痛苦中，你自然很难集中注意力，这是完全正常的。"

当青少年分享自己的脆弱感受时，同理肯定非常重要，尤其对于他们新近表达的原发情绪来说更为重要。使用同理肯定使得孩子更愿意探索他们的情绪反应，因为他们不会感到羞耻、担心被人评判或需要自证（Greenberg，2010）。归根结底，同理肯定的主要功能是合理化青少年的反应，并支持青少年继续探索他们如何建构自己的体验和人际互动。同理肯定还有助于建立同盟关系，它让青少年将治疗师视为一个安全的、能够理解他们的人（Greenberg，2010）。最后，同理肯定可以鼓励来访者与治疗师建立良好的联盟关系。拒绝会引发叛逆（Ginott et al.，2009），而肯定与拒绝恰恰相反。

同理共调

可以用一个比喻来描述同理共调（empathic attunement）：它就像是穿着其他人的鞋子走路，或者像是与他们同频共振（Bohart & Greenberg，1997）。这是指治疗师通过情绪和动觉（使用你的身体）对青少年的当前体验做出回应的过程。共调是指一种接纳的态度，治疗师试图“融入”来访者的体验，换句话说，那种感觉像是，在那一刻，治疗师成为来访者。治疗师的目标是以各种方式尽可能清晰地传达自己在跟随来访者的体验。为此，治疗师密切地关注青少年回应的内容及其表达方式——他们说话时的感受如何？当他们分享他们的体验时，他们的声音、呼吸、脸和肢体都在传达着什么？（Bohart & Greenberg，1997）EFT治疗师的基本目标是主动地让自己沉浸在来访者的世界中，用语言和非语言的交流方式来传达对于来访者的理解（Elliot et al.，2004）。治疗师进行同频共调回应时通常会结合青少年当下的体验，用简短的言语和肢体语言回应他们，以此表示对来访者的理解。治疗师的面部表情、语气和身体知觉要能够匹配或镜映来访者体验的强烈程度（Bohart & Greenberg，1997）。例如，如果青少年在讲述一个令人苦恼的情形时语速加快，神情紧张，治疗师可以通过身体语言的回应来接近但又不是完全复制这种情绪的强度，比如频频点头表示同意、睁大眼睛、坐直并靠近来访者等。重要的是，同理共调是所有同理回应的基础（Elliot et al.，2004），因为它要求治疗师感受来访者的感受，至少要能设身处地地想象来访者会如何感受。

反映

同理共调还包括反映（reflection）过程。正如卡尔·罗杰斯所描述的那样，反映是治疗师用自己的话向青少年重述他们的感受，或者更详细深入地挖掘他们的情绪，同时肯定他们的体验并确保他们感觉自己得到倾听和理解（Elliott，2012）。

唤起性回应

唤起性回应（evocative responding）源于拉丁语evocare，意为“呼唤”（Lebow，2012）。治疗师向来访者询问关于何时何地、发生了什么、是怎样发生的等一系列问题，以此唤起青少年的原发情绪并更深入地理解他们的体验（Elliot et al.，2004）。治疗师试探性地引出并捕捉青少年体验中隐藏的感受，并且允许青少年纠正治疗师的看法。EFT-Y治疗师会经常询问青少年当下的体验，包括他们内心对会谈中发生事情的回应与反应。例如:①“在你说‘我再也受不了了’的时候发生了些什么？那对你来说感觉如何？”或②“你的脸色刚才好像变了，你能告诉我对你来说发生了什么吗？”唤起性回应的主要功能是促进觉察并扩展体验，帮助来访者重新构建自己的体验。另外，它也令来访者能够触及不明确或边缘化的体验元素，并鼓励青少年参与探索自己的体验。

同理唤起（empathic evocation）是指治疗师使用富有戏剧性和表现力的语言，以来访者的口吻讲出从他们之前说的话中推断出来的内容（Elliot et al.，2004）。这种技术的目的是帮助青少年接触到自身的体验，理解其意义并梳理情绪基模（Elliot，2004）。使用隐喻和生动的意象大有裨益，这能够启发青少年，使治疗师可能从他们那里获得新的信息（Bohart & Greenberg，1997）。

虽然部分青少年并不善于使用或理解象征性的符号语言，但也有很多人可以很容易地掌握它。治疗师可以先尝试使用一下隐喻和意象，并观察青少年的反应，这可能会有帮助。如果有必要，我们还可以采用非语言的象征手法，尤其是和年幼的儿童一起工作的时候。在与情绪反应强烈的青少年互动时，如果他们的情绪已经很容易被激起，治疗师应当减少使用同理唤起。相反，如果青少年倾向于采用钝化策略，轻视自己的情绪痛苦，或者难以表达脆弱，那么同理唤起便是一种极具挑战性但非常有效的干预措施。

加强

加强（heightening）就是通过重复青少年表达的观点和感受，或使用意象使得他们的体验更加生动清晰（Elliot et al.，2004）。治疗师会强调来访者特定的反应或互动，以增强青少年的情绪体验强度。例如：

- “所以这感觉就像溺水……当你想到你的朋友都在嘲笑你，不在乎你要说什么时，你会觉得自己淹没在痛苦的海洋中，没有人看到，似乎也没有人在乎。”
- “你就站在那里试图与某个人交谈，甚至随便哪个人都可以，只是为了知道你并不孤单，可是没有谁能理解你，这种感觉对你来说好痛苦。当这种情况出现时，你感到非常孤独，这种孤独难以忍受，让你觉得你甚至不想再待在这个世界上了。”
- “所以当你参加这个生日派对时，你觉得在那里格格不入，你会想‘这太尴尬了。这里没有人喜欢我。大家肯定都觉得我是个失败者’。这些想法让你觉得自己一文不值，无足轻重，所以你借酒消愁或者通过自我伤害来麻痹自己，好让这些想法停下来。”

加强使来访者能够更好地理解自己的体验，因为这使得感受更加清晰。该技术凸显并增强了关键情绪，使体验清晰生动起来，并鼓励来访者以新的方式构建自己的体验。

反映深层情绪

反映深层情绪（reflecting underlying emotions）就是识别青少年正在浮现的情绪，并将它们整合到青少年对自己的理解之中（Pos & Greenberg，2007）。治疗师反映的是那些对青少年来说并不那么显而易见的情绪，例如：

> "当你和最好的朋友吵架时，你当然会感到惊慌和恐惧。如果这个人抛弃了你，你可能会觉得又只剩自己一个人了，你甚至根本不值得被爱、被关心，因为你'戏太多'，或者太黏人，又或者仅仅就是不够好。"

反映情绪的好处是，治疗师将治疗过程的重点放在感受上，澄清互动方式背后的情绪反应，这使得青少年能够觉察到自己的内心体验。

同理猜测

同理猜测（empathic conjecture）是治疗师对青少年没有表达的想法和感受做出的猜测或者假设（Elliot et al.，2004）。治疗师可以用不那么武断的方式提出并分享他们的观点和见地，并且欢迎来访者纠正自己（Bohart & Greenberg，1997）。同理猜测有助于引导年轻的来访者更彻底地探索自己的体验，并将这些体验用语言表达出来。治疗师的工作往往开始于青少年体验的边缘，他们试图推动来访者进入体验中心，而新的意义可能就此浮现。一般治疗师会通过这些猜测处理来访者与自我和他人相关的依恋恐惧。在运用这种技术时，治疗师应该询问青少年"是这样的吗？"用这种检验性的问题确认他们做出的诠释是否与青少年的内心体验相符（Elliot et al.，2004）。例如:①"你不相信你能够掌控自己的情绪，而它们会继续毁掉你的生活和人际关系，是这样的吗？”或②“我想，在你的愤怒之下，你可能感到恐惧和悲伤。你表现得很生气，是因为感到脆弱太令人难过了，而实际上你感到的是恐惧和悲伤，是这样的吗？” 这个过程的主要功能是促进来访者更多地接触和觉察自己的情感体验、意识到其意义和自己的行动倾向。

非言语交流训练

60% 以上的沟通是通过非言语的形式进行的。由于EFT-Y的来访者群体包括年龄低至9岁的儿童，治疗师与来访者非言语沟通方面的同频就显得尤为重要。在EFT的实践中，我们希望与来访者的情感记忆建立联系，而这些记忆充满了视觉、声音、气味和其他未用语言编码的体会（Greenberg & Paivio，1997）。

移除障碍

在EFT-Y的语境下，情绪障碍（blocks）指的是阻止人们接触或表达情绪的心理过程。就像一个怯场的歌手会感到喉咙紧绷，无法发出正常的声音一样，情绪障碍会导致身体不必要的紧张——这使得其他重要冲动不能顺利地传导，也难以得到表达。这种紧张感会改变来访者的声音（音调、语气和音量）、呼吸、身体感受以及他们的行为和动作。如果没有移除障碍的话，它就会从中作梗，使得来访者的身体无法表现出任何他们可能感受到的情绪。一旦放松下来，得到激活的情绪就能够汩汩流淌了。治疗师移除障碍的过程很重要——这个过程通常不是来访者仅凭“意志”就能完成的。一旦来访者开始思考，就不可能全然处在“当下”——要么在回顾过去（反思），要么在展望未来（预期）。这两种状态都不允许他们处在当下。而在情绪障碍得到处理、紧张感得到释放之后，想要表达的情绪就能被表达出来了。这也是治疗师“处在当下”的方式：在场、真诚、全身心地与来访者在一起。把激活的能量投入此时此地，可以让治疗师以最真实、最有帮助的方式运用自己的能量。自我打断分裂过程可以专门用来针对情绪障碍，并对其进行处理。

EFT-Y 过程和椅子练习设置指南

由于人类的情感如此复杂多面，任何尝试以原理图（schematic）或者其他基于逻辑的方式来描述情感过程，都无法与来访者特定的现实情感过程一一对应。但是，原理图和操作指南可以帮助我们关注关键元素，梳理流程全貌，并为我们提供入门的路线图。本章提供的对话示例和指南需要经过反复练习和过程督导，包括与EFT-Y督导师一起回顾和反思治疗过程的视频或录音记录。

自我打断——双椅练习

自我打断是EFT-Y中最重要、最常用的体验练习之一。青少年常常发现接触情绪很有挑战性，因而他们会有意无意地采用各种反应来打断自己的情绪体验，避免激活自己的情绪。这些策略包括大笑、忽视或最小化自己的感受、沉默以对、毫无反应、专注于继发情绪、表示厌烦或无聊、拒绝参与体验任务。当然，还有许多其他反应或行为可以用来阻断情绪处理。无论来访者的具体反应如何，这些打断情绪处理的行为都可能让治疗师感到沮丧和困惑，并且会阻碍来访者的治疗进展；但同时这也是可以理解的，它们对来访者来说具有自我保护功能，值得治疗师关注。一开始，直接处理它们可能会有些别扭，但这有助于识别核心情绪，巩固咨访关系。

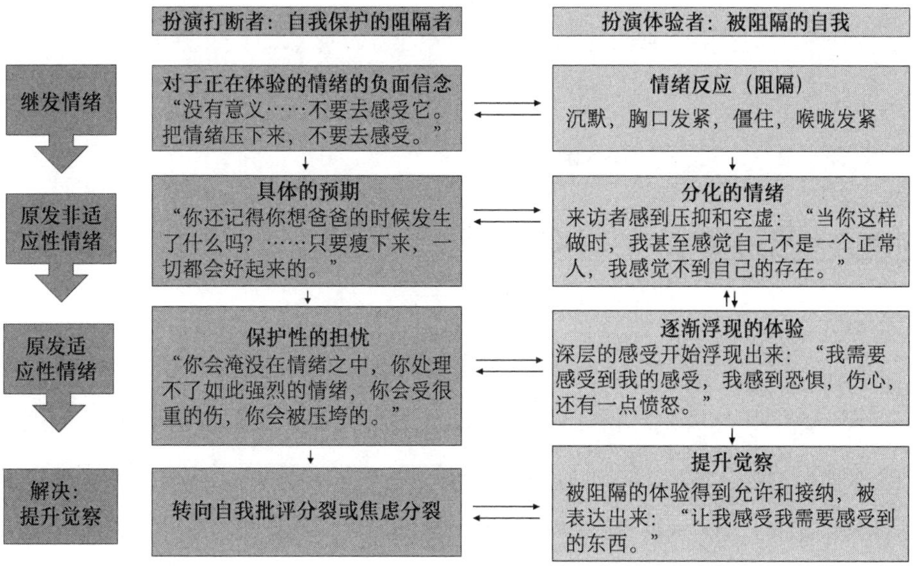

图 2.1　自我打断分裂角色扮演及对话的示例

开放事宜——空椅练习

EFT-Y 主要是针对青少年的个体干预，而由青少年自己决定的治疗主题和内容通常会以他们的主要依恋关系为中心。可以选择让父母直接参与治疗（见第三章和第四章），但有时这并不可能，也不必要，在临床上也未必总是有效。对于一些青少年来说，其父母很少或根本没有实际参与治疗过程。尽管如此，通过 EFT-Y 中的开放事宜（Open for Business，OFB）任务，青少年仍可以尝试识别、表达和探索在亲子关系中发生了什么。OFB 任务的另一个功能是帮助青少年接触被打断的情绪、表达感受和需求、分享令人不安的体验，以及开放地讨论而不必担心被父母报复甚至抛弃。OFB 这一词组改写自“未竟事宜”

（Unfinished Business，UFB），它是成人EFT中使用的一项空椅任务。对于青少年，OFB分为三个级别，每个级别都比前一个级别更具有挑战性，会唤起更强烈的情绪：第1级，见证你的父母（Witness Your Parent，WYP）；第2级，父母作为见证者（Parent as Witness，PAW）；第3级，开放事宜。

回顾及结束 EFT-Y 会谈

EFT-Y治疗师的大部分时间都聚焦于来访者所表达出来的情绪，它们之前不被承认，现在浮现到意识之中。正如因为身体的某些部位疼痛而接受理疗的当事人在治疗后可能会感到肌肉酸痛或疲劳一样，在经历了聚焦于痛苦情绪的心理治疗之后，来访者可能会体验到残留下来的、突破性的或其他意想不到的情绪。青少年很容易出现情绪失调。在青少年结束包含椅子练习的会谈之前，应该留出大约10到15分钟与他们聊一聊，询问他们当前的情绪体验。他们注意到了什么？他们的身体感受如何？在目前的状态下，他们能辨别出什么情绪？要特别留意是否有脆弱、难过、怨恨或悲伤的感受。如果青少年在会谈结束后要马上返回学校、参加活动或见到家长，那么询问是否有痛苦的或难以承受的感受尤为重要。承认、肯定，并且澄清所有存在的感受。看看青少年是否还有什么想与治疗师分享的。提醒他们，在接下来的几天里可能会出现意想不到的感受，要进行自我关怀，并在需要时寻求支持。治疗师也可以为来访者提供联系方式，这样当他们感到痛苦并觉得自己无法像以前那样调节情绪时可以找到治疗师。最后，最好让青少年了解后续治疗中会发生什么，以及如果在两次会谈之间直接或间接联系治疗师的话，治疗师会如何回应，并讨论在治疗会谈中与治疗外发生的沟通之间有何区别。例如，即便在治疗中他们和自己想象中的父母一起参与了开放事宜任务，但在现实中与父母交谈的真实体验很可能会与此不同。让来访者为此做好准备，并帮助他们思考在治疗之外与家人或朋友分享感受和思考的利弊。一般来说，当存在疑问时，最好不要在治疗之外与家人分享治疗过程或在治疗中领悟到的事情。当然，也有例外，也可能还有其他选项，例如直接与家长一起进行联合治疗或单独与家长进行会谈，治疗师可以与来访者一起就此进行探讨。

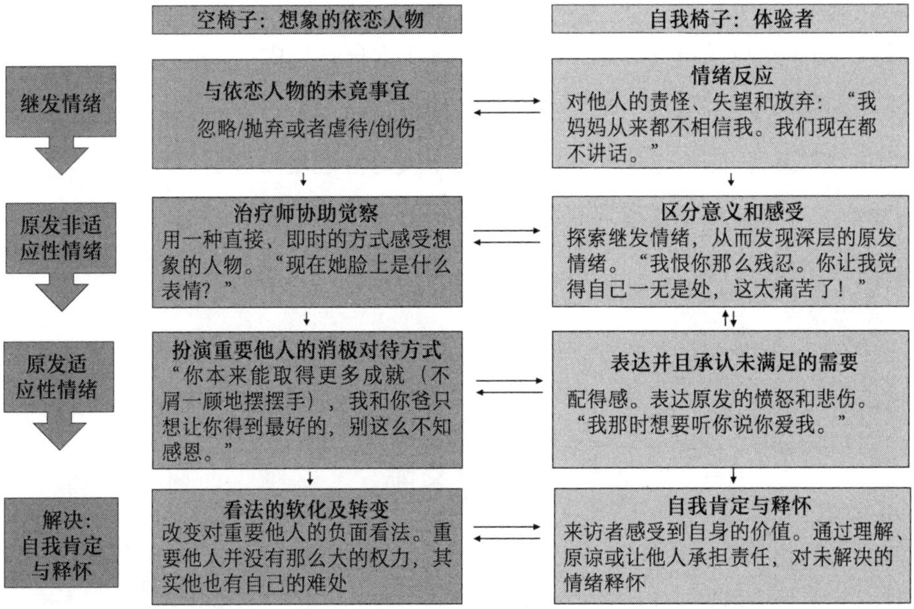

图2.2 开放事宜过程

总结

情绪聚焦治疗为青少年提供了一种有别于传统个体疗法的选择。对于许多青少年来说，无需完成作业、秉持人本主义和非评判性的立场以及对情绪过程的重视等特点，让EFT成为一种具有吸引力的治疗方法，让他们感到真诚可靠。有时，在数月会谈治疗后，EFT中的体验式任务能迅速带来症状缓解，让来访者提升自我认知，并接触到此前无法触及的自我部分。而对治疗师来说，不必“说服”年轻的来访者真实地表达自己，不必挑战他们无益的想法，也不必强迫他们必须做出健康的选择，这令人感到非常自由。一旦核心的非适应性情绪得到转化，动机、思维、行为和叙事等方面的积极改变便会自然而然地发生。换言之，EFT治疗师的工作是帮助青少年感受到他们的真实情绪，让这些情绪引导他们发现自身需求，以及意识到采取什么样的行动能够满足自己的需求。最重要的是，当青少年自主决定要作出积极改变时，他们将为这些积极转变承担起责任，而不是将治疗室视为成年人对他们发号施令的地方。就像对许多成年人一样，EFT也能够帮助青少年在心理健康和整体幸福感方面取得持久而富有意义的收获。

参考文献

Barlow, D. H., Farchione, T. J., Sauer-Zavala, S., Latin, H., Ellard, K. K., Bullis, J., et al. (2017). *Unified protocol for transdiagnostic treatment of emotional disorders: Therapist guide.* Oxford University Press.

Bohart, A. C., & Greenberg, L. S. (Eds.). (1997). *Empathy reconsidered: New directions in psychotherapy*. American Psychological Association. https://doi.org/10.1037/10226-000

Elliott, R. (2012). Emotion-focused therapy. In P. Sanders (Ed.), *The tribes of the person-centred nation* (pp. 103–130). Ross-on-Wye.

Elliott, R., & Greenberg, L. S. (2021). *Emotion-focused counselling in action.* Sage.

Elliott R., Watson, J. C., Goldman, R. N., & Greenberg, L. S. (2004). *Learning emotion-focused therapy: The process-experiential approach to change.* American Psychological Association. https://doi.org/10.1037/10725-010

Ginott, H. G., Ginott, A., & Goddard, H. W. (2009). *Between parent and child: The best-selling classic* that *revolutionized parent-child communication.* Harmony.

Greenberg, L. (2010). Emotion-focused therapy: A clinical synthesis. *The Journal of Lifelong Learning in Psychiatry*, *8*(1), 32–42. https://doi.org/10.1176/foc.8.1.foc32
Greenberg, L. (2021). *Emotion Focused Therapy Level 3 Institute* [PowerPoint slides]. York University, Toronto, Ontario.
Greenberg, L. & Pascual-Leone, A. (2022). *Productive emotional processing in psychotherapy: Targeted interventions to facilitate emotional change* [PowerPoint slides]. Centre for Psychology and Emotional Health, Toronto, Ontario.
Greenberg, L. S. (2017). Emotion-focused therapy for depression. *Person-Centred & Experiential* Psychotherapies, *16*(2), 106–117. https://doi.org/10.1080/14779757.2017.1330702
Greenberg, L. S., & Paivio, S. C. (1997). *Working with emotions in psychotherapy*. Guildford Press.
Lebow, J. L. (2012 [2005]). *Handbook of clinical family therapy*. John Wiley.
Pearl, S. B., & Norton, P. J. (2017). Transdiagnostic versus diagnosis specific cognitive behavioural therapies for anxiety: A meta-analysis. *Journal of Anxiety Disorders*, *46*, 11–24. https://doi.org/10.1016/j.janxdis.2016.07.004
Pos, A. E., & Greenberg, L. S. (2007). Emotion-focused therapy. The transforming power of affect. *Journal of Contemporary Psychotherapy: On the Cutting Edge of Modern Developments in Psychotherapy*, *37*(1), 25–31. https://doi.org/10.1007/s10879-006-9031-z
Sloan, E., Hall, K., Moulding, R., Bryce, S., Mildred, H., & Staiger, P. K. (2017). Emotion regulation as a transdiagnostic treatment construct across anxiety, depression, substance, eating and borderline personality disorders: A systematic review. *Clinical Psychology Review*, *57*, 141–163. https://doi.org/10.1016/j.cpr.2017.09.002
Timulak, L., & Keogh, D. (2021). *Transdiagnostic emotion-focused therapy: A clinical guide for transforming emotional pain*. American Psychological Association.

第三章

针对父母的情绪聚焦疗法

米丽斯·福鲁格 安哥拉·阿什利

尽管帮助青少年进行情绪转化是青少年情绪聚焦疗法（EFT-Y）的核心，但作为治疗师，我们最好明智地记住，在青少年心理健康中最重要的关系是青少年与主要照料者的关系。与成人EFT中未竟事宜的解决类似，EFT-Y提供了一种系统的方法，用于接触、体验和修通青少年与其父母关系相关的情绪。然而，在与青少年工作时，从治疗的角度来看，直接为他们的父母提供治疗有时也是有意义的——无论是为了支持孩子的治疗，还是替代孩子的治疗。在过去的50年里，那些排除父母或仅有限涉及父母支持系统的治疗干预，充其量只是将父母视为治疗过程的边缘角色。最近，我们看到越来越多的实证支持将父母和照料者作为青少年治疗的核心参与者。然而，即使父母参与其中，他们的情绪体验通常也不被关注。在针对父母的情绪聚焦治疗中，我们将以情绪聚焦的原则和流程与父母合作，旨在增强父母的适应性情绪，减少治疗干扰，促进家庭的整体幸福。

儿童个体治疗师可能不要求、不鼓励、不考虑，甚至不允许父母参与孩子的治疗过程（Baker-Ericzén et al.，2013；Burke & Loeber，2015；Foroughe，2010；Foroughe et al.，2018；Graves et al.，2019；McCauley et al.，2018；Riencke et al.，2016）。在某些情况下，出于治疗的需要，可以提倡以个体治疗方法治疗青少年心理健康问题。然而，在其他情况下，治疗师可能需要让父母参与，思考父母的参与是否能满足孩子未被满足的需求，并鼓励父母参与治疗，即便父母不认为这么做会有帮助。我们坚信，治疗师应该有机会为来访者选择最佳的治疗方案，如果他们认为父母获得情感支持能使儿童受益，就应该为他们提供相应的治疗工具。本章旨在支持治疗师在父母治疗这一相对未知的领域中探索前行。

在对治疗师、青少年和儿童在社区门诊心理健康服务中治疗障碍进行回顾时，青少年承认父母的参与对他们是有帮助的，并表示：治疗师应该主动询问父母在治疗过程中他们自身遇到的困难，因为父母与孩子之间的挑战会相互影响（Baker-Ericzén et al.，2013）。

案例：缠结的母女关系

为了帮助我们思考父母治疗是否有用、何时有用以及父母对治疗的感受如何，从父母的角度来考虑情况是非常有用的。请看下面关于希娜（Sheena）的案例，并注意她的母亲在治疗过程中被迫扮演的角色：

我（米丽斯·福鲁格）高中最好的朋友希娜患有进食障碍。尽管最初一切看似正常，但到了12年级时，她吃东西明显很吃力。即使是一把爆米花，希娜也需要几小时才能吃完——她每次会从玉米粒的一角咬下一小口，然后把爆米花放在包里几个小时后再吃下一小口。像许多有进食障碍的青少年一样，希娜整天都在想着食物。16岁时，她自己采购食材为我们这些朋友烹饪美味的食物，自己却拒绝吃这些食物。她也很少吃她母亲为她做的饭，她的母亲是一个单身妈妈，有自己的工作。我非常爱她，但我不知道如何帮助她。她的母亲也是如此，她是一位聪明能干的女性，一直独自抚养女儿长大。然而，在进食障碍的困扰下，希娜变得越来越瘦弱。

在体重降至危及生命的50磅（约23千克）后，希娜被送进了医院。从此希娜开始了循环往复的治疗过程：病情稳定后出院，很快复发又住院。她是否真正得到过“治疗”，这一点还有争议。在最好的朋友去世后我才了解到，在众多的医生、护士和治疗师中，没有任何一个人为希娜的母亲提供过切实有效的父母支持。没有人教过她如何帮助女儿吃下那些本质上是药的食物，也没有人教她应对希娜逃避行为的策略。有些人甚至劝阻希娜的母亲，让她不要试图帮助女儿。像当时的许多医院一样，孩子住院期间不允许父母与孩子沟通。即使在门诊治疗期间，希娜的治疗记录也是保密的，她的治疗师不与父母合作。希娜去世时只有22岁。她孤零零地死在她母亲为她租的公寓里，只因为此前医院的一位医疗工作者声称希娜和她的母亲关系过于缠结，主张离开母亲生活对希娜来说更有好处。

尽管从未明说，但许多医疗工作者在希娜案例中使用的方法与“父母隔离”（parentectomy）*这一概念相去不远，即在治疗过程中有意排除父母的参与和互动，以便专家能够在没有干扰的情况下“更好”地治疗孩子（Vanderycken et al., 1989）。

“父母隔离”法

作为治疗师，不管是否认同，但都不得不承认，过去的医疗保健系统甚至整个社会都向父母传递着一种信息：父母可能会对孩子的治疗过程产生负面影响。特别是在北美，过去几十年中，父母一直被排除在治疗之外，有些做法比

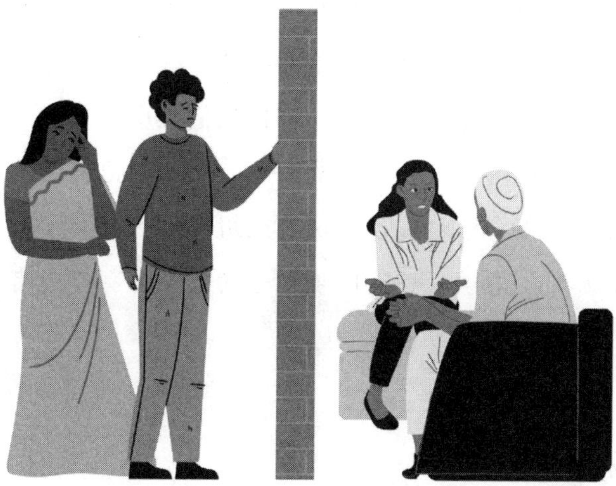

图 3.1　实践中“父母隔离”法的可视化呈现

* 这种方法最初在 20 世纪 80 年代被提出，特别是在治疗青少年进食障碍（如厌食症）时，一些治疗师会建议将孩子与父母分开，认为这样可以减少家庭冲突或压力。——译者

较明显，另一些则较为隐蔽（e.g., Bateson et al., 1956; Kinter et al., 1981; Rushton & Kraft, 2013）。即使到现在，许多青少年的父母表示他们仍然会从医疗专家那里收到类似的排斥信息。以下故事发生于2021年：

> “从我第一次去参加会谈开始，工作人员就只是直接跟我女儿交谈，连看都没有看我一眼，仿佛我是透明的。他们也没有邀请我参加初始访谈，直到单独的家长会谈才和我交流。我已经照顾自己的孩子15年了，但我的所知、所想、所感对治疗团队来说似乎一文不值。他们只需要我付费就好了。当我因为担心孩子的情况给他们打电话和留言时，几周都没有人回复我的消息。直到最后，在孩子治疗结束时，他们才给了我几分钟时间，但他们并没有讨论我的想法——只是告诉我，他们经过四小时与我的孩子接触后得出的结论，然后就让我离开了。他们真以为自己比我更清楚孩子和我们家的情况。这比自己家人的不支持和对我孩子的批评更糟糕，因为我本期待从医疗工作者那里得到更多的理解。如果从一开始我就知道该期待什么、不该期待什么，以及为什么，并有机会提出自己的看法，那可能会有帮助。哪怕他们至少认可一下我，我也能接受让他们决定怎样治疗我的孩子最合适。然而，他们的态度让我感到不被尊重，而且觉得自己对孩子来说毫无用处。”
>
> ——劳瑞（Laurie），一位15岁孩子的母亲，孩子患有广泛性焦虑症

被边缘化的父母

尽管对以家庭为中心护理的重视已经让医疗工作者不再明确地将孩子的心理健康问题归咎于父母，但在过去几十年里，父母在孩子治疗中所扮演的角色往往只是“旁观者”。如果你曾经在小时候接受过心理服务，你可能会有这样的

难忘又略显尴尬的经历：父母送你到治疗室，然后在治疗结束后把你接回家。他们可能默默地坐在你身边，在你进去时祝你顺利，或者在结束后问你："今天的治疗顺利吗？"作为孩子，你可能只会简单地描述治疗过程，比如你和治疗师谈了什么，或者你们可能谈到了你的父母和家庭生活。在过去四十年里，儿童和青少年心理健康服务越来越普遍（Barrett，2019；Gandhe et al.，2016；Gardner et al.，2019；Naveed et al.，2017；Wiens et al.，2020），而父母们常常只是在一旁观望治疗过程，仅仅为孩子的治疗提供一些辅助性支持——如帮助预约、开车送孩子去治疗，在有些情况下还包括支付治疗费用。在这种"以儿童为中心"的模式中，治疗师可能会在孩子治疗结束时留出10分钟时间与父母交流，提供简短的、通常模糊的信息"更新"，以及在有限的时间内听取父母的重要关切、处理他们的担忧，或者指导他们在孩子的治疗中发挥核心作用。坦白地说，作为儿童治疗师，我们了解保护儿童隐私权的重要性。但我们通常不清楚如何与父母打交道，尤其是那些不尊重人、令人畏惧或要求苛刻的家长。从父母的角度来看，被置于孩子治疗的边缘，会加剧他们的内疚感、无助感和无能感，因为他们不知道孩子的治疗进展，也满足不了孩子的需求。此外，如果父母没有准备好面对孩子在治疗中的变化，这可能会导致亲子关系进一步紧张，并将孩子表达出的情绪视为治疗的负面结果。以下案例中的父亲就是如此，在他女儿接受了八次EFT-Y治疗后，尽管孩子和治疗师都报告临床结果显著改善，但这位父亲在家长反馈表上却报告，他女儿的症状实际上恶化了：

> "我没有看到任何行为上的改善。自开始治疗以来，她变得更加情绪化和易怒了。每次治疗回来，她都带着不满情绪，并责怪我们。我们认为她的这种特权感和自我放纵的态度是治疗导致的结果。我们认为采用更为医学化的治疗方法将会更好——我们已经让她排队等候医院的心理治疗项目了。"
>
> ——一位14岁女孩的父亲，女儿患有强迫症、社交焦虑障碍和抑郁症

孩子治疗中父母的情绪体验

另一个需要考虑的问题是孩子的治疗如何影响父母的感受。毫无疑问，一个优秀的儿童个体治疗师会自然而然地与自己的来访者“结盟”，相信他们，认可他们，并从他们的角度看世界。但对于父母而言，看到另一个成人与他们的孩子建立如此亲密的关系，对方还有可能听到孩子对自己的养育方式或家庭生活的不满或消极看法，这可能会让父母感到极大的威胁。如果治疗师只站在孩子的角度说话，就好像孩子说的完全代表了真实的亲子互动和关系状态，这也会让父母感到非常不安。结果，父母可能会对孩子、孩子的治疗师或治疗本身表现出愤怒、轻视和回避。他们可能会想知道，孩子在治疗中究竟说了些什么，特别是在没有父母在场时，孩子是否表达了对父母的不满，治疗师如何看待他们作为父母的角色，治疗师是否把孩子的问题归咎于他们。家长的内疚、羞耻、无助、恐惧以及对痛苦情绪的回避都可能成为非常强大的力量，与他们的本能和愿望产生冲突，阻碍他们支持孩子及参与治疗。考虑到这些因素，谁来负责处理父母的这些困扰？治疗师是否要建议父母去做成人个体治疗呢？

谁要为父母提供治疗？

如果我们同意父母有时需要接受治疗，那么如何确定父母应该看哪一类治疗师呢？成人治疗师还是儿童治疗师？虽然一些治疗师能够接诊多个年龄段的来访者，既可以治疗儿童也可以治疗成人，但大多治疗师并不具备这种能力。即使是专门进行成年人治疗的治疗师，也不一定受过处理父母问题的培训或有相关经验。我们发现处理父母问题需要一种不同于成人个体治疗的治疗方法。大多数治疗师并没有接受过专门培训，即为一个人（孩子）的心理健康问题与另一个人（家长）工作。我们认为，父母治疗应该被视为一个独立且独特的领域，治疗师应当受到专门的培训和支持，以便在这一领域有效工作。然而，在当前研究生的训练课程和治疗实践监管机构进行相关调整之前，我们需要考虑如何在现有体系下为父母提供治疗。

成人的治疗师应提供父母治疗

作为与儿童、青少年和家庭工作的治疗师，我们曾被教育，遇到父母难以沟通、难以引导的状况，或者他们对孩子的心理健康问题的反应不理想时，我们应该将他们转介给成人治疗师。当然，评估某位家长的态度和行为是由自己的心理健康问题引起的，还是因为他们面对孩子的问题而产生的心理和现实层面的压力反应，或者两者兼而有之，也存在一定的困难。从儿童和家庭治疗师的角度来看，棘手之处在于：成人个体治疗通常不太会关注来访者作为父母的角色，或者他们孩子的发展——这当然也是合理的。接受个体治疗的父母不一定会得到关于如何理解孩子的需求、如何促进治疗进程或如何加强亲子关系的指导。可以理解的是，成人个体治疗师通常不会像儿童和青少年治疗师那样从家庭系统的视角（family systems perspective）看问题，而是更多地专注于成年来访者的需求、从成人的角度看待问题，并与来访者一起应对孩子那些看似令人疲惫或不公平的行为。即使个体治疗师不直接批评孩子或给出育儿建议，他们也会自然而然地从个体治疗的视角出发，强化来访者的个人需求，因为这是他们的专业职责。在个体治疗中，父母感觉自己作为独立的个体得到了应有的肯定和支持，但在以父母角色应对孩子的心理健康难题方面，却没有得到任何指导或帮助。

儿童的治疗师应提供父母治疗

与成人个体治疗师相比，儿童和家庭治疗师显然更能够将自己置身于孩子的视角，逐时逐刻地理解孩子的感受。他们往往能超越孩子言语表达的内容，密切关注孩子的非言语信息，运用反思功能去推测孩子可能感受到却未说出口的情绪，换言之，关注孩子当下的体验（lived experience），而非他们讲述的体验（told experience）。儿童和家庭治疗师也更有可能以系统视角开展工作，依靠多个信息源收集资料，并从更广泛的背景中看待孩子，包括他们的家庭、社会、教育、文化和历史背景。即便是没有家庭治疗背景的儿童个体治疗师，在工作中也很少完全脱离与父母的接触，而成人个体治疗师则很少与来访者的孩子见面。而父母与孩子之间的互动通常是儿童治疗师观察的对象和获取信息的来源。虽然关于儿童治疗师的所有这些观点都表明他们是提供父母治疗的最佳人选，但儿童治疗师也存在一些潜在的弱点。首先，儿童治疗师有可能过度认可孩子的观点，包括孩子对亲子关系动态的看法。这可能使他们难以从成人的视角看问题，因此，学习如何为父母提供EFT治疗，需要儿童治疗师掌握相应的理论知识并具备实践经验。其次，许多儿童治疗师会因感到父母的态度带有威胁性或令人沮丧，而避免与他们互动。应对这些负面情绪的方法，有时可以是理解父母态度或行为的潜在功能，有时还可以与父母的情感和关系历史联系起来。通过了解父母的成长经历，以及他们在面对孩子的情绪和行为时可能产生的感受，治疗师就能更有同理心地回应父母，并提供有针对性的支持（Dolhanty & Lafrance，2019；Rough & Goldstein，2018；Lafrance et al.，2020b）。而另一些时候，治疗师与自己的情绪和关系历史建立联系，也可以避免自己情绪上受阻而干扰与父母的有效互动（Greenberg & Vrana，2018；Lafrance et al.，2020c；Dolhanty & Lafrance，2019）。

关怀的态度

采取一种有意的关怀态度对待我们想要邀请参与孩子治疗的家长可能会有所帮助。虽然这看起来可能很明显，但事实是，当我们邀请家长参与孩子的治疗过程时，通常是为孩子的利益着想。虽然治疗师一定会为父母治疗设定许多与孩子的感受和需求相关的目标，但治疗师需要将真正关注父母的感受作为父母EFT治疗初期的重点。这样，治疗师可以更好地促进父母的情绪转化，最终有利于孩子的治疗。作为一名治疗师，如果你感到父母的行为、亲子互动或家庭问题正在阻碍治疗进程，针对父母的EFT可以为你提供帮助——但前提是父母感到足够安全，愿意参与治疗。我们可以从安排与父母的会面开始，肯定他们真正想要帮助孩子的愿望，并且表达自己理解他们孩子的心理健康问题给整个家庭带来的困扰。作为治疗师，我们知道关怀、肯定和认可是成功的一半。以下是有关另一半的内容。

调整治疗流程

从初次会谈开始，治疗师就可以对治疗流程进行一些调整，以促进父母的参与。当您开始将父母EFT治疗纳入治疗实践或项目时，以下清单可能有助于您考虑需要做出哪些调整：

- 为父母建立一个独立的临床档案。
- 考虑在见到孩子前先进行一次父母背景访谈，以便你能精确地制订策略，确定是否、何时以及如何让父母参与治疗。

- 如果合适，邀请父母参加初始会谈（通常适用于12岁及以下的青少年）；对于13岁及以上的或那些希望单独参加会谈的青少年，可以将父母与孩子的会谈时间分开。
- 如果青少年不希望父母参与治疗会谈，可以邀请父母在青少年治疗后单独进行父母会谈（当然，要让青少年知道你会这么做）。
- 与青少年和父母沟通保密相关事宜，明确什么可以分享，什么不能分享——不仅仅局限于强制性报告义务*。

除了这些对临床过程的实际调整之外，在治疗师与父母沟通的过程中应该始终体现出的最重要的态度是无条件积极关注（Rogers，1957），就像我们在治疗中对他们的孩子所展现的那样。治疗师需要向父母传达，他们在孩子康复过程中的作用是“关键的、必要的、有强大影响力的”（Foroughe，2018b，p.xv），而且我们作为治疗师，要相信他们对孩子的奉献和爱。有时，仅仅是传达这一信息，就能够颠覆父母的假设——他们原本认为治疗师仅仅是想在没有他们参与的情况下“修复孩子”。

提升治疗师自身的能力

也许在情感上支持父母最有力的方式就是向他们传达：尽管可能有很多挑战，你仍然愿意与他们合作。这说起来容易做起来难，有些父母确实难以合作。就在治疗师以为自己已经见识了父母可能带来的所有挑战时，可能又会出现一个让我们感到畏惧的新难题。为了避免面对这些困难的情绪，治疗师可能会想说：“我不与父母一起工作。”如果我们认为某位家长太难沟通、难以引导和合

---

* 指特定职业人员（如教师、医生、心理咨询师等）在发现法定情形时，必须向主管部门报告的法律责任。未履行可能承担民事/刑事责任。——译者

作，那么我们可以想象，孩子与这样的父母相处有多难。治疗师和这些人物之间的关系可能对治疗有帮助，也可能没有帮助，但无论我们是否允许他们进入治疗空间，这种关系都是存在的。父母EFT治疗的目标是利用这一关系，达到适应性和健康的情绪结果。如果治疗师知道自己不适合与某位家长直接合作，可以建立转介网络资源，并与其他治疗师保持协作沟通，从而更好地服务于各自的儿童和父母来访者。如果治疗师相信父母情绪反应的改变可以为儿童带来积极的治疗结果，我们就要努力提升自己与父母工作的能力，帮助他们跨越过去或现在的阻碍，从而更好地支持孩子的康复。

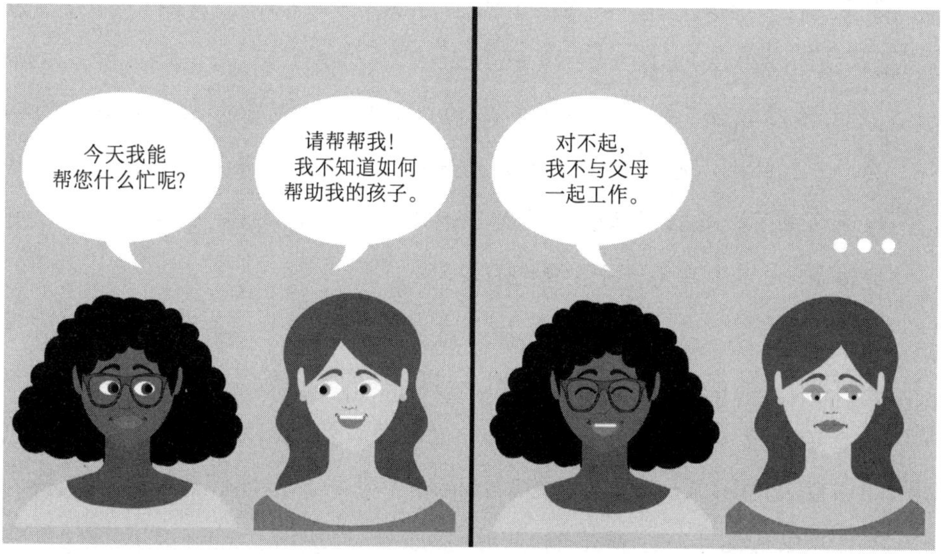
今天我能
帮您什么忙呢?
请帮帮我!
我不知道如何
帮助我的孩子。
对不起,
我不与父母
一起工作。

图3.2 “我不与父母一起工作。”

帮助父母应对孩子的情绪及情绪表达的变化

青少年EFT治疗中的一些治疗性练习可能会引发看似轻微却又带有强烈情感色彩的痛苦情绪，这些情绪可能会蔓延到治疗室之外，影响孩子与他人的日常互动。孩子的这种新的但更为激烈的情绪状态，可能会让父母认为孩子的症状正在变糟，从而让他们退出治疗（Foroughe，2018a）。在针对父母的EFT治疗中，治疗师会为父母提供孩子治疗方面的信息，让父母对孩子的情绪处理有所了解，来减少父母与孩子之间的误会。例如，孩子可能会尝试向父母表达正当的愤怒，作为一种适应性的方式来处理自己未得到满足的需求。然而，假如父母没有接受过父母治疗，或者接受治疗不是为了自己，那么当孩子表达出这种正当的愤怒情绪时，他们可能会做出不同频的回应，比如生气或防御（Foroughe，2018a）。父母通过接受专门的父母治疗，在治疗中学习聚焦于情绪的改变过程，能够更好地应对孩子和他们自己的情绪处理过程。以下是一位父亲在女儿完成八次EFT-Y治疗后的反映：

> “治疗教会了她很多东西——她告诉我，她以前害怕表达自己的感受，不想让别人感到不安。我鼓励她为自己发声，并且很高兴看到她开始这么做了。我在家长会上收到了老师的积极反馈——她在学校比以前自信多了，‘不再是一个受气包了’。”
>
> ——一位16岁女孩的父亲，女儿患有社交焦虑障碍

孩子很难忍住不去分享他们在会谈中学到的关于家庭互动的内容（Foroughe，2018a）。例如，孩子在一次富有成效的治疗后，终于能够摆脱自责，可能会回家说：“都是你的错！问题不在我，是你们的教养方式有问题！”如果父母对于孩子情绪意识的突然改变毫无准备，他们的反应可能会让孩子产生强烈的被否定感。为了避免这种情况，治疗师可以帮助父母对孩子在治疗后可能出现的情绪反应有所预期并做好准备，这些情绪反应包括：更多哭泣、责怪他人、易怒或过度敏感，以沉默、愤怒或不屑一顾来回应父母试图讨论关系的举动，等等。无论孩子的反应如何，帮助父母学会管理自己的情绪反应，是为孩子提供支持，并确保孩子的情绪转变过程能够顺利进行的最有效方式。

减少父母的恐惧，提高其自我效能

治疗师关注父母在孩子治疗过程中的情绪唤起水平和自信程度非常重要。研究表明，如果父母在帮助孩子解决心理健康问题时体会到较大的压力和较低的自我效能感（例如，对于担任孩子的主要支持者信心不足），可能会影响治疗效果，并可能导致父母提前终止孩子的治疗（Foroughe et al.，2018；Heath et al.，2015；Nock & Kazdin，2001）。那些情绪高度激动、感到恐惧或处于自责中的父母可能难以理性或清晰地思考，也不能够运用之前所学的技能，并且还可能做出一些迁就孩子并加重病情的行为（Foroughe et al.，2018；Siegel，2010；Stillar et al.，2016）。在针对父母的EFT治疗中，治疗师会引导父母关注这些未得到处理或非适应性的情绪、实施积极的教养行为、支持孩子，并参与治疗任务（Bloomfield & Kendall，2012；Lafrance Robinson et al.，2014；Foroughe et al.，2018）。处理父母的非适应性情绪的目的，是帮助他们在支持孩子的过程中，展现出促进孩子康复的行为。

技能训练

治疗师会教父母使用情绪训练（emotion coaching）、关系修复（relationship repair）和康复训练（recovery coaching）等策略来帮助孩子（Ansar et al.，2021；Ansar et al.，2022；Hagan et al.，2019；Lafrance et al.，2020）。这些策略可以帮助父母学习如何通过声音和肢体语言向孩子传达清晰的信息，同时减轻部分孩子所背负的责备和责任感。这一切是通过一种叫作身体及声音塑形或雕塑（body and voice shaping or sculpting）的方法实现的，它帮助父母通过专注地倾听孩子、以与孩子同频的方式回应孩子、容忍负面情绪以及将非言语信息传达得像言语信息一样清晰等方式练习同理和肯定（Foroughe & Goldstein，

2018）。治疗师可以重点关注照料者的某些情绪，这些情绪可能会使得照料者的身体语言、语调及其他伴随的语言行为（paralinguistic behaviours）和非言语行为与他们想要传达的信息不一致（Foroughe & Goldstein，2018）。例如，如果家长在早晨叫孩子起床准备去上学，身体却转过去背对着孩子，并使用了被动语气，它们可能会传达出这样的信息："我没有自信让你听我的，我担心会让你不高兴。"治疗师可以让家长在治疗室中反复练习这些策略，并在会谈外布置作业加以巩固，如写一封道歉信为他们与孩子之间的一次冲突道歉（Foroughe，2018）。在每一次亲子联合治疗之前，治疗师都应该帮助父母做好心理准备，因为父母可能会在治疗中感到治疗师"与孩子站在一边"，特别是当他们习惯于单独会见治疗师时（Foroughe，2018a）。技能训练让父母有机会练习如何提供情感支持，并使父母能够聚焦于自己在促进亲子之间形成矫正性情绪体验中的作用。

针对父母的 EFT 干预策略与过程

在父母治疗中，治疗师可以在两个核心领域帮助父母处理情绪障碍：①同理支持和向内引导；②唤起性体验。

同理支持

1975年，儿童心理分析师和社会工作者塞尔玛·弗雷伯格（Selma Fraiberg）分享了一个案例，讲述的是五个半月大的婴儿玛丽（Mary）及其母亲玛奇夫人（Mrs. March）的故事。玛奇夫人同意参加一项临床研究，之前她曾经想要将玛丽送养（Fraiberg et al.，1975）。玛奇夫人最初被描述为“拒绝性母亲”（rejecting mother），她有着悲惨的过往，曾经被抛弃，生活贫困，而且与最亲近的人关系紧张。而玛丽似乎只得到了生存所需的基本照料，她过于安静，受到的刺激不足——是一个没有经历过健康成长所需的社会情感接触的婴儿。当玛丽哭泣时，玛奇夫人表现得冷漠而疏远，心不在焉地安抚着孩子，这让旁观的工作人员怀疑玛奇夫人是否真的听到了孩子的哭声。弗雷伯格称玛丽和玛奇夫人之间的这种现象与“父母被遗忘的过往”（unremembered past of the parents）或托儿所中的幽灵（ghosts in the nursery）有关。这些隐喻性的“幽灵”可能会操控父母，使他们模仿自己童年时受到的虐待或忽视行为，或回避那些会让他们想起旧日情绪的感受和经历。弗雷伯格及其同事建议，要驱除这些“幽灵”，对于父母的情绪和未满足的需求也要给予同理。针对父母的 EFT 通过实施同理支持这一核心技术来加强治疗联盟，引导来访者关注他们的内在体验，并为唤起性的情绪工作奠定基础。

同理确定

同理确定可以用来帮助父母处理其深层的非适应性情绪（Pos & Greenberg，2007）。如果父母分享了他们成长过程中非常个人化的、可能很悲惨的回忆，治疗师必须准备好介入，提供接纳和肯定。例如，如果一位家长说自己过去上学时成绩不佳，治疗师恰当的回应可能是“听到这些（斥责）一定很伤心吧”或者“这一定让你感觉自己是个失败者”。这样做的目的是促进父母觉察和接纳那些被忽略或被否认的情绪。这么做之后，治疗师就可以着手处理父母的原发情绪了。

同理共调

对于同理共调最好的比喻是“穿另一个人的鞋走路”，它强调以言语和非言语的方式与父母保持一致性的重要性。换句话说，治疗师应该练习觉察自己的声音和身体姿态是否与父母保持一致。治疗师可以通过在交谈过程中保持身体前倾，使用恰当的面部表情，保持眼神接触等细节行为，镜映（mirroring）父母的情感强度，以融入父母的体验中。例如，如果一位家长在讲述自己过去的性虐待经历时感到痛苦并哭泣，治疗师应该靠近并递上一张纸巾，带着真诚关心的面部表情说“这太痛苦了”。紧密跟随并镜映父母的体验是同理共调的核心过程。

同理肯定

这种同理形式对于父母的EFT治疗过程至关重要，因为父母常常担心，与孩子的心理健康困扰相比，自己的感受并不重要。治疗师在会谈中对父母表达认可，将创造一种氛围，让他们感到自己的情绪和体会是正常的，他们作为父母并没有固有的不足。同理肯定有助于在治疗师与父母之间建立治疗联盟，让父母更愿意分享自己的情绪反应和感受，无需担心被评判，也无需为自己的行为辩解。例如，一位家长可能会说：“孩子们就是不听我的，我已经试过各种办法了，但他们还是只听父亲的话，我不知道该怎么办了。”治疗师合适的回应是：“是的，这真的很让人沮丧。当你感觉自己已经尽力了，孩子们还是不听话，这种时候不知道接下来怎么做是完全正常的。”当治疗师进行同理肯定时，父母会认为自己的情绪体验是合理的，自己的感受也是被允许的，这是情绪转化的第一步。

同理猜测

这种同理方法是治疗师对父母的想法或感受进行猜测或假设。这通常用于处理父母自身内在的依恋相关的恐惧，以及这些恐惧对他们与他人（如孩子、伴侣）关系的影响，帮助他们在新体验中进一步探索，以找到新的意义。通过询问“是这样吗？”式的问题，治疗师可以与父母合作，帮助父母更清晰地意识到自己的情绪体验、其意义以及相关的行动倾向。例如，如果一位家长谈论了他与自己母亲之间的紧张关系，治疗师使用同理猜测的回应方式可能是，“看起来不跟你母亲说话让你感到有一些悲伤，是这样吗？”或者“你非常希望你母亲还能与你交流，是这样吗？”在促进这种对话的过程中，治疗师能够以非权威的方式提供支持性的见解。

反映

反映是来访者中心疗法的一个关键组成部分，但经常被误解为要总结来访者所说的每一句话。正如卡尔·罗杰斯所概念化的，反映应聚焦于来访者回应中的情绪或体验性的感受，而非表面内容（Arnold，2014）。反映是邀请来访者基于治疗师的反映与其内在体验之间的匹配程度，补充或纠正治疗师的理解（Elliott，2012）。例如，父母可能会表示，在生活中从未有人关心过他们或公开向他们表达过爱意。作为回应，治疗师可以说：“是的，你感觉很孤独，无依无靠，是这样吗？”治疗师以一种试探性的方式将父母的意图反馈给他们，有意为他们的更正或进一步补充留出空间。

唤起性回应

当治疗师运用唤起性回应时，他们会问父母何时、何地以及如何等问题，以唤起父母的原发情绪并更深入地理解他们的体验（Elliott et al.，2004）。例如，治疗师可能会问：“现在发生了什么？这让你有什么感觉？”或者“你的脸色刚才变了一下，你能描述一下当时的感觉吗？”通过这样做，治疗师可以帮助父母提高情绪觉察，重新梳理他们的体验使其变得更为清晰，或者鼓励他们进一步探索。

同理唤起

同理唤起指的是治疗师将自己代入家长的角色，使用戏剧化和富有表现力的语言，更好地帮助家长与他们的体验建立连接，发现其中的意义，并探索情绪基模（Elliott et al., 2004）。例如，家长可能会说："一想起我爸爸就很痛苦。他真的伤害了我，我不能回想过去，因为我会控制不住地一直想着他。"对此，治疗师可以这么回应："是的，这有点像潜藏在暗处的一道黑影，你害怕打开灯面对它。"正如同理反映一样，同理唤起也是开放的，允许来访者修改、纠正及进一步探讨。

加强

加强是指运用意象来突出、探索并聚焦于关键情绪，使父母的体验更加生动的过程（Elliott et al., 2004）。例如，"你只是希望自己能够消失。感受这一切太难了，你只想离开。这对于一个人来说实在太沉重了"或者"这个负担太沉重了。它有时候会压垮你，让你觉得无法坚持下去。你只希望能够卸下所有这些负担，但这很难做到"。最好将来访者自己的话作为加强的基础，从他们的感受、体验和需求出发，构建一个生动的意象或故事，使其能够体现来访者体验中最重要的方面。

反映深层情绪

反映深层情绪指的是识别和关注那些正在浮现的、父母没有立即觉察到的情绪，并构建叙事来解释这些情绪（Pos & Greenberg，2007）。例如，治疗师可能会说："你生气的时候当然会大喊大叫，因为你被自己的感受压得喘不过气来，你需要表达出来，或者你担心没有人会听到你的声音。是这样吗？”总的来说，这种方法有助于聚焦治疗过程，并澄清父母互动背后的情绪反应。

重构

通过使用重构（reframing）技术，治疗师可以与父母合作，改变或转化他们对情绪问题的认知视角，进而基于他们的需求、愿望和原发情绪（这些因素影响着父母在亲子关系中的立场）来调整其行为。例如，你可能会说："也许你不敢对你的儿子说'不'，是因为你害怕破坏你和他的关系，就像当年你和你父亲一样。可以这么理解吗？”重构可以帮助转化父母回应的意义，澄清其依恋的意义，并能促进他们对于与孩子或与自身依恋对象的关系持有更积极的认知。

角色扮演

最后，治疗师可以使用角色扮演技术来塑造互动，无论这种互动是与治疗室中的其他参与者（例如，孩子或他们自己的父母）进行的，还是通过使用下文中提到的双椅（two-chair）对话及空椅工作等任务进行的想象对话（Elliott et al., 2004）。在这些互动中，治疗师会帮助加强父母的原发情绪，并让他们向另一方表达这些情绪，从而更清楚地觉察到自己在关系中的反应和情绪。例如，一位家长想象自己的母亲坐在对面的椅子上，治疗师可能会这么要求他："好的，那么现在，你能不能转过身来直接告诉她，'这真的伤害了我'？”或者"你能在此时此地直接跟她说，你最需要她做什么吗？”然后这位家长可以扮演自己的母亲，给予自己所需要的，比如支持或肯定，以此来解决依恋和情绪问题。总而言之，扮演可以帮助家长重新组织与依恋对象的互动，创造新的回应性对话，并引入增进情感联结的事件。

唤起性干预

情绪障碍指的是那些阻碍父母为孩子提供支持的负面情绪，例如，父母害怕对孩子的无理要求说“不”，或父母因孩子健康地表达正当的愤怒而感到情绪被触发等。虽然这些障碍可能源于父母在当前养育方式中感受到的羞愧、恐惧、无助和绝望等情绪，但它们也可能是父母情绪历史及代际传递的不安全依恋模式（intergenerational patterns of attachment insecurity）和创伤的产物。如果这些障碍得不到解决，它们可能会干扰孩子的治疗进展和康复，导致父母出现治疗干扰行为（treatment interfering behaviors，TIBs）。来自父母的这些破坏性语言和行为可能会阻碍治疗的进展，它体现在多个方面：从否定孩子表达出的未得到满足的需求，到压制孩子表达正当的愤怒，甚至包括在治疗中忽视他们自己的适应性情绪。

为了降低治疗干扰行为的风险，治疗师可以首先通过理解情绪障碍的类型处理父母非适应性的情绪或“障碍”，这些“障碍”可能与设定边界有关，也可能与表达同理有关（Foroughe & Goldstein，2018）。对于在设定边界方面感到困难的父母来说，他们担心面对冲突及其后果（如被拒绝和产生极端情绪），其核心障碍往往基于恐惧（Foroughe & Goldstein，2018）。而对于那些难以通过肯定去表达同理、担心自己显得“太软弱”或过度放纵孩子的父母，其“障碍”可能更多基于羞耻（Foroughe & Goldstein，2018）。每一个治疗干扰行为的背后都有一种“照料干扰情绪”（care-giving interfering emotion，CIE）。照料干扰情绪这一概念表明父母正处于困境中，需要我们帮助他们成为孩子治疗过程中的支持力量。无论照料干扰情绪是什么，治疗师都要能敏感地捕捉到这些深层的情绪，并使用EFT的空椅练习帮助父母意识到他们的“障碍”，容忍并调节这些情绪，并将其转化为更具适应性的情绪（例如，释怀、自我关怀）（Foroughe & Goldstein，2018）。

唤起性 EFT 干预策略

在接受适当的EFT培训和督导后，治疗师可以使用体验性的空椅或双椅技术，如自我打断分裂、自我批评分裂和未竟事宜。

自我打断

如第一章所述，自我打断（self-interruption）分裂双椅练习常用于当来访者打断自己体会作为父母角色的情绪感受和身体感觉（例如通过绷紧肌肉或摇头）时。通过让父母在打断者和体验者椅子之间切换，父母可以重现他们在压抑自己的情绪表达时不假思索的行为。这种方式可以让他们更清楚地意识到自己是如何压抑自我的，进而能够对这部分自我做出反应并挑战它，从而接触到真正的深层情绪，正是这些情绪强化了他们的不良互动。例如，父母可能会表示，每当他们要求孩子做某件事情而遭到反对时，他们会立刻压抑自己的情绪并停止尝试。在这种情况下，他们可能会解释说，他们觉得不值得这么做，也不想引起争吵。此时，治疗师可以引导进行一场双椅对话，让父母轮流扮演打断者和体验者两种角色。打断者促使父母压抑自己的情绪，停止与孩子的互动；而体验者角色则会对这种行为引发的情绪做出反应。通过这种方式，父母可能会意识到，他们小时候可能曾被阻止表达自己的想法，而他们在处理冲突时感到害怕和焦虑，是源于他们自己的父母曾经对他们表达的限制。总之，练习目标是让父母允许那些潜藏在表面之下的核心情绪浮上来，变得可以触及。当这些情绪浮现时，治疗师可以决定是否利用其他椅子练习（例如自我批评分裂或未竟事宜等）进一步探索这些感受。

自我批评分裂

在自我批评分裂双椅练习中，治疗师帮助父母区分他们表达批评的自我部分（自我批评者）和体验批评的自我部分（体验自我）。一旦治疗师在父母身上识别出某个标记——例如，家长可能会说“我是个没用的母亲”，就可以帮助父母进行自我批评的双椅练习。治疗师将通过支持自我批评行为帮助父母意识到他们是如何批评自己的。这一过程会唤起他们在体验椅上的感受和需求，使父母能够加深这些感受并觉察他们对批评的反应（Shahar et al., 2011）。进而，体验自我开始意识到自己的情感需求，并认为这些需求是正当合理的。例如，认为自己是一个“不合格母亲”的家长可能会加深他们感受到的悲伤和恐惧，进而意识到自己对于安慰和接纳的需求未得到满足。当他们发现对这些需求的应得感时，父母在提出这些需求时会变得更加坚定自信。通过实践和多次扮演，结果可能是自我批评者逐渐软化，也可能是体验自我逐渐变强，或者两种情况兼而有之。对于案例中的母亲来说，自我批评者的软化（soften）听起来可能是这样的：“我知道你能渡过这个难关。有时候让孩子听你的确实很难，但你试着去做吧。你是一个好母亲，你正在尽你最大的努力。”另一方面，体验自我的“变强”可能是这样的：“别批评我了。我能够渡过这个难关的。有时候让孩子听我的确实很难，但我是一个好母亲，我正在尽我最大的努力。”到了这一步，来访者内在的两个方面或部分可以进行协商和整合，从而在下次面对类似的情境时，他们的内在体验会发生改变。如同所有EFT椅子练习一样，本任务也需要有适度的情绪激活——既不能太少也不能太多，才能实现适应性的转变。

未竟事宜

如果父母既往的人际经历阻碍其支持孩子，那么未竟事宜的空椅练习任务可能会有帮助。这是一项会唤起强烈情绪的体验式任务。虽然我们在本章讨论了针对父母的具体考虑因素，但要深入地学习和负责任且有效地实践这些体验式技术，接受适当的EFT培训和督导是必要的。在这项任务中，家长需坐在一张空椅子对面，并设想他们的依恋对象（通常是他们的母亲或父亲）正坐在对面。治疗师会协助父母自信地表达那些痛苦的记忆、未解决的原发情绪以及未满足的需求，目的是让他们获得一种被深度理解的情绪体验，并感到自己能够放下与依恋对象之间的“未竟事宜”。尽管我们发现，相较于典型的成人EFT，父母EFT可能进展更迅速，但这仍然是一个需要通过数次治疗会谈来逐步推进的过程。

根据格林伯格和瓦尔纳在2018年所发表的研究成果（Greenberg & Vrana, 2018），我们发现处理与父母之间未竟事宜的方式有很多种，如：

- 积极地看待依恋对象并理解他们。
- 将依恋对象视为已竭尽全力，尽管有其局限性。
- 将依恋对象视为权力和影响力有限的普通人。
- 认为依恋对象应当为自己所遭受的侵犯或伤害承担责任。
- 原谅依恋对象过去的不当行为。
- 原谅自己没有达到依恋对象的期待，也原谅儿时的自己不知道如何处理这种关系。

临床案例

来访者：迈克尔（Michael），45岁。

孩子：朵拉（Dora），一个15岁的女孩，患有边缘型人格障碍及进食障碍。

标记：在父母背景访谈中，迈克尔表示他想要支持女儿，但发现很难同理女儿，因为他的父母曾教育他要“坚强”。

治疗干扰行为：孩子说父亲在她表达脆弱感受时会对她大喊大叫并批评她。

任务：未竟事宜。

治疗师：所以，回顾过去似乎会是……

迈克尔：浪费时间！（轻声笑）

治疗师：是的，尽管很难想象这会有什么帮助，但你仍然愿意尝试几次，这真是太好了。

迈克尔：嗯，我愿意尝试任何事情。那么，你想让我做什么呢？

治疗师：我们试试这个——你只需要想象你的母亲坐在这边的空椅子上。(引导迈克尔看向对面的椅子，并给了几秒钟的时间建立情感联结。)

治疗师：当你想象你的母亲时，你有什么感受？

迈克尔：嗯，现在我想让她知道我能够管理好我的家庭。她不需要担心。无论发生什么，我都能妥善处理。

治疗师：告诉妈妈当她担心你或认为你处理不好事情时，你是什么感觉。

迈克尔：(停顿了5秒）我不喜欢她那么说。

治疗师：告诉她你不喜欢什么……你觉得什么感觉难以承受？

迈克尔：我不喜欢你看不起我。当你认为我管不好我的家庭时，这让我感觉……

治疗师：这很不容易。哇，很好，继续保持。我可以做到。好的，妈妈，听着，我能搞定。朵拉会好起来的，你不用担心。

迈克尔：当你担心我的时候，我感觉……

治疗师：就是这样，我感觉，感觉……当你担心我的时候，我感觉我想要你停下来。我想让你知道我能处理好我自己的事情，就像你一直教我做的那样。

治疗师：我不想让你失望？想到你在看低我，或是……当妈妈担心你这边情况的时候，对于你来说，最难的部分是什么？告诉她什么让你受伤……

迈克尔：看到你对我没有信心的样子让我感觉很受伤。比如当你来到我家，在屋里四处打量，好像在搜寻可以挑剔的地方。你看朵拉的眼神，就好像她糟糕透了，好像我自己也糟糕透了一样。（声音哽咽，眼眶含泪，清了清嗓子，看向门）你管这个叫什么？EFT？听起来像是“糟糕透顶的治疗”（extra fucked-up therapy）？

治疗师：你感觉这很难是正常的，因为你肯定很在乎你母亲的意见和她如何看待你。她曾非常努力帮助你渡过难关，并取得现在的成就。就像是，“你为我付出这么多，一想到当你看到我搞砸事情的时候会对我失望，我就感到悲伤和羞愧……？”

迈克尔：确实如此。我感到某种挫败感？好像我没有达到你的期望。我感受到了那种目光，我不喜欢你看我的方式。

治疗师：过来这里，扮演你的妈妈（邀请迈克尔换一把椅子坐）。扮演在那些情况下的妈妈，用她那种眼神看着迈克尔。

迈克尔：（扮演他的母亲，带着不满和失望的神情。）

治疗师：用语言描述一下她的表情在传达什么。也许可能是“迈克尔，你真是一团糟。你不是一个足够好的父亲”或者……

迈克尔：儿子，你失败了。这很糟糕。在我们家不允许失败。

治疗师：换一下（邀请迈克尔换到代表自己的椅子上）。当你被妈妈的那种眼神审视时，感觉如何？

迈克尔：还能是什么。糟透了。

治疗师：坐在这种情绪的对面感觉很不好，对吗？这种不好的感觉在你身体的什么位置？

迈克尔：我的胸部，我的肚子，我的脸，我觉得我的脸很热、很红。就像我想让自己变成透明的，让别人看不到我。

治疗师：尴尬……羞愧……还有……？告诉妈妈当她那样看你时你的感受。当你用那种眼神看我时，我感觉……

迈克尔：（停顿了十秒，含着泪）妈妈……妈妈，当你用那种眼神看我时，我感到羞愧。我觉得自己是个失败者……这不利于养育孩子。我把情绪发泄在朵拉身上，让她失望了。我也让我自己失望了。我需要让这种情况停下来。你总是有办法仅用眼神就把我击倒。就像我五岁时玩T型棒球（T-Ball）那次，你看我的眼神，就好像我是场上最令人失望的孩子。它像一颗手榴弹一样击倒了我。我当时彻底崩溃了。

治疗师：彻底崩溃了——我没有一点自信了？告诉她那件事对你有什么影响。

迈克尔：那时候，它彻底击垮了我，我对自己完全失去了信心。我那时只有五岁。我当时并不明白其中的含义。我总是被教育"要坚强。你可以做得更好"。即使现在，我仍然对自己、对我的女儿和对未来都没有信心。

治疗师：我失去了信心，这阻碍了我对女儿的养育。告诉妈妈在那些时刻你需要的不是失望，而是什么？

迈克尔：我需要你看见我。我需要你相信我。哎。（叹气，摇头，双手抱头）这些也正是朵拉在那些时刻需要我做的。她需要我相信她，不要把她看作一个糟糕透了的孩子。因为如果我觉得自己作为父母是失败的，就会让她觉得自己是一个有问题的作品。我需要让她知道她是多么了不起。我需要建立起我的自信，这样她才能建立起她的自信。

治疗师：你这么说时感觉如何？

迈克尔：坚定，清晰，轻松。这真的很有力量。我还是不确定自己是否喜欢这么做……但是，哇，感觉还真不错。

治疗师：你想做什么？

迈克尔：我想帮我的女儿看到她有多棒。

总结

尽管父母曾经被排除在孩子的治疗过程之外，受到指责或被降为次要角色，但他们实际上可以在孩子的情绪转变过程中发挥核心而强大的作用。当父母得到支持并且能够利用他们内在的资源时，他们完全有足够的能力治愈孩子的情感伤痛。作为治疗师，我们应该认识到，父母可能会经历一些严重的照料干扰情绪，这些情绪会阻碍他们在情感上或行为上支持孩子。针对父母的EFT可以帮助父母修通这些干扰情绪及相关的情绪阻碍。针对父母及其他照料者的情绪聚焦治疗不仅能帮助父母及其他照料者提升养育技能，还能为那些常常感到孤立、无助、受到评判，并在养育下一代方面承受着极大压力的群体提供个性化、深入的过程体验式治疗。由于过去负面信息的传递，以及在孩子受苦时感到内疚和无助的倾向，父母可能需要治疗师的邀请、鼓励和期待，才能参与到治疗过程中来。凭借充分的同理和聚焦于情绪的支持，我们完全有能力推动那些最为犹豫或最不情愿配合的父母迈出关键的一步。

实操建议

治疗师要做的事

- 考虑调整临床流程，以及从一线工作人员、表格和文件、记录、日程安排到保密协议的所有方面，以便在认为父母参与有帮助时，能够让父母有效地参与治疗。
- 接纳父母当前的情况，再向前迈出一步——一次电话沟通或一次简短的会面可能只是个起点，但可以带来希望和建立信任。
- 邀请父母参与孩子的治疗过程，让他们发挥积极的作用。
- 如果是在私人机构工作，为父母治疗环节收费——这对治疗师来说是重要的自我关怀，有助于避免怨恨和职业倦怠。为父母治疗收费也能使父母治疗正规化和合法化。
- 如果是在公立或高度结构化的环境中工作，这些环境可能存在一些障碍，阻碍父母获得需要的支持，要考虑向临床管理部门反映这些问题。
- 鼓励父母并提醒父母他们与孩子之间的关系是至关重要的。
- 认识到父母自身的创伤和情绪可能会影响他们在孩子康复过程中对孩子的照顾。
- 提供仅限父母的会谈，为父母提供同理支持，并聚焦在父母的情绪上。

治疗师不要做的事

- 不要因为出现治疗干扰行为（TIBs）而责怪父母，也不要试图解释或分析父母哪里出了问题——而应帮助父母在情绪的引导下，从内心深处逐步形成他们自己的理解。

- 不要纵容排斥父母的做法，即使是以隐晦的方式进行的。抵制那些排斥父母和照料者的系统性政策和态度。
- 不要害怕与父母合作或者处理他们所提出的问题。几乎在所有情况下，为了孩子的利益，父母都愿意与治疗师合作。
- 不要忘记对孩子康复最重要的关系是亲子关系。

参考文献

Ansar, N., Lie, H. A. N., Zahl-Olsen, R., Bertelsen, T. B., Elliott, R., & Stiegler, J. R. (2022). Efficacy of emotion-focused parenting programs for children's internalizing and externalizing symptoms: A randomized clinical study. *Journal of Clinical Child & Adolescent Psychology*, 1–17. https://doi.org/10.1080/15374416.2022.2079130

Ansar, N., Hjeltnes, A., Stige, S. H., Binder, P-E., & Stiegler, J. R. (2021). Parenthood—lost and found: Exploring parents' experiences of receiving a program in emotion focused skills training. *Frontiers in Psychology*, *12*, 1–12. https://doi.org/10.3389/fpsyg.2021.559188

Arnold, K. (2014). Behind the mirror: Reflective listening and its tain in the work of Carl Rogers. *The Humanistic Psychologist*, *42*, 354–369.

Baker-Ericzén, M. J., Jenkins, M. M., & Haine-Schlagel, R. (2013). Therapist, parent, and youth perspectives of treatment barriers to family-focused community outpatient mental health services. *Journal of Child and Family Studies*, *22*(6), 854–868. https://doi.org/10.1007/s10826-012-9644-7

Barrett, S. (2019). From adult lunatic asylums to CAMHS community care: The evolution of specialist mental health care for children and adolescents 1948–2018. *French Journal of British Studies*, *XXIV*(3). https://doi.org/10.4000/rfcb.4138

Bateson, G., Jackson, D.D., Haley, J., & Weakland, J. (1956). Towards a theory of schizophrenia. *Behavioural Science*, *1*, 251–264. https://doi.org/10.1002/bs.3830010402

Bloomfield, L., & Kendall, S. (2012). Parenting self-efficacy, parenting stress and child behaviour before and after a parenting programme. *Primary Health Care Research and Development*, *13*(4), 364–372. https://doi.org/doi:10.1017/S1463423612000060

Bohart, A. C., & Greenberg, L. S. (Eds.). (1997). *Empathy reconsidered: New directions in psychotherapy*. American Psychological Association. https://doi.org/10.1037/10226-000

Burke, J. D., & Loeber, R. (2015). The effectiveness of the stop now and plan (SNAP) program for boys at risk for violence and delinquency. *Prevention Science*, *16*, 242–253. https://doi.org/10.1017/S1463423612000060

Dolhanty, J., & Lafrance, A. (2019). Emotion-focused family therapy for eating disorders. In L. S. Greenberg & R. N. Goldman (Eds.), *Clinical handbook of emotion-focused therapy* (pp. 403–423). American Psychological Association.

Elliott, R. (2012). Emotion-focused therapy. In P. Sanders (Ed.), *The tribes of the person-centred nation* (pp. 103–130). Ross-on-Wye.

Elliott R., Watson, J. C., Goldman, R. N., & Greenberg, L. S. (2004). *Learning emotion-focused therapy: The process-experiential approach to change*. American Psychological Association. https://doi.org/10.1037/10725-010

Foroughe, M. F. (2010). *Examining family-based treatment for adolescents with restricting eating disorders* [Doctoral Dissertation, York University]. Library and Archives Canada.

Foroughe, M. (2018a). Emotion-focused therapies for children and adolescents. In M. Foroughe (Ed.), *Emotion focused family therapy with children and caregivers: A trauma-informed approach* (pp. 23–44). Routledge. https://doi.org/10.4324/9781315161105

Foroughe, M. (2018b). Foreword: A caregiver-based intervention. In M. Foroughe (Ed.), *Emotion focused family therapy with children and caregivers: A trauma-informed approach* (pp. ix–xvi). Routledge. https://doi.org/10.4324/9781315161105

Foroughe, M., & Goldstein, L. (2018). Processing parent blocks. In M. Foroughe (Ed.), *Emotion focused family therapy with children and caregivers: A trauma-informed approach* (pp. 80–98). Routledge. https://doi.org/10.4324/9781315161105

Foroughe, M. F., Stillar A., Goldstein, L., Dolhanty, J., Goodcase, E. T., & Lafrance, A. (2018). Brief emotion focused family therapy: An intervention for parents of children and adolescents with mental health issues. *Journal of Marital and Family Therapy*, *43*(3), 410–430. https://doi.org/10.1111/jmft.12351

Fraiberg, S., Adelson, E., & Shapiro, V. (1975). Ghosts in the nursery. A psychoanalytic approach to the problems of impaired infant-mother relationships. *Journal of the American Academy of Child Psychiatry*, *14*(3), 387–421. https://doi.org/10.1016/s0002-7138(09)61442-4

Gandhi, S., Chiu, M., Lam, K., Cairney, J. C., Guttmann, A., & Kurdyak, P. (2016). Mental health service use among children and youth in Ontario: Population-based trends over time. *The Canadian Journal of Psychiatry*, *61*(2), 119–124. https://doi.org/10.1177/0706743715621254

Gardner, W., Pajer, K., Cloutier, P., Zemek, R., Currie, L., Hatcher, S., Colman, I., Bell, D., Gray, C., Cappelli, M., Rodriguez Duque, D., & Lima, I. (2019). Changing rates of self-harm and mental disorders by sex in youths presenting to Ontario emergency departments: Repeated cross-sectional study. *The Canadian Journal of Psychiatry*, *64*(11), 789–797. https://doi.org/10.1177/0706743719854070

Grave, R. D., Eckhardt, S., Calugi, S., & Le Grange, D. (2019). A conceptual comparison of family-based treatment and enhanced cognitive behavior therapy in the treatment of adolescents with eating disorders. *Journal of Eating Disorders*, *42*(7), 1–9. https://doi.org/10.1186/s40337-019-0275-x

Greenberg, L., & Vrana, G. (2018). Overview of emotion-focused therapy. In M. Foroughe (Ed.), *Emotion focused family therapy with children and caregivers: A trauma-informed approach* (pp. 9–10). Routledge. https://doi.org/10.4324/9781315161105

Hagen, A. H. V., Austbø, B., Hjelmseth, V., & Dolhanty, J. (2019). *Emosjonsfokusert ferdighetstrening for foreldre*. Gyldendal.

Heath, C. L., Curtis, D. F., Fan, W., & McPherson, R. (2015). The association between parenting stress, parenting self-efficacy, and the clinical significance of child ADHD symptom change following behaviour therapy. *Child Psychiatry & Human Development*, *46*(1), 118–129. https://doi.org/10.1007/s10578-014-0458-2

Kinter, M., Boss, P. G., & Johnson, N. (1981). The relationship between dysfunctional family environments and family member food intake. *Journal of Marriage and The Family*, *43*(3), 633–641. https://doi.org/10.2307/351764

Lafrance, A., Henderson, K. A., Mayman, S. (2020a). *Emotion-focused family therapy: A transdiagnostic model for caregiver-focused interventions.* American Psychological Association. https://doi.org/10.1037/0000166-000

Lafrance, A., Henderson, K. A., & Mayman, S. (2020b). Working through caregiver blocks. In *Emotion-focused family therapy: A transdiagnostic model for caregiver-focused interventions* (pp. 81–105). American Psychological Association. https://doi.org/10.1037/0000166-000

Lafrance, A., Henderson, K. A., & Mayman, S. (2020c). Working through clinician blocks. In *Emotion-focused family therapy: A transdiagnostic model for caregiver-focused interventions* (pp. 105–119). American Psychological Association. https://doi.org/10.1037/0000166-000

Lafrance Robinson, A., Dolhanty, J., Stillar, A., Henderson, K., & Mayman, S. (2014). Emotion focused family therapy for eating disorders across the lifespan: A pilot study of a 2-day transdiagnostic intervention for parents. *Clinical Psychology & Psychotherapy*, *23*(1), 14–23. https://doi.org/10.1002/cpp.1933

McCauley, E., Berk, M. S., Asarnow, J. R., Adrian M., Cohen, J., Korslund, K., Avina, C., Hughes, J., Harned, M., Gallop, R., & Linehan, M. M. (2018). Efficacy of dialectical behavior therapy for adolescents at high risk for suicide: A randomized clinical trial. *JAMA Psychiatry*, *75*(8), 777–785. https://doi.org/10.1001/jamapsychiatry.2018.1109

Naveed, S., Waqas, A., Majeed, S., Zeshan, M., Jahan, N., & Haaris Sheikh, M. (2017). Child psychiatry: A scientometric analysis 1980–2016. *F1000 Research*, *6*, 1293. https://doi.org/10.12688/f1000research.12069.1

Nock, M. K., & Kazdin, A. E. (2001). Parent expectancies for child therapy: Assessment and relation to participation in treatment. *Journal of Child and Family Studies*, *10*(2), 155–180. https://doi.org/10.1023/A:1016699424731

Pos, A. E., & Greenberg, L. S. (2007). Emotion-focused therapy. The transforming power of affect. *Journal of Contemporary Psychotherapy: On the Cutting Edge of Modern Developments in Psychotherapy*, *37*(1), 25–31. https://doi.org/10.1007/s10879-006-9031-z

Rienecke, R. D., Accurso, E. C., Lock, J., & Le Grange, D. (2016). Expressed emotion, family functioning, and treatment outcome for adolescents with anorexia nervosa. *European Eating Disorders Review: The Journal of the Eating Disorders Association*, *24*(1), 43–51. https://doi.org/10.1002/erv.2389

Rogers, C. R. (1957). The necessary and sufficient conditions of therapeutic personality change. *Journal of Consulting Psychology*, *21*(2), 95–103. https://doi.org/10.1037/h0045357

Rushton, F. E., & Kraft, C. (2013). Family support in the family-centered medical home: An opportunity for preventing toxic stress and its impact in young children. Child health care providers offer valuable support and connections for families. *Child Abuse & Neglect*, *37*(Supplement), 41–50. https://doi.org/10.1016/j.chiabu.2013.10.029

Shahar, B., Carlin, E. R., Engle, D. E., Hegde, J., Szepsenwol, O., & Arkowitz, H.

(2011). A pilot investigation of emotion-focused two-chair dialogue intervention for self-criticism. *Clinical Psychology and Psychotherapy, 19*(6), 496–507. https://doi.org/10.1002/cpp.762

Siegel, D. J. (2010). *Mindsight.* Bantam Books

Stillar, A., Strahan, E., Nash, P., Files, N., Scarborough, J., Mayman, S., et al. (2016). The influence of carer fear and self-blame when supporting a loved one with an eating disorder. *Eating Disorders, 24*, 173–185. https://doi.org/10.1080/10640266.2015.1133210

Vandereycken, W., Kog, E., & Vanderlinden, J. (1989). *The family approach to eating disorders: Assessment and treatment of anorexia nervosa and bulimia.* New York: PMA.

Wiens, K., Bhattarai, A., Pedram, P., Dores, A., Williams, J., Bulloch, A., & Patten, S. (2020). A growing need for youth mental health services in Canada: Examining trends in youth mental health from 2011 to 2018. *Epidemiology and Psychiatric Sciences, 29*, E115. https://dx.doi.org/10.1017%2FS2045796020000281

Emotion Focused Therapy for Youth

The Clinical Manual

第四章 亲子二元情绪聚焦疗法

米丽斯·福鲁格 伊马扬·妮拉

当父母为他们的孩子寻求治疗时，他们可能不知道他们到底同意采用了什么样的治疗方案，以及他们除此之外还有哪些选择。很少有父母知道，在治疗中还可以采用双方参与的（二元的，dyadic）或是三方参与的（三元的，triadic）疗法。治疗师为什么要考虑让父母参与孩子的治疗呢？原因之一是这有利于青少年的情绪调节。研究表明，照料者作为孩子的情绪调节器，或者说是外部管理者发挥着重要作用（Hughes & Baylin，2012；Siegel，2012；Zimmermann et al.，2001）。在这一角色中，父母以直接的训练、指导和调整家庭互动等方式帮助孩子发展他们的情绪社会化技能以及自我调节能力（Brumariu，2015；Foroughe et al.，2018；Waters & Cummings，2000）。其次，没有直接参与治疗过程的父母往往很难给治疗师以治疗必需的空间和时间——他们可能会在孩子结束会谈时打电话、发邮件给治疗师，向治疗师提出自己的担忧。被“排除在外”可能引发父母对治疗过程产生怀疑或敌意，进而使治疗师的工作更加困难，并给青少年带来压力，也让亲子关系更加紧张。在某些情况下，如果父母不确定治疗过程中会发生什么，他们可能会过早地中止孩子的治疗。最后，让父母参与进来使得孩子不必对治疗进展担负全部责任。父母可以为治疗过程提供可靠的支持，调整自身，并创造一个有利于青少年的状况持续好转的环境。当父母能够适度参与孩子的治疗时，治疗过程和治疗结果都会有所改善（Diamond et al.，2014；Foroughe Muller，2012；Lafrance et al.，2020；Woodfield Cartwright，2020）。

二元或三元亲子疗法（dyadic or triadic parent-child therapy）可能需要采取不同于其他任何疗法的治疗策略。如果治疗师的大部分临床工作都是单独与孩子、父母、家庭或夫妻进行的，那么亲子工作可能超出治疗师的日常经验、所受培训和技能范围。本章旨在为亲子治疗提供一个高屋建瓴的框架，并探讨包括何时应当考虑这一选项、应该在多大程度上采用它以及如何在情绪聚焦疗法（EFT）的框架内有效实施亲子治疗等一系列临床实践问题。

究竟什么是亲子治疗？

与个体EFT不同，亲子二元疗法中的“来访者”是两个人之间的关系。从广义上讲，二元疗法的任务包括探索感受和未满足的需求、改善沟通，以及充分利用亲子关系处理孩子的情绪和行为功能。治疗师大部分的治疗时间是与父母和孩子一起度过的，但在一次治疗会谈之中进行短暂的个人“分开”会谈，或者偶尔长达一小时的个人会谈也很常见。事实上，帮助父母和孩子疗愈的工作可以在分开的会谈或者双方联合会谈中完成，这取决于双方各自的临床表现和情绪处理风格。二元疗法中最特别的因素是，它致力于在关系中促成修复，并为父母和孩子提供矫正性情绪体验。二元疗法强调让孩子在实际关系中获得修复和矫正性体验，这与个体治疗中孩子独自接受治疗、学习自我照顾、哀悼未被满足的需求并接纳父母的局限性形成鲜明对比。矫正性的情绪体验可以发生于会谈当中，也可以发生于父母和孩子的日常生活当中：过程具有内在的灵活性。关系标记（relational markers）可以帮助治疗师引导亲子双方踏上改善沟通、提高情感参与程度的道路。在EFT-Y当中，关系标记是指亲子互动中表示关系强度的信号。例如，关系标记包括互动的舒适程度或紧张程度、对对方观点的开放程度、与对方相关的反思能力、直接（而不是仅通过治疗师）与对方交谈的能力以及原谅过去的关系破裂或容忍当前局限性的意愿。在治疗师观察亲子双方时，应当注意到这些标记，以及其他可以揭示亲子双方需要什么程度的框架和支持才能有效地参与治疗的标记。如果标记表明亲子之间的交流互动模式高度紧张，治疗师需要更多组织双方的沟通，更有力地支持双方进行关系重构并引导互动等。

青少年在治疗之外每天都会与父母或照料者进行互动，不管是积极的还是消极的。尽管个人EFT-Y会谈，尤其是空椅技术，可以让青少年通过与内心的父母形象互动来处理自己的感受和需求（Elliott et al., 2004），但在现实生活中他们与父母的关系问题并没有通过个体治疗得到解决。对于亲子关系紧张的青少年来说，除非他们自己发起这样的改变，否则参与个体治疗并不能让亲子关系得到改善。对于一些青少年（尤其是年纪小的孩子）来说，就其发育阶段而言，放下未满足的需求可能是非适应性的。事实上，如果父母可以成功参与二元治疗的话，那么对于青少年来说，最好的选择并非放下执念、继续前行、从根本上放弃对于亲子关系能够满足自己情感需求的期待（Foroughe，2018）。总之，个体治疗可以帮助一些青少年依靠自己实现情绪转化，但二元EFT让治疗师可以灵活地选择与父母和孩子一起或单独工作，从而实现同样的治疗目标：改善沟通、让孩子更有效地表达情绪、让父母能够理解孩子并给予恰当的回应、让亲子体验矫正性情绪，并带来信心和希望——他们的关系可以成为力量、支持以及成长的源泉。

亲子治疗的原理

亲子EFT应用了EFT的核心原理以及其他循证的治疗方式，强调情绪处理、亲子关系在儿童情绪调节中的首要地位以及对亲子沟通进行治疗干预。在下文简要回顾影响二元EFT的各种疗法之后，我们将介绍EFT在亲子二元关系中的应用。

基于依恋的家庭治疗

基于依恋的家庭治疗（attachment-based family therapy，ABFT）的主要目标是通过帮助青少年更好地理解他们如何看待关系的不足之处，重建保护性的亲子关系和沟通模式（Diamond et al.，2014）。治疗师通过聚焦于家庭中可能导致青少年心理健康问题的人际交往过程来实现这些目标。沟通至关重要，人们可以通过沟通分享未曾表达过的原发情绪和未被满足的需求。当治疗师推动亲子之间转为安全依恋，他们就可以直接交流这些感受和需求（Diamond et al.，2010，2014）。治疗师指导父母结合自己的关系历史理解目前的挑战如何影响他们的养育方式。一旦双方都做好了充分的准备，并感到自己在理解双方关系上能得到支持，治疗师就会与父母和青少年一同开始对话，从而对情绪产生有效影响。在这些二元会谈中，治疗师使用转译模型（translation model）来创造矫正性依恋体验，其中青少年可以表达脆弱的感受或需求，而父母可以做出敏锐的、可亲的回应（Diamond，Shahar et al.，2016）。治疗师监控对话的情感基调和深入程度，并帮助青少年将情绪转化为语言，分辨不同情绪、接纳矛盾的感受，并提高情绪调节能力，而不是“不在沉默中爆发，就在沉默中灭亡”（defaulting to silence or blasts）（Tsvieli et al.，2020）。ABFT一般持续14~20次治疗会谈，共有五项任务，每项任务都有其过程和结果目标（Diamond，Russon et al.，2016）。对于每一对亲子二元关系来说，结果目标可能各不相同，但过程目标却是一致的（见表4.1）。

表4.1　基于依恋的家庭治疗过程概览

任务	过程目标
任务1：重构关系	改变家庭成员看待问题和构建解决方案的方式
任务2：与青少年结盟	从青少年的视角更好地理解他们的依恋叙事
任务3：与家长结盟	重塑父母对青少年的认知模式以及他们作为父母的角色认知
任务4：疗愈	参与对话以处理并疗愈依恋创伤
任务5：安全感	帮助家长处理青少年在家庭以外的生活中所面临的挑战。在本任务的最后，家长应当能够通过依恋安全感的改善促进青少年的改变

情绪聚焦家庭疗法和情绪聚焦技能训练

二元EFT使用的干预策略借鉴了针对照料者的干预策略，特别是在进行单独的家长会谈或会议时。情绪聚焦家庭治疗（emotion focused family therapy，EFFT）和情绪聚焦技能训练（emotion focused skills training，EFST）均基于一个核心原则：家长的效能感是孩子康复最好的支持源泉，尤其是孩子需要他们的回应以支持其健康发展的时候（Lafrance Robinson & Dolhanty，2013；Foroughe，2018；Foroughe et al.，2019；Lafrance et al.，2020）。帮助照料者克服情绪障碍、增强自我效能感的主要机制，正是EFT以情绪改变情绪的转化过程。这种疗法的核心组成部分包括指导父母向孩子进行疗愈性的道歉，加强或修复亲子关系，并向孩子提供行为和情感支持。行为支持包括中断适应不良症状、纠正有问题的行为以及挑战焦虑以开始尝试新行为。情感支持则首先让家长接受心理教育，了解情绪处理及其在青少年心理健康中所起到的作用，然后引导家长探索并实践如何回应孩子才能在“当下”为孩子提供情绪指导。治疗师正常化家长的行为，包括否认、过度控制、批评和纵容问题症状等，并帮助家长从内心深处的恐惧、愤怒和羞耻等情绪角度理解这些行为。通过处理这些情绪并练习以新的方式回应孩子的需求，家长能够更好地克服情绪障碍并继续进行手头的任务。在帮助家长时，治疗师的目标是赋能家长并让他们参与治疗，而非评判或指责，家长被视为解决方案，而不是问题。在这种疗法中治疗师的一个关键考量是，在帮助他人克服情绪障碍的过程中，处理其自身情绪障碍同等重要。

二元情绪聚焦家庭疗法[1]

在亲子双方参与的或父母双方参与的EFT中，虽然我们采取的工作方法以

[1] 基于苏珊·约翰逊（Sue Johnson）的情绪聚焦治疗模型。

格林伯格（Greenberg）的EFT模型为基础，但我们承认，约翰逊（Johnson）的EFT模型也已应用于二元治疗和家庭治疗中。作为一种聚焦于依恋和情绪的干预手段，这一模型与格林伯格的模型有一些相似之处。情绪聚焦家庭疗法的任务是通过培养父母呵护、同频的回应态度来帮助父母理解孩子，同时帮助孩子接受父母的养育（Johnson，2018）。这一目标可以通过10~12次会谈分为三个主要阶段来实现。第一阶段是稳定期，其核心是缓和负面的互动循环。情绪反应被重新诠释为由原发情绪驱动的动力系统的一部分。在这个初始阶段，治疗师会与家庭形成治疗联盟并对其进行评估。随后，治疗师依据切入点（access points）开展工作。例如在第二个切入点，即确保父母投入这一环节中，治疗师需获得父母的同意，并促使他们积极参与治疗过程（Furrow et al.，2019）。第二阶段是重构依恋，重点关注那些涉及依恋创伤、触发因素、恐惧和需求的人际互动。促进亲子之间的情感联结是这一阶段的关键目标。第三阶段是巩固期，这一阶段要对家庭问题的叙事进行调整，并实施修复措施。在这个阶段，治疗师有两个主要目标：①梳理并重建依恋情绪和反应；②重建关键的互动模式，创造情感联结的机会并建立安全的联结。情绪聚焦家庭治疗旨在改变不健康的互动循环，这些循环导致或延续了家庭中的不安全依恋。同时，情绪聚焦家庭治疗强化了那些能提供依恋联结机会的互动。

亲子互动疗法

亲子互动疗法（parent-child interaction therapy，PCIT）是一种基于社会学习理论（social learning principles）的二元疗法，专为父母和患有外化障碍*（externalizing disorders）的儿童（2~7岁）设计（Timmer et al.，2005），但

* “外化”是心理健康专业人员用来描述和诊断精神疾病的术语，其特征是存在情绪和行为的自我控制问题。被诊断患有任何外化障碍的人在控制情绪和冲动方面存在问题，并且通常会在违反他人权利的反社会行为方面表现出问题。——译者

我们发现不管孩子多大，其父母都可以得益于这种疗法中的示范和直接指导。这种干预的目标是改变父母与孩子的互动方式，从而解决儿童的行为问题。该过程发生在会谈现场，治疗师引导父母摆脱功能失调的互动，转向积极的育儿方式。根据伍德菲尔德和卡特莱特（Woodfield & Cartwright，2020）的说法，PCIT有两个核心的组成部分：儿童主导的互动（child-directed interaction，CDI）和父母主导的互动（parent-directed interaction，PDI）。每个部分的内容都从一个小时的理论培训开始，随后治疗师在父母与孩子玩耍时观察他们，并提供指导和反馈。第一阶段的目标是创建或强化现有的互惠互动。此阶段的PDI部分从只有家长参加的技能培养环节开始。这个阶段的目标是让父母学习有效的儿童行为管理技能。在这一过程结束时，要形成一种连贯的节奏：父母发出指令，确保孩子遵守这些要求，并表扬孩子的遵从行为。虽然这种方法看似对青春期孩子的家长来说可能过于简单，但当它与二元EFT中的关系建立和情感支持任务相结合时，实际上会非常实用有效。虽然有些父母可以很容易地推断出，甚至凭直觉判断哪些行为对他们的孩子行之有效，但这对其他父母来说则较为吃力，此时，提供具体的例子、示范以及带来改变所需的直接支持，能够给他们帮上大忙。

情绪聚焦伴侣疗法

虽然情绪聚焦伴侣疗法（emotion focused couples therapy，EFT-C）是一种针对伴侣的治疗干预，但其中有一些关键步骤可用于二元亲子治疗以及共同养育子女的家长间的EFT会谈。当依恋、认同感和感情需求得不到满足时，伴侣之间就开始出现问题（Greenberg，2015；Greenberg Goldman，2008）。不能够面对分离会导致愤怒、抑郁或疏远，问题也会因此出现。当依恋需求得不到满足时，两个人之间就会形成一种互动模式，被称为循环。研究者已经识别出循环的四种类型，虽然每一种在亲子之间的二元EFT中都很有用，但第一种在实践中最为常见：当伴侣中的一方追逐另一方以获得更多的亲密感时，就会发生追与逃的循环。例如，伴侣中的一方可能会感到孤独和被抛弃，于是努力争取与另一方有更多的接触。这种努力争取可以表现为抱怨、责备和批评。然后，另一方可能会因此感到自己不够好，不能胜任伴侣这一角色，并因反复“辜负”自己的伴侣而感到羞愧，导致退缩和疏远行为，而这进一步驱使孤独的伴侣继续批评他们并表达被抛弃的感觉。这个循环具有自我强化的特性，因为当追逐者感到孤独时，他们批评得越发猛烈，而逃避者就会越发感到自己无能，并且退缩回避，这又只会增加追逐者的孤独感。一些寻求治疗孩子心理健康问题的父母在夫妻关系中，或者作为共同养育孩子的父母（co-parent），也表现出类似于追与逃的互动模式。通常，支持治疗的一方是“追逐者”，而“逃避者”更有可能对任何基于家庭的或者需要父母双方共同参与的方法持有怀疑态度，并可能公开脱离治疗（拒绝参加）或暗中抵制（参加会谈但批评或破坏治疗过程，压抑情绪以避免有意义地参与等）。追与逃互动循环也存在于亲子之间，并可能导致亲子依恋关系破裂，使青少年因需求未被满足而痛苦，同时也让父母产生强烈的挫败感和羞愧感。

EFT-C中的其他互动循环也同样适用于亲子关系，当然也包括父母之间的关系。

在主导与服从循环模式（the dominant-submissive cycle）中，一方在关系中承担了更多的任务并相对良好地发挥功能，而另一方则选择“放弃”，表现得功能不足。通常，这种模式始于伴侣中的一方更善于陈述自己的需求和愿望，并且能够更快地做出决定。

在指责与退缩循环模式（the blame-withdraw cycle）中，伴侣中一方的感受没有得到倾听，或者需求没有得到满足。这使得当事人心中滋生了不安全感或孤独感，虽然隐而不言，但仍然希望伴侣能感受到这种需求。而当另一方似乎没有感觉到也没有回应这种需求时，这会导致当事人感到被忽视或者不被爱。最终，被忽视的一方逐渐开始指责和批评对方，而被责备的另一方往往就会退缩。

在羞耻与愤怒循环模式（the shame-rage cycle）中，伴侣中的一方感觉受到羞辱，从而产生强烈的愤怒。愤怒可能引发夫妻之间的暴力行为。羞耻感通常源于脆弱、无能为力或被抛弃感，同时个体也缺乏分享脆弱情感的能力。

虽然EFT-C识别出的所有负向互动循环都源于未表达的原发情绪和需求，但循环之所以持续存在是因为继发情绪（如怨恨、批评、愤怒或责备）的表达。当父母表现出负面的继发情绪时，治疗师也会感到被针对，并对这些继发情绪做出反应。在实践中，或许所有治疗师都感受过那种由某位家长引发的强烈挫败感，并且同样强烈地希望完全不和他们合作！ EFT-C的培训能够帮助治疗师在这些互动模式发生时将它们识别出来：如果注意到父母陷入了这些自我强化的循环中，治疗师就不太会把他们的行为当成针对自己个人的攻击或因此产生激烈的情绪反应，从而避免与亲子双方一同陷入无益的循环。

与共同养育者*进行的二元EFT

必须承认，让一位家长参与到孩子的治疗过程中可能已经是一项挑战了——我们何时以及为何还要让父母双方一同参与进来呢？正如亲子关系问题可能需要二元治疗会谈来支持EFT过程一样，当共同养育关系问题阻碍了治疗进展时，就需要针对共同养育者的二元EFT（dyadic EFT with co-parents），相关情境的例子包括：

1. 父母一方支持治疗，而另一方反对。

2. 父母双方对孩子的治疗目标不同，而这些目标相互矛盾。

* 指的是共同承担养育职责，并在过程中相互协作的成年人。共同养育者可以是传统意义上的父母，也可以是离婚或分居后的父母，还可以是祖父母、其他亲戚或同住的家庭成员。——译者

3. 教养方式存在冲突。

4. 父母中的一方与孩子的关系很牢固，而另一方的亲子关系则很紧张。

5. 父母一方高度参与治疗，而另一方则不愿参与。

6. 孩子的情况相当严重，以致治疗师认为需要父母双方在治疗过程中发挥重要作用。

除了针对父母个体的EFT外，治疗师还经常使用共同养育者参与的EFT会谈来维护父母之间的关系，让孩子看到父母齐心协力、积极正面的形象，以助力他们的康复（Foroughe，2018）。在共同养育者参与的EFT会谈中，不管他们的关系现状如何（在一起、分居或是离婚），父母双方都要参与两个主要领域的工作：①处理在共同养育关系中触发的、阻碍治疗进展的非适应性继发情绪和核心情绪；②通过宽恕和支持相互支撑，使双方都能在支持孩子康复的过程中发挥重要作用（Foroughe，2018）。在会谈中，父母对治疗方案提出意见并探讨相关策略，而治疗师则评估双方共同养育过程中的互动，运用同理回应的方式，帮助父母处理治疗中的情绪障碍，从而增进有助于治疗的行为。

关注共同养育关系

当治疗师试图更明确地聚焦于共同养育关系时，有几种有用的方法。一种方法是使用一份正式的问卷，由每位家长单独完成，用于后续进一步反思和讨论。麦克海尔共同养育量表（The McHale Co-Parenting Scale）（McHale，1997）包括了共同养育中有关沟通、支持和回应性的问题，以及孩子在场时他们是如何交谈和相处的。另一种方法是使用悖论干预（paradoxical intervention）[1]，比如“你有一半来自他/她”练习（见表4.2）。悖论干预是

[1] 悖论干预是由米纽庆（Minuchin）首先在结构性家庭治疗中引入的。

一种旨在打破现状的干预，让来访者去做与他们惯常行为相反的事，从而产生不适感。例如，大多数父母不会直接说贬低自己孩子的话。但许多家长有时会通过批评另一位家长，间接传达负面信息。在这种情况下，悖论干预会让父母把那些未说出口的话说出来——当然，要确保孩子不在场——这样父母就能以一种引发情感共鸣的方式，直接体验这些话语的影响。

表4.2 “你有一半来自他/她”练习示例

如果家长这么说或暗示:	让他们这样表述:
“爸爸很懒，他什么都不帮忙做。”	“你爸爸很懒，不想帮我，你有一半来自他。”
“妈妈很专横，控制欲很强。”	“你妈妈很专横，控制欲很强，你有一半来自她。”

让父母将间接的言语或非言语信息直接表达出来，治疗师的目标是让父母重新记起他们的愿望是保护孩子免受负面信息伤害（Foroughe，2018）。另一种针对共同养育关系的干预措施是让一位家长练习夸赞另一位家长。尽管要求一位家长转变思维，去说另一方家长的好话颇有挑战性，但EFT可以通过同理回应，肯定这位家长的体验，并且通过空椅练习帮助他们处理强烈的负面情绪。父母之间关系越紧张，花时间进行单独的父母会谈就越重要。单独的会谈，或会谈的某些部分，可以在建立双方共同育儿目标的同时让每位家长都有一个安全的空间来处理自己矛盾冲突的感受，并实现自己的愿望——减轻孩子的痛苦（Foroughe，2018）。

亲子EFT

在亲子二元EFT中，我们从前面讲述的二元疗法中借鉴了一些特定的干预策略：采用循序渐进的方式，让孩子和父母为联合会谈做好准备（EFFT/

ABFT）；开展理论指导与实践，通常包括回顾互动录像（PCIT）；促进和强调亲子双方的直接沟通（ABFT）；使用不指责家长并对其赋能的方法（EFFT/EFST）；以及借鉴格林伯格的EFT模型，实时追踪情绪演变过程，加深表达出的同理，并以体验的方式处理情绪障碍。这些方法的整合形成了一套动态的干预措施，可以根据每对父母和孩子的需求和情况灵活调整。

分开的二元会谈：为联合会谈做准备

当青少年还没有准备好参加联合会谈时

当青少年拒绝父母参与治疗会谈，哪怕仅仅几分钟也不行时，可以尝试从分开进行的二元疗法开始。根据我们的经验，孩子的拒绝通常是出于强烈的恐惧感，他们担心如果与父母坐在一起进行联合会谈，可能会出什么差错。记住，孩子知道尝试与父母互动是什么感觉：他们可能已经进行了无数次非常糟糕的互动。他们的防御和不情愿是有原因的。第二章中所讲述的体验任务，包括“见证你的父母”“父母作为见证者”和“开放事宜”，非常有助于了解和澄清青少年的感受和需求，而无需与父母一起参加联合会谈。通常，通过这些体验性任务，青少年开始意识到他们需要父母的支持，而如果这种需求得不到满足，就会妨碍他们当前的心理健康、人际关系，甚至学业或职场上的成功。尽管如此，许多青少年还是拒绝让他们的父母参与治疗，却继续在会谈中花费大量的时间谈论自己的父母或亲子关系。这种接近－回避的矛盾并不一定会阻止治疗取得进展。EFT-Y治疗师可以分别与家长和子女进行会谈以实现共同的目标。毕竟，如果治疗师帮助父母做好准备，让他们在下一次适当的时机给予孩子不同的回应，也就更容易鼓励青少年再给父母一次机会。

通过分开的会谈让青少年和父母为二元治疗做准备，这种方法对于刚刚成年的年轻人和其父母来说同样有效（Diamond，Russon et al.，2016）。在

ABFT中，治疗过程中的一个关键点是任务4中家庭聚在一起进行联合会谈的时刻。在此之前，治疗师通过任务2和任务3使青少年与父母分别做好参与联合会谈的准备。在任务2中，治疗师和青少年单独会面，除了探讨青少年的优势与兴趣外，还会探究受损的信任以及关系的裂痕等问题。具体来说，治疗师帮助青少年形成依恋破裂叙事，即与其探讨依恋破裂如何使他们的问题恶化，并阻碍青少年向父母寻求支持。这项任务的主要目标是让青少年能够连贯且有条理地表达自己的感受。在任务3中，治疗师探讨了父母当前面临的挑战，包括职业或财务困难、夫妻关系中的问题、父母双方自己的依恋破裂史，以及心理健康问题，目的是让父母能够更好地倾听孩子的担忧。这个过程也包括了解父母的生活经历、独特的情况和个人优势，治疗师可以汲取这些信息用以支持亲子关系。

当父母还没有准备好参加联合会谈时

的确有些时候，当治疗师与父母和孩子一起进行首次交谈时，就立即感到有必要将亲子双方分开。通常，父母会对孩子表达强烈的愤怒或批评，而治疗师想要保护孩子，不让他们听到关于自己的负面评价（例如，“他是一个粗鲁好斗、不知悔改的孩子”）。有时，父母会通过自嘲来表达绝望或无助（例如，“我当初就不应该成为父母。我不知道如何处理这个问题”），父母当然需要支持，但孩子不应该看到父母缺乏自我效能感的这一面。治疗师要评估父母是否“准备好了”，这也包括父母对亲子之间沟通的评价，比如：“我不知道如何与我的女儿交谈。我觉得她应该和别人谈谈。”在这些情况下，限时的家长会谈可以让治疗师专注于父母的感受，提供同理支持，并努力消除父母在自我效能感方面的障碍以及阻止他们同情孩子和自我关怀的障碍。在分开进行的二元治疗中，父母可以得到治疗师的支持，帮助他们在孩子讲述其痛苦或未被满足的需求时能够同理并且肯定地回应孩子——无论孩子的表达发生在联合会谈治疗中还是在治疗之外（Diamond，Russon et al.，2016）。具体来说，父母可以通过保持非防御性、同理和好奇来成功地鼓励孩子进一步阐述他们的感受。当帮助孩子接触并表达其从未宣之于口的原发情绪（如恐惧、羞耻、正当的愤怒和悲伤）时，父母同理地回应这些情绪能够推动治疗的进展。如果父母对治疗中会发生什么做好了心理准备，在处理自己的情绪反应时得到支持，并有机会发现在下一次与孩子遇到挑战时可以使用的新回应方式，那么父母参与治疗就可以更好地促进治疗取得突破。对于情绪聚焦疗法的过程研究表明，当关系出现裂痕时，一个深刻而有意义的道歉能够对治疗进展产生重大影响（Greenberg et al., 2010）。治疗师可以帮助父母思考、准备并练习这样的道歉，同时让他们的孩子清楚地知道从现在开始会有哪些改变——父母不需要承诺巨大的改变，而是需要在他们的互动、反应，甚至家庭规则上进行具体可控的调整。

总而言之，父母单独参与会谈让父母得以与治疗师建立联盟，使他们获得自我效能感，并增进他们对孩子问题的理解。当父母一味强调导致孩子心理健康问题的个人因素（如孩子太敏感、叛逆或遗传了不好的习性）时，这一点尤为重要。二元EFT和EFFT一样，在治疗过程的早期就强调从多个维度看待青少年心理健康问题（Foroughe, 2018）。在与父母分享这种多维视角，同时邀请他们加入治疗过程时，这会是一个绝佳契机，在不归咎于父母的同时对其赋能，使他们能够在孩子的治疗过程中发挥积极作用。

如果是治疗师“还没有准备好”联合会谈呢?

在某些情况下，治疗师很清楚照料者和孩子还没有准备好一起参加亲子会谈；而在其他情况下，治疗师可能需要承认，是自己还没有准备好推进到联合会谈这一步。反思自己踌躇不前的根本原因可能对此有所帮助——自己是否感到害怕？是否担心联合会谈可能会过度激发情绪而导致失控？治疗师是否担心自己要如何同时照顾多个来访的感受、行为和需求？令人遗憾的是，研究生和治疗师的临床培训往往人为地将儿童和他们的父母割裂开来看待，因此很多心理治疗师所接受的培训要么专注于儿童，要么专注于成人。即使是那些有幸同时接受过儿童治疗培训和成人治疗培训的治疗师，甚至对于那些接受过婚姻和家庭治疗培训的治疗师来说，平衡亲子之间乃至家庭中每个人的需求也仍然是个挑战。几乎所有治疗师都能够或多或少地从亲子治疗和家庭治疗领域的临床培训中受益。除了一位治疗师同时负责个人会谈和联合会谈以外，另一种选择是在分开进行的会谈和联合二元治疗中配备不同的治疗师，允许治疗师进行团队合作或者与外部治疗师一起作为虚拟团队工作。虽然让另外一位治疗师参与联合会谈可以引入更有经验或对于二元疗法更游刃有余的专业人士，但这也需要两位治疗师（或三位治疗师，如果父母也有自己的治疗师的话）之间加强沟通，才能成功地协同工作。

三元 EFT

治疗师有很多理由从二元疗法更进一步，让父母双方都参与到与青少年的治疗会谈之中。这在治疗前期最为常见，治疗师以此评估关系动态、分享对个案的概念化，并设定治疗目标。在某些情况下，父母之间是同心协力的，但双方似乎都在某种程度上与青少年或与治疗目标存在分歧。治疗师可能希望青少年和父母双方至少在部分时候一起参加会谈，那么治疗师就可以解决这些分歧、误会或亲子冲突。例如：

- 在有治疗师支持和帮助沟通的情况下，青少年能够有机会在安全的空间中表达自己，得到倾听并因此受益。
- 治疗师希望青少年和父母双方同时听到相同的信息。
- 青少年设定的治疗目标没有得到父母的支持，或父母与青少年对于什么值得关注的看法背道而驰。治疗师想找到一个折中方案，让大家达成一致意见。

在三方会谈之前，治疗师要帮助每位来访者做好准备并制定策略以最好地传达自己的感受和需求。有必要设定界限，确定三方会谈中将要沟通的内容，特别是当青少年正在经历中度至重度的心理健康问题或特别脆弱的时候。在与父母一起参加会谈之前，青少年也可以对他们要说的话进行事前练习——这种练习可以通过空椅练习有效地进行，他们可以想象自己的父母，并对他们讲出自己想说的话。有些话，来访者对治疗师说（“我妈妈不理我，这让我觉得很受伤”）和在空椅练习中直接对想象中的父母说（“你忽略了我，这让我很受伤”），感受可能是截然不同的。

亲子 EFT 治疗中的干预策略与过程

除了建立牢固的治疗关系、就治疗目标达成一致并使用同理回应（详见第二章）以外，还有一些特定的干预策略在亲子双方参与的会谈中对青少年和父母十分有效，如下所示。

重构

重构涉及改变或转换视角来看待行为或关系中的互动。治疗师可以从深层原发情绪的角度重新诠释每个人的行为或亲子互动。在以下案例中，EFT-Y 治疗师重构了这位家长动辄大发雷霆并严厉批评孩子的倾向：

家长：我简直都不认识她了。当她那样做的时候，我甚至都不喜欢她。我的心跳开始加速，我非常生气。她不像是我的孩子，我不想让她在身边。

治疗师：听起来好像你有些惊慌失措，因为害怕自己失去了掌控感，无力阻拦她滑向错误的方向？是那种感觉吗？

家长：有一点，但我并没有惊慌。只是在那些时候，我既厌恶自己，也厌恶她，因为这是一种侮辱，太丢脸了——在我尽力做了那么多，在我做出了那么多牺牲之后。好像孩子们的一切都在分崩离析，而我却无力阻止。

治疗师：是的，我明白——所以这更像是当你因为无法控制家庭局面而感到羞耻，你觉得自己辜负了孩子们，你就会爆发，对吗？

家长：是的，我想是的……然后我变得过度控制，他们因此讨厌我。

治疗师：你过度控制是因为你太关心他们的未来了，而不是因为你想控制他们或伤害他们。在那些时刻，你对他们的爱和关心并不能传达给他们。

重构改变了特定互动和行为的含义，澄清了它们对于关系的重要性，并培养了亲子之间对自我和对方更为积极的看法。重构一直是家庭治疗传统中的一种治疗策略，但EFT-Y治疗师也可以在与青少年或家长单独工作时使用它，为联合治疗或治疗室外亲子关系的变化做准备。在二元治疗中，即使物理上并不在场，亲子关系中的另一个人也总是存在于治疗室中。无论亲子双方是一起参加会谈还是单独进行会谈，重要的是将重构与肯定个人的情感体验相结合，这样治疗师就不会站边任何一方，而是用最好的方式构建每个人的行为，并根据深层的原发情绪解释其意义。

与父母或青少年一起进行空椅练习

“想象一下你的母亲（或是来访者想象中的其他重要他人）坐在这把椅子上。”这个指令可以成为情绪处理的起点：“当你看到她时，你有什么感觉？”这可能是来访者第一次体验大声表达自己感受和需求的机会："告诉你的母亲，自从父母离婚之后你的感受。"或者在想象中的双向对话里扮演重要他人："想象自己就是你的母亲，并像她那样回应。"父母和孩子可以在分开参与会谈时进行空椅练习，这通常可以让他们为彼此之间即将发生的对话做好准备。在实际对话之前，有机会接触、探索和澄清自己的感受有助于人们确定自己到底想要表达什么以及如何表达。体验式练习可以提高或减弱情绪的强度、接触原发情绪，并且可以让来访者先在治疗师的同理支持下完成整个过程，然后再尝试直接与所爱之人分享痛苦的感受。即便只是在表达方面的微小改变也可以显著改善亲子间的对话结果。

获得适应性情绪

二元治疗中的空椅练习任务最具变革性的方面也许是它让来访者有机会获得适应性的情绪。当青少年第一次进行空椅练习时，他们经常报告或表现出他们感到别扭、尴尬和不舒服。一旦青少年得到支持，克服自己的社交尴尬，并且熟悉了EFT中的椅子练习之后，许多人就会发现椅子练习提供了一个有效的入口（portal），让他们能够与所需要的感受建立联系。乍一看这似乎是一个奇怪的概念，但适应性的感受其实就是在特定情况下最有用的感受：当需要设定界限时应当感到正当的愤怒，当需要原谅别人或自己时应当感到同情，当需要寻求支持以帮助自己度过痛苦时应当感到悲伤——EFT之所以可以减轻痛苦并帮助我们适应自己的生活，正是因为它使我们能够获得对于周围情境的正确感受。

当冲突已经存在一段时间，需要掩盖自己的核心情绪，或者存在接触适应性情绪的其他障碍时，我们的反应可能导致我们更加痛苦。例如，家长可能希望改善自己与十几岁女儿多年以来的紧张关系，并怀着这个目标参与亲子二元治疗。然而，当孩子开始表达自己的愤怒和痛苦时，家长的第一反应不太可能是这段关系所需要的、与孩子情绪同频的反应。让父母进行椅子练习，可以帮助他们接触到他们需要更多感受到的情绪（例如，对悲伤或孤独的孩子充满爱意的同情），从而为孩子提供矫正性的情绪体验。这种体验并不仅限于处理孩子未得到满足的情感需求，而是可以扩展到未得到满足的实际需求，例如父母承诺花更多的时间陪伴家人，减少对青少年的批评，或者通过确保密切监督有自伤倾向的青少年来为治疗过程提供实际支持。

重构互动

通过重构互动（restructuring interactions），治疗师为亲子关系提供同理回应、反映或任务。重构互动的目的是引入新的视角、产生新的情感体验，或引发新的反应。这种转变挑战了旧有的关系模式，并将在个体治疗环节中完成的个人内在治疗工作与人际交往中的行为改变联系起来。重构方式可以包括追踪沟通模式、反映感受或引导互动。例如，在亲子会谈中与父母交谈时，治疗师可能会说：

> “刚发生了一些重要的事情。妈妈，你似乎暂时从愤怒中抽离，袒露自己更脆弱的部分，并向乔伊（Joey）求助，也许那是你充满悲伤和渴望的部分……（治疗师这时转向了孩子）但是乔伊，我想知道你是否还在注意妈妈的愤怒，而没有注意到她其实在表达悲伤，所以你还是继续一直在为自己辩护，当妈妈开始流泪时，你感到很惊讶对吗？”

重构的主要功能是放慢脚步，理清人际交往中你来我往的步骤，让亲子双方能够关注被忽视的情绪，思考更深层次的意义，注意到哪怕是最微小的、联结彼此和相互支持的机会。治疗师还可以转移关注点，不去强调一个人所犯的错误，而去关注他们的情绪、价值观或需求（Johnson，2007）。这种人性化的解读鼓励双方以关怀和理解的视角来看待他们所爱的人。调整互动也可以通过推动会谈中的行为任务来实现，这些任务的例子包括：①让青少年在会谈中与父母分享痛苦的情绪或未被满足的需求，然后要求父母总结他们听到的内容，反映潜在的情绪，或直接认可他们刚刚听到的内容；②让亲子双方列出他们希望对方开始做、停止做，以及继续多做的事情；③将一个人放在一个假想的“隔音室”中，同时治疗师帮助另一个人处理艰难的情绪，把这个过程当成一个契机，来做示范、建立同情心，或是减少对彼此情绪的恐惧与回避。

分享反馈、概念化和计划

当父母理解了孩子为什么要接受治疗以及治疗师如何对问题进行概念化时，他们更有可能为解决问题出一分力。虽然有些父母可能会抵制或不同意治疗师的分析，但许多人还是持有开放和欣赏的态度，并乐于参与其中。邀请父母参与会谈，提供反馈和概念化，并与他们讨论治疗计划，这可以让治疗师有机会告诉亲子双方或家庭，自己对他们印象如何，计划与他们做些什么，以及他们对这个过程可以抱有哪些期待。与反馈之前或之后的治疗会谈相比，反馈会谈可能是治疗师发言并与来访者就目标和任务达成一致的最佳时机，这使得治疗过程对每个人来说都更清晰，让每个人都知道治疗师的计划（目前的；当然，后续也可能改变），以及他们能够怎样为治疗的成功做出贡献。EFT 通常并不会提供需要遵循的讲义或工作清单，因此在这次会谈中采取较为正式、精确且结构化的方法对于引导来访者了解治疗过程尤为有效。在某些情况下，可以将在这次反馈会谈中共享的信息形成一份简短的正式报告，或者通过所有当事人都需要签署的治疗协议，正式确认下来。

识别和外化循环

二元/三元治疗师从情绪聚焦伴侣治疗（EFT-C）中借鉴了一个强有力的工具，即从循环的角度识别关系问题。这个循环总结了各方与治疗师分享的关键信息，包括他们有什么样的情绪感受和行为反应，这些感受和行为如何在关系中表现出来，以及因此产生的负面互动如何形成一个可以自我延续的循环。这个被外化的循环从而成为牵涉其中所有人的共同敌人，它伤害着每一个人（Denton et al., 2009）。表4.3给出了一个二元循环的例子，即17岁的朱莉（Julie）在大学一年级时因抑郁接受治疗的案例。治疗师在发现朱莉的自我批评、自我孤立和抑郁的持续存在与家庭互动有关后，便邀请了她的母亲阿什拉夫（Ashraf）参与亲子会谈。

表4.3　亲子二元循环示例

	原发情绪	行为	情绪影响	身体感受	行为影响
家长（阿什拉夫）	孤独感/被抛弃感	反复打电话、发消息，批评和抱怨	家长感到更强烈的被遗弃感、孤独感、被拒绝	胸部发紧，喉咙哽住，感觉心不断下沉，心绪不宁	越来越紧张，家长试图更多地联系和/或批评孩子
孩子（朱莉）	羞耻/感觉自己不够好	回避联系，关机	孩子感到被批评，觉得自己不够好，不堪重负	脸红，想躲起来或逃跑，疲惫	关系中的冲突和紧张，孩子更为退缩

治疗师“深入探究”每个人的经历，详尽了解他们的感受，并尝试将他们的敏感性与其生活经历、价值观或自己认同的特质联系起来，然后治疗师就可以与来访者分享自己对这个循环的理解。在识别亲子之间的循环时，治疗师可能会以一种既涉及个体经历，又涵盖情感、行为及反应之间关联的方式，总结这段二元关系的互动过程。例如，在朱莉和阿什拉夫的案例中，治疗师可能会这样表述：

“好，所以当朱莉去上大学时，妈妈会有一种孤独感，你想念她，想和她联系。有时这种感觉非常强烈，你发觉你快要哭出来了，喉咙哽咽了，你感觉到胃一直往下沉。当你有这种感受时，你通常会给朱莉打电话或发信息，有时会批评她不联系你，抱怨她忽视了你。朱莉，当妈妈主动联系你并对你讲述她的感受时，你感觉自己被批评了，就好像作为一个女儿你永远都不够好，你只想摆脱这场谈话，因为你感到非常沮丧并开始自我批评。所以你推开了妈妈，减少了联系的频率，有时不回复她的信息，花更多的时间自己一个人待着。阿什拉夫，当朱莉离开时，你更加忧心这段关系，你的孤独感和被抛弃感愈发强烈，你开始发更长的信息，解释你的感受以及她是如何让你失望的。而朱莉，妈妈表达得越多，你就越感到被批评，越来越沮丧；另一方面对于阿什拉夫来说，你越失望、越感到自己被推开，你就越觉得孤独、感到自己被抛弃了。这像不像是你们之间在持续发生的循环呢？”

如果亲子双方都认为治疗师识别出来的循环是准确的，治疗师就可以继续将这个循环外化，把它描绘成独立于他们个体或这对亲子关系之外的存在，进而激发他们改变这一循环的动力和主观能动性。

角色扮演

在应用于亲子会谈的所有EFT干预措施当中，最能唤起情绪的就是角色扮演。这一干预措施包括指导来访者表达特定的感受和需求、加强原发情绪并将其传达给他人、其他来访者观察某位来访者进行角色扮演，以及亲子双方共同进行角色扮演。角色扮演需要治疗师加强某一位来访者的原发情绪，鼓励他们探索或表达这些情绪，并让另一位来访者参与互动（Johnson，2007）。换言之，角色扮演让一个人在特定的角色里或在特定方向上与另一个人交谈（Denton et al.，2009）。父母和孩子得以进行结构化的互动，并更加理解他们在关系中的情绪和反应，治疗师则在整个过程中专注于同理（Elliott et al.，2011，2018；Johnson，2007；Rankin et al.，2006）。治疗师鼓励直接表达的例子包括：“你能转过身直接告诉他这让你有多受伤吗？”或者“你现在能直接向她提出你的需求吗？”

使用角色扮演来调整互动的主要作用是，它使得亲子双方能够用全新的方式，分享此前一直压抑的情感、内心脆弱之处以及自身的需求。

总结

在与青少年开展治疗工作时，青少年情绪聚焦二元疗法提倡治疗过程的灵活性。无论是单次会谈中的短暂介入，还是在每次会谈的全程中，甚至是在为了实现同一目标而与不同当事人分开进行的会谈中，掌握指导原则与实用技术对亲子或父母双方的治疗都至关重要。过去治疗师曾认为自己无法同时给一个家庭中的两个成员做治疗，现在治疗师要意识到这可能正是我们需要引入二元治疗的原因和契机。此外，当治疗师发现父母的个体治疗与孩子及家庭的治疗目标不一致时，可以邀请父母参与孩子的治疗，强化与他们的治疗同盟，甚至可以与他们的个体治疗师形成协作，确保多方朝着一个共同的目标努力。

参考文献

Brumariu, L. E. (2015). Parent–child attachment and emotion regulation. *New Directions for Child and Adolescent Development*, *2015*(148), 31–45. https://doi.org/10.1002/cad.20098

Denton, W. H., Johnson, S. M., & Burleson, B. R. (2009). Emotion-focused therapy–therapist fidelity scale (EFT-TFS): Conceptual development and content validity. *Journal of Couple & Relationship Therapy*, *8*(3), 226–246. https://doi.org/10.1080/15332690903048820

Diamond, G. M., Rochman, D., & Amir, O. (2010). Arousing primary vulnerable emotions in the context of unresolved anger: "Speaking about" versus "speaking to." *Journal of Counseling Psychology*, *57*(4), 402–410. https://doi.org/10.1037/a0021115

Diamond, G., Russon, J., & Levy, S. (2016). Attachment-based family therapy: A review of the empirical support. *Family Process*, *55*(3), 595–610. https://doi.org/10.1111/famp.12241

Diamond, G. M., Shahar, B., Sabo, D., & Tsvieli, N. (2016). Attachment-based family therapy and emotion-focused therapy for unresolved anger: The role of productive emotional processing. *Psychotherapy*, *53*(1), 34–44. https://doi.org/10.1037/pst0000025

Diamond, G. S., Diamond, G. M., & Levy, S. A. (2014). *Attachment-based family therapy for depressed adolescents*. American Psychological Association. https://doi.org/10.1037/14296-000

Elliott, R., Bohart, A. C., Watson, J. C., & Greenberg, L. S. (2011). Empathy. *Psychotherapy*, *48*(1), 43–49. https://doi.org/10.1037/a0022187

Elliott, R., Bohart, A. C., Watson, J. C., & Murphy, D. (2018). Therapist empathy and client outcome: An updated meta-analysis. *Psychotherapy*, *55*(4), 399–410. https://doi.org/10.1037/pst0000175

Elliott, R., Watson, J. C., Goldman, R. N., & Greenberg, L. S. (2004). Empty chair work for unfinished interpersonal issues. In R. Elliott, J. C. Watson, R. N. Goldman, & L. S. Greenberg, *Learning emotion-focused therapy: The process-experiential approach to change* (pp. 243–265). American Psychological Association. https://doi.org/10.1037/10725-012

Foroughe, M. (Ed.). (2018). *Emotion focused family therapy with children and caregivers: A trauma-informed approach* (1st ed.). Routledge. https://doi.org/10.4324/9781315161105

Foroughe, M., & Muller, R. T. (2012). Dismissing (avoidant) attachment and trauma in dyadic parent–child psychotherapy. *Psychological Trauma: Theory, Research, Practice, and Policy*, *4*(2), 229. https://doi.org/10.1037/a0023061

Foroughe, M., Stillar, A., Goldstein, L., Dolhanty, J., Goodcase, E. T., & Lafrance, A. (2018). Brief emotion focused family therapy: An intervention for parents of children and adolescents with mental health issues. *Journal of Marital and Family Therapy*, *45*(3), 410–430. https://doi.org/10.1111/jmft.12351

Foroughe, M., Stillar, A., Goldstein, L., Dolhanty, J., Goodcase, E. T., & Lafrance, A. (2019). Brief emotion focused family therapy: An intervention for parents of children and adolescents with mental health issues. *Journal of Marital and Family Therapy*, *45*(3), 410–430. https://doi.org/10.1111/jmft.12351

Furrow, J. L., Palmer, G., Johnson, S. M., Faller, G., & Palmer-Olsen, L. (2019). *Emotionally focused family therapy: Restoring connection and promoting resilience.* Routledge.

Greenberg, L. S. (2015). *Emotion-focused therapy: Coaching clients to work through their feelings* (2nd ed.). American Psychological Association. https://doi.org/10.1037/14692-000

Greenberg, L. S., & Goldman, R. N. (2008). *Emotion-focused couples therapy: The dynamics of emotion, love, and power.* American Psychological Association.

Greenberg, L., Warwar, S., & Malcolm, W. (2010). Emotion-focused couples therapy and the facilitation of forgiveness. *Journal of Marital and Family Therapy*, *36*(1), 28–42. https://doi.org/10.1111/j.1752-0606.2009.00185.x

Hughes, D. A., & Baylin, J. (2012). *Brain-based parenting: The neuroscience of caregiving for healthy attachment*. W. W. Norton.

Johnson, S. M. (2007). The contribution of emotionally focused couples therapy. *Journal of Contemporary Psychotherapy*, *37*(1), 47–52. https://doi.org/10.1007/s10879-006-9034-9

Johnson, S. M. (2018). *Attachment theory in practice: Emotionally focused therapy (EFT) with individuals, couples, and families*. Guilford Press.

Lafrance, A., Henderson, K. A., & Mayman, S. (2020). *Emotion-focused family therapy: A transdiagnostic model for caregiver-focused interventions*. American Psychological Association.

Lafrance Robinson, A., & Dolhanty, J. (2013). Emotion-focused family therapy for eating disorders across the lifespan. *National Eating Disorder Information Bulletin*, *28*(3).

McHale, J. P. (1997). Overt and covert coparenting processes in the family. *Family Process*, *36*(2), 183–201. https://doi.org/10.1111/j.1545-5300.1997.00183.x

Rankin, K. P., Gorno-Tempini, M. L., Allison, S. C., Stanley, C. M., Glenn, S., Weiner, M. W., & Miller, B. L. (2006). Structural anatomy of empathy in neurodegenerative disease. *Brain: A Journal of Neurology*, *129* (11), 2945–2956. https://doi.org/10.1093/brain/awl254

Siegel, D. J. (2012). *The developing mind*. Guilford Press.

Timmer, S. G., Urquiza, A. J., Zebell, N. M., & McGrath, J. M. (2005). Parent–child interaction therapy: Application to maltreating parent–child dyads. *Child Abuse & Neglect*, *29*(7), 825–842. https://doi.org/10.1016/j.chiabu.2005.01.003

Tsvieli, N., Nir-Gottlieb, O., Lifshitz, C., Diamond, G. S., Kobak, R., & Diamond, G. M. (2020). Therapist interventions associated with productive emotional processing in the context of attachment-based family therapy for depressed and suicidal adolescents. *Family Process*, *59*(2), 428–444. https://doi.org/10.1111/famp.12445

Waters, E., & Cummings, E. M. (2000). A secure base from which to explore close relationships. *Child Development*, *71*(1), 164–172. https://doi.org/10.1111/1467-8624.00130

Woodfield, M. J., & Cartwright, C. (2020). Parent–child interaction therapy from the parents' perspective. *Journal of Child and Family Studies*, *29*(3), 632–647. https://doi.org/10.1007/s10826-019-01611-5

Zimmermann, P., Maier, M. A., Winter, M., & Grossmann, K. E. (2001). Attachment and adolescents' emotion regulation during a joint problem-solving task with a friend. *International Journal of Behavioral Development*, *25*(4), 331–343. https://doi.org/10.1080/01650250143000157

Emotion Focused Therapy for Youth

The Clinical Manual

第五章 青少年焦虑的情绪聚焦疗法

米丽斯·福鲁格 安哥拉·阿什利 伊马扬·妮拉

恐惧是一种正常且有用的情绪，在日常生活中可以对潜在的安全威胁起到警示作用（Adolphs，2013；Timulak，2018）。然而，个体如果觉得在面对这些“威胁”时，没有得到相应的支持和保护，就可能变得过度警觉和缺乏安全感，并且将这种不安全感内化，最终可能发展成为临床水平的焦虑（Watson & Greenberg，2017）。广泛性焦虑症不仅会导致个体日常功能的严重损害，还会对其社交生活和经济状况产生显著的影响（American Psychiatric Association，2013）。社交焦虑障碍表现为对社交场合的恐惧及与他人在一起时感到不适，研究表明个体在一生中患该障碍的概率高达12%（Elliott & Shahar，2017；Kessler et al.，2005）。研究显示，焦虑通常开始于童年早期，影响着广泛的、具有各种社会人口统计学特征的青少年群体。对于3~17岁的个体，焦虑是最普遍的心理健康问题，大约9.4%的青少年（或者说每11名青少年中就有1名）受其影响（Bitsko，2022）。此外，随着年龄的增长，青少年的焦虑障碍患病率也在上升。到17岁时，这一比率将上升至13.7%。这意味着差不多每6个青少年中就有1人会经历焦虑障碍，大大增加了他们遭遇其他心理障碍、身体疾病及学业困难的风险，并对他们的家庭关系产生负面影响（Bitsko，2022）。研究还表明，至少有40.7%的患有焦虑障碍的青少年未接受治疗，青少年的焦虑通常要在症状达到严重的程度时才会得到治疗（Ghandour et al.，2019）。

尽管研究证实认知疗法对患焦虑障碍的个体有效，但这种方法并不是对所有人都有效，有些人被认为表现出“治疗抵抗型”（Borkovec et al.，2002；Hanrahan et al.，2013）。对于社交焦虑障碍患者，治疗方法主要集中在认知行为疗法、人际关系疗法以及心理动力学疗法上（Acarturk et al.，2009；Shahar et al.，2017）。然而，许多个体对认知行为疗法的反应不佳，在治疗结束时仍然存在症状，甚至在治疗结束两年内症状依然存在（Davidson et al.，2004；Elliott & Shahar，2017；Haberman et al.，2019；Leichsenring et al.，2013，2014；Moscovitch，2009；Shahar et al.，2017）。鉴于现有疗法仍有改进空间，针对青少年的情绪聚焦疗法作为一种短期干预手段，能够吸引青少年参与治疗，且无需在治疗之外完成家庭作业。在成年人群体中，EFT是一种得到实证支持的治疗焦虑的有效方法（Greenberg & Goldman，2019；O'Connell Kent et al.，2021），特别是针对广泛性焦虑症（Elliott，2013；Elliott et al.，2014；Timulak et al.，2017）和社交焦虑障碍（Shahar，2014；Shahar et al.，2017）的治疗。本章将分享EFT对焦虑的概念化及核心情绪干预策略，并概述为了适应和支持青少年所做出的具体调整。

EFT 对焦虑的概念化

尽管人们常说自己“感到焦虑”，但从技术上来讲，焦虑并不被视为一种情绪；焦虑是一种情绪回避系统。恐惧以及厌恶通常是这一回避系统的驱动力。EFT将焦虑概念化为源自负面、痛苦或压倒性经历中的恐惧和脆弱感，在这些经历中，个体感到缺乏适当的保护和支持（O'Brien et al.，2019）。因此，个体可能会经历自我调节能力的下降和应对技能的减弱，进而产生被否定感，压抑自己的感受，并认为自己在这个世界上是不安全的，或不值得被爱与支持。青少年对强烈的痛苦或被压倒感觉的记忆可能源于其在早期经历中被忽视、被拒绝或照料者对他们的需求缺乏恰当的回应（Watson & Greenberg，2017）。这并不意味着照料者虐待或忽视孩子，可能是孩子本身异常敏感，需要的安全感和支持比其所处环境能提供的更多。回顾个体的早期经历是为了更好地理解他们焦虑困扰背后的原发情绪，而不是为了责怪孩子或父母。帮助家庭成员避免相互指责的一种方法是，简单地承认照料者的资源与孩子的需求可能只是不匹配。对于孩子而言，在痛苦或压倒性的经历中未能得到保护或者安慰，就会形成一种脆弱感和恐惧感。恐惧情绪会强化个体基于焦虑的反应模式，包括焦虑性回避（例如“我今天不能去学校”）、过度控制（例如“我只有穿上我的红衬衫才能去学校”）和易怒（例如“别管我！”），治疗师可以帮助父母识别这些模式。再次强调，在与照料者交流时需要注意，没有得到保护或关爱是来自孩子视角的感受，反映的是孩子的内在体验，而不一定是父母的看法或“事实”。

随着时间的推移，担忧和焦虑可能成为个体（自我）试图保护自己免受压倒性痛苦记忆和情绪影响的错误应对方式（Watson & Greenberg，2017），并导致形成一个由主观的脆弱感、恐惧情绪和回避行为构成的自我强化循环（self-reinforcing cycle）。在接下来的案例中，我们将认识一位名叫安吉（Angie）的10岁女孩，她在被主观感知的脆弱感和恐惧情绪困扰多年后前来就诊——正是这些情绪维持了她的焦虑症状。

案例

来访者信息：安吉，10岁

诊断/症状表现：广泛性焦虑症、分离性焦虑、拒绝上学

识别标记：安吉来接受治疗时，已经休学四个月了。她在与父母分离时经历了强烈的恐惧和频繁的惊恐发作，并因焦虑的想法而持续几周总是在夜间醒来，同时她一直有一种挥之不去的感觉，认为家人会发生某些可怕的事情。在以下这段对话摘录中，安吉正在进行她的第一次“椅子练习”。对话从“焦虑分裂”椅开始，面向她的“体验自我”椅。

治疗师：好的，坐在这把椅子上，扮演让你感到害怕的那部分。它可以

是任何东西。就是，吓吓自己，然后让自己感到紧张和担忧。

安吉：有人试图伤害我的家人，我们无法逃脱。（转过身看向治疗师）

治疗师：好的，面向你自己。有人试图伤害你的家人，而你无法逃脱。再具体一点，这个人打算做什么？

安吉：当你走路去学校，或从学校回来，或者在商场里，或者在类似的地方，他们会朝你开枪。

治疗师：对，一些可怕的事情会发生在你身上，对吧？还有什么，告诉我更多让你担心的事情。在学校，学校里的事情很难应对，EQAO考试*要来了，会非常难。

安吉：是的，它会非常难，我会不及格，情况会变得很糟糕。我很害怕。

治疗师：对，所以学业会很难，有人想要伤害你，你感到不安全。你不安全，还有其他的吗？

安吉：我不安全。

治疗师：你不安全。

安吉：这个世界就是不喜欢我和我的家人。

治疗师：用第二人称说："这个世界不喜欢你的家人。"

安吉：这个世界不喜欢你的家人。坏事会发生在我们身上，没有什么原因。

治疗师：坏事就是会发生的，对吧，这会让她更加担心。告诉她最糟糕的事情会是什么。

安吉：到处都有危险。你必须一直担心，否则会发生非常糟糕的事情……

*EQAO考试是安大略省教育质量与问责办公室（Education Quality and Accountability Office，EQAO）组织的一系列标准化测试，旨在评估学生在不同阶段的阅读、写作和数学能力。——译者

治疗师：现在换一下。（安吉换了座位，重重地叹了口气，仿佛在喘气。）

治疗师：那真是太多了。告诉她，当她这么做时，你有什么感觉。这让你感觉如何？

安吉：这让我内心感到非常担忧，然后我无法入睡，因为我一直在想，比如怎么才能阻止这些事情发生等等，然后我整晚都在努力入睡，早上起床后我仍然非常担心，我让我妈妈抓狂，因为我需要一直跟着她，我也让爸爸抓狂，因为我一直跟着我妈妈。所以我只是……

治疗师：所以，告诉她，这对你的生活和家人有什么影响？你正在让事情……

安吉：你正在让我的生活变得一团糟！你快把我逼疯了！

治疗师：是的。而且这种情况已经持续很长时间了。告诉她，这么多年来她一直在你的耳边唠叨，是什么感觉。

安吉：嗯……这是……我不知道该怎么说。有时候，有些话是好的，比如，“不要这样做，你可能会窒息”，或者“如果你从桥上跳下来，你可能会死”。

治疗师：好的，所以我很感激你救了我的命。

安吉：是的，我很感激这些。但是除此之外，你不需要让我这么担心，因为那样我每天都在担心，这并不好。

治疗师：怎么不好？告诉她这对你的影响。

安吉：每次我做事情时，我都会疯狂地担心，这让我无法做我该做的事。这对我来说太有压力了。

治疗师：再来一次，回到这里来。（治疗师指向另一把椅子，安吉换了座位。）

治疗师：请你回应一下。再次扮演那个担心的部分并回应。

安吉：但如果我不担心你，坏事就会发生。我必须担心你。那是我的工作。就像，我的工作就是担心你。

治疗师：是的，对，我应该做的就是担心你。所以，这部分只是重复这些信息，对吧？再吓唬自己一次。

安吉：所以，我必须一直让你担心，因为有些事情将会发生或者……

治疗师：把它想象成最可怕的事情。

安吉：有人会闯进你家，然后杀了你的全家。

治疗师：换一下座位。（安吉换座位，明显感到紧张和不安。）

治疗师：那么，告诉我，当你听到这些时，你感觉如何？

安吉：这让我非常紧张，因为之后我就会有这样的感觉：像是在街上或类似的地方，然后我看到一个男人向我走来。他可能只是要过马路什么的，但他却朝我走来，我就会感觉惊慌失措，像是他会过来杀了我一样。

治疗师：是的，是的。那么，你的身体有什么感觉？

安吉：我会感到……我会感到能量失衡。就像……（用手示意自己的胃部）

治疗师：你的肚子疼吗？

安吉：是的，我还喘不过气来。

治疗师：好的，现在我们可以深呼吸一下。轻轻地呼吸……你现在感觉怎么样了？

安吉：嗯，我还好，只是感觉……

治疗师：好的，告诉她（指向空椅子）。那些感受是什么？请说出来。

安吉：感觉真的很难。它让我生气。它只是让我……

治疗师：是的……生气是因为？

安吉：生气是因为我在受苦。我不想再有这样的感觉了。

治疗师：再说一遍。

安吉：我不想再有这样的感觉了。

治疗师：当你有这样的感觉时你需要什么？你需要她做什么？

安吉：我需要你少担心一点，或者少很多。这样我才能睡个整觉而不会半夜醒来。比如，我觉得过去三周里，我连续睡得最长的时间可能只有一个小时，因为之后我就会醒来，我的肩膀非常紧张，脖子也疼。每小时我都会醒来，因为我太担心了。

治疗师：你总是在我该睡觉的时候出现。告诉她你需要她怎么做。什么会对你有帮助？

安吉：我需要你只在我真的要做一些……出格的事情时才担心我……这些事情我也不知道怎么解释。

治疗师：比如真的有危险的事情？

安吉：是的。如果真的有危险的事情，那你可以担心我，我就不会去做了。

治疗师：不可能总处于紧急状态，对吧？这很累人。所以，你能不能用一句话告诉她，你希望她做些什么来代替？像这样，只在危险的时候让我担心，其他时间呢？

安吉：其他时间……让我睡觉！如果我睡得好，我会有更多的精力。而且让我做一个正常的五年级孩子。让我静静。

治疗师：当你这么要求她的时候，你感觉如何？

安吉：感觉很好……像是我的肩膀轻松了，胸口上的东西也被提起来了。实际上，我感觉如果我想睡觉，我就能睡着。但是当我这么说的时候，我还是有点害怕。但不像以前那么害怕了。

治疗师：所以一部分的你感到如释重负，像是在说“好的，是的，这就是我想要的”，但另一方面，焦虑的部分却说“哦不！”

安吉：是的，完全正确，但它离得远了一些，好像声音也更小了。

治疗师：比以前声音小还是比另一部分声音小了？

安吉：两者都有。就像，我，我自己，我感觉比那一部分更强大了。但她（另一部分）还在那儿。

治疗师：好的。现在停在这里，可以吗？我们可以下次再接着工作。我们不必一次做完所有的事情，只要下次在感觉合适的时候再继续就可以了。

安吉：嗯，好的。

在安吉的第一个椅子练习中，治疗师通过以下过程给予支持：①扮演焦虑的自我部分；②用能激起她反应的具体恐惧来吓唬她；③直接对在另一把椅子上想象出的焦虑的自我部分表达这种感受；④扮演焦虑的自我部分给予回应，并且尽可能强烈地重复那些引发恐惧的信息；⑤换座位，体验被吓唬时的情绪和感觉；⑥表达这种感受和它的影响，以及她需要什么来替代这些感受。在第5步和第6步之间的某个时刻，安吉自发地产生了正当的愤怒，这有助于减轻她的部分恐惧，并带给她一些希望和缓解。对于许多患有广泛性焦虑症、表现焦虑（performance anxiety）和分离焦虑的青少年而言，EFT-Y可以帮助他们获得适应性情绪，从而阻断症状并推动行为改变。

早期被他人羞辱或欺负的情绪记忆，也会导致社交焦虑的形成（Elliott & Shahar，2017）。如果青少年在成长过程中经历了某些具有深远影响的人际虐待事件，比如，感到无法从容地应对欺凌和引发羞耻感的恶意评价，或在遭受虐待时感到无助，就可能出现这些感受。在以上种种情形中，无论出于什么原因，青少年都未能从主要依恋对象那里获得足够的支持，例如爱、肯定或保护（Elliott & Shahar，2017；Shahar et al.，2017）。恐惧也不是焦虑背后唯一的情绪。依据社会退化模型（social degradation model），反复经历被贬低的负面人际体验最终可能导致创伤性的情感痛苦，这种痛苦表现为原发的羞耻或悲伤（Elliott & Shahar，2017）。这些适应不良的情绪可能会被一个焦虑的内在批评者持续强化，形成一个自我维持的循环，同时试图监控那些“危险”情况，以保护脆弱的“自我”免受伤害（Elliott & Shahar，2017）。虽然青少年可能只表现出反应性恐惧这种继发情绪和焦虑-回避（例如，拒绝上学）或过度控制（例如，对家庭作业过分关注）的行为，但焦虑在这里被理解为是在掩盖和保护他们免于体会内心深处令人痛苦的羞耻感（Shahar et al.，2017；Elliott & Shahar，2017）。

EFT 治疗焦虑障碍的五个阶段

当我们中心首次尝试将EFT用于青少年时，临床实施始于那些因焦虑问题而来接受治疗的儿童和青少年。为了将EFT更好地用于青少年，我们严格遵循EFT治疗成人焦虑的阶段设置（Watson & Greenberg，2017；O'Brien et al.，2019；Elliott & Shahar，2017），开发了针对青少年的临床调整方案和实操提示。对于大多数9~17岁的来访者，8次治疗模型就能带来显著的临床改善。对于那些症状更慢性、更严重，或者对情绪处理耐受性较低的青少年，以下几种方案可以提供更为渐进的治疗方式：①8次EFT-Y治疗+附加加强治疗（booster sessions），“附加”治疗每月或每两月进行一次；②8次EFT-Y治疗+额外的8次治疗，形成一个16次治疗模型，该模型更接近成人EFT的治疗节奏；③两阶段疗法，先进行基于应对的干预（例如CBT），后转向情绪工作。我们在这里分享的模型是标准的8次EFT治疗模型版本。

阶段一：建立治疗联盟并进行情绪评估（第 1 和第 2 次治疗）

应该做什么

与所有 EFT 治疗师做的一样，我们对青少年的治疗开始于建立同理信任的关系，关注他们在治疗室中的体验，以帮助他们感到安全和被接纳。对于那些患有社交焦虑的青少年，由于其对人际互动更为敏感，治疗师可能需要更加专注并付出额外的时间来建立治疗联盟。在初始阶段，治疗师的目标是在对青少年进行情绪评估时，对其经历给予同理共调的回应。在实际操作中，治疗聚焦于倾听来访者的故事，以一种温和的方式将他们所分享的内容与相关的情绪和身体感觉建立联系。通常，患有焦虑障碍的青少年在经历痛苦、恐惧或压倒性的事件时，要么得到的保护太少，要么过多。当这些情绪变得更为清晰和具体时，尴尬、悲伤、羞愧之类的情绪可能会让他们感到恐惧，或者担心情绪会失控。常见的症状包括担忧的想法、对情境的过度控制、仪式行为和回避行为。在 EFT-Y 的个案概念化中，青少年发展出广泛性焦虑症的症状，是为了保护自己免受某些情境、人物、地点或互动的影响，害怕它们会引发痛苦、恐惧或压倒性的情绪。在临床上，这些青少年表现为（转诊原因中通常也会列出）低自信、低自尊、风险回避、表现恐惧，以及在与同龄人相比时产生的一种软弱或不配的感觉。青少年的初始叙述可能充满了负面的自我指责，却往往缺乏对具体发生了什么或正在发生什么的连贯描述。对于患有社交焦虑的青少年来说，治疗师的同理提示和回应可以帮助他们接触到因回避社交情境和关系而感到的悲伤和孤独，为即将进行的“焦虑分裂椅子练习”做好准备。第一阶段的基础性工作从建立治疗关系开始，但不仅仅停留在建立关系上，还包括对情绪在适应不良过程中所起的作用以及情绪改变在达成治疗目标中的重要性达成初步共识；我们称之为治疗关系加对任务和目标的共识（bond plus agreement on tasks and goals）（Greenberg，2021）。

如何去做

同理确定、共鸣、肯定和同频（见第二章对同理回应的详细介绍）在这一阶段可能会特别有帮助，同时在整个治疗过程中广泛而持续地关注青少年的身体感觉及非言语行为也同样重要。有些时候，治疗师观察到的和来访者报告的感受之间具有高度的一致性——例如，治疗师可能看到来访者耷拉肩膀、垂头，来访者可能会说自己感到沮丧和悲伤。而其他时候，青少年可能难以接触他们的身体感觉，或者难以将这些感觉用相应的情绪词语描述出来。治疗师要鼓励青少年关注感受，并鼓励他们详细描述在分享故事时产生的焦虑情绪基模。例如，当青少年在转述某件事情时显得紧张、停顿或咽口水，治疗师可以暂停他们的叙述片刻，询问他们与我们交谈时的感受、他们注意到的身体感觉，以及当他们开始直接关注这些感受和感觉时，它们是如何变化的。从第一次治疗会谈开始，我们就引导青少年注意并关注实时情绪，可能是帮助他们适应情绪聚焦疗法的绝佳方法。考虑到许多青少年似乎很容易与自己的感受和感觉建立联系，治疗师通常可以更进一步探索这些感受对他们日常生活的意义和影响（例如：这种恐惧在你生活中如此之大，对你来说意味着什么？它如何影响你每天的生活的？），恐惧和焦虑在他们的行为和内心体验中扮演什么角色（你回避了什么才让你不再有这种感觉？你是如何应对的？与这种恐惧感一起生活是什么感觉？），以及与这些感受相关的行动倾向是什么（当你有这种感受时，你注意到身体上有什么反应？你现在想做什么？）。在青少年讲述“焦虑故事”的过程中，治疗师温和、持续地引导他们关注当下、聚焦于身体的和情绪的体验，并探索这些情绪的意义和影响，将促使青少年参与到协同的个案概念化（collaborative case formulation）过程中来。青少年通常很感激治疗师能够和他们一起理解焦虑在他们特有的情况下是“如何运作”的。他们常常会在两次治疗之间的一周时间里收集关于自己情绪的信息，然后在治疗过程中与治疗师分享。有时他们还喜欢通过绘画或绘制流程图来直观地描绘EFT研究者们所使用的情绪基模的某些方面。

阶段二：处理继发情绪并开始椅子练习（第 2 和第 3 次会谈）

应该做什么

在第二阶段，青少年可以开始通过成人EFT常用的体验式任务来修通核心情绪基模（Greenberg et al.，1993）。我们发现，无论是在8次还是16次的治疗模型中，儿童和青少年都能在第2次或最迟第3次治疗时进入这一阶段。在之前安吉的会谈记录中呈现的焦虑分裂椅子练习中，让安吉想象产生焦虑的那部分自我坐在体验自我对面的椅子上。如同在“见证你的父母”的体验式练习中一样，一些青少年发现，仅仅想象自己焦虑的自我部分就足够唤起强烈的情绪反应了。此时，青少年可以开始理解自己的感受、情绪体验、身体感觉，以及焦虑的自我部分对体验自我的日常的和累积性的影响。一些青少年会自发地对焦虑的自我部分产生愤怒和烦躁的情绪，可能会推开或踢倒空椅子，表达他们正当的愤怒，或讲述焦虑的自我部分带给他们深深的伤害和悲痛。焦虑分裂椅子练习最具赋能意义的一个方面是，年轻人开始看到，是他们自身的一部分在影响着他们的焦虑体验。他们不再继续被焦虑的自我部分所控制，而是感觉受到了鼓舞且充满希望，相信自己能以一种更健康的方式影响自己，并朝着更大的自我接纳和支持努力前进。在这一阶段，有几种有用的EFT体验式练习可以使用，包括焦虑分裂、当前人际冲突、自我批评、自我打断，以及EFT未竟事宜针对青少年改编成的三个层次：见证你的父母、父母作为见证者及开放事宜。

如何去做

EFT治疗师可以在促进情绪调节方面提供帮助。如果青少年开始出现情感或行为回避，治疗师可以通过使用额外的同理肯定、呼吸练习或正念策略来帮助他们减轻压倒性的焦虑。例如，治疗师可以说：“这对你来说的确难以忍受。谈论这些事情一定很可怕，你能感觉到自己正在变得焦虑，是这样的吗？”这么做可以正常化青少年的体验，肯定他们的情绪反应，继续鼓励他们表达情绪。如果一个青少年的情绪调节过度，变得麻木或缺乏情感表达，治疗师要继续使用椅子练习来加强他们的焦虑体验（例如，在焦虑分裂中增加焦虑性批评），这可能会有助于引发他们的情绪反应。例如，青少年的焦虑制造部分可以这么说："你什么也做不了！你总是太焦虑和害怕，无法完成任何事情。你永远也不会改变。"从情绪聚焦的视角来看，这可能会激起青少年内心深处痛苦的原发情绪，如恐惧和羞耻，从而增强他们对焦虑触发因素的觉察，为更深层次的情绪处理做好准备。

椅子练习

焦虑标记（anxiety markers）：在开始任何一项椅子练习之前，治疗师都可以使用情绪标记；这些标记是青少年情绪状态的指示器，可以帮助治疗师确定适合青少年当前问题的干预策略。例如，如果青少年的陈述以"我太担心"或"我感到很焦虑"等语句开头，就表明可以使用"焦虑分裂"策略进行担忧对话——将担忧的自我部分和受这些担忧影响的自我部分整合在一起，帮助青少年解决这些担忧（Watson & Greenberg，2017）。或者，如果青少年在批评自己或发表引起羞耻感的负面评论，这可能是使用"自我批评分裂"策略进行工作的标记，借此青少年可以探索情绪并达到自我关怀的状态，从而减少消极的自我对待（Watson & Greenberg，2017）。最后，如果青少年表达了脆弱性和主观感知的与依恋相关的伤害，这可能是使用"开放事宜"空椅工作的一个标记，借此来处理他们未得到满足的需求和非适应性焦虑反应的发育根源。开放事宜任务及其较温和的变体，改编自EFT的未竟事宜任务（Watson & Greenberg，2017）。

焦虑分裂：也称为担忧分裂，该双椅对话把"焦虑制造者"和"体验自我"（experiencing self）区分开来。焦虑制造者的功能通常是保护自己免于感受痛苦或压倒性的情绪——通常是恐惧、悲伤、厌恶或羞耻（Watson &

Greenberg，2017）。

焦虑分裂干预过程如下：

1. 干预开始于焦虑制造者表达灾难化的预期，这些预期会增加自我的焦虑症状（例如回避、过度控制、过度思考、担忧以及由情绪引发的身体反应——紧张、心率增加、颤抖、胃部不适）。例如在图5.1中，一位患有社交焦虑的青少年的焦虑制造者说："不要出去！外面不安全！每个人都讨厌你！"不存在社交焦虑的人可能会认为这种想法是对危险的夸大估计，但对于患有社交焦虑障碍的青少年来说，这种想法可能会增加他们的焦虑感，最终使他们因持续处于高度警觉状态而感到疲惫和绝望。
2. EFT治疗师试图让青少年以焦虑制造者的身份表达非常具体的最糟糕情况预期，来加深和唤起青少年的情绪体验。例如，治疗师可能会问："如果冒险出去与他人进行社交互动，最糟糕的情况可能会是什么？"
3. 支持青少年以体验自我的身份，充分接触焦虑制造者的警告所引发的恐惧、羞耻或悲伤等情绪。一旦他们接触到这些情绪，就可以进一步探索他们的体验，并评估这些感受所带来的生理、心理、社交和表现方面的即时和长期影响。
4. 切换回焦虑制造者的角色，青少年可以关注其是否发生了一些自发的软化。如果有，可以向体验自我表达这些变化（例如"好吧，去尝试交朋友，我们看看会怎样，我不会阻止你尝试"）。如果没有，可以继续警告存在威胁并识别焦虑分裂的保护功能（"如果你失败了，你会感觉太过痛苦。我不能让这种事情发生"）。
5. 在这个阶段，焦虑制造者和整体自我（whole Self）进行协商。这两部分进行的是一项零和博弈，即当一方增强时，另一方必然会减弱。在这个过程中，如果青少年自发地通过原发适应性的愤怒表达他们的需求，这种新出现的情绪（原发适应性的愤怒）就可以转化原先由焦虑制造者引发的情绪（如羞耻、恐惧等）。一些青少年会表达对焦虑制造者的同情，并意识到它源于他们早期的童年经历；这种认识带来了更深的理解和更大的灵活性。青少年能够意识到，焦虑制造者不过是自我分裂出来的一个部分，它在试图保护自己免于回忆过去的痛苦记忆或压倒性的情绪。这一软化过程促进了两部分自我的协商和整合，最终达成一种自我接纳和自我关怀的新状态。

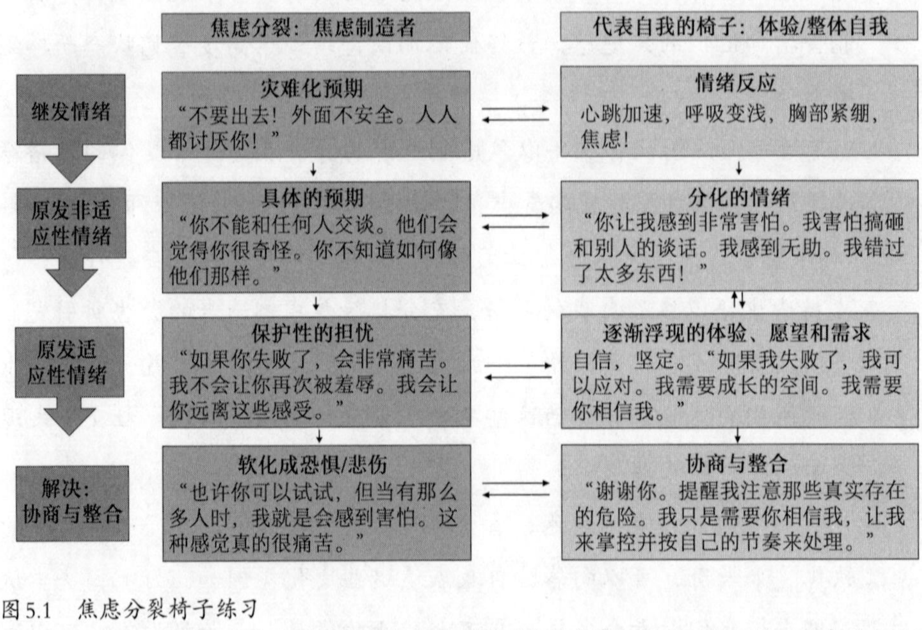

图 5.1　焦虑分裂椅子练习

注：该图以一名患有社交焦虑的青少年为例，说明“焦虑分裂”干预如何开展。注意这个过程并不总是线性的。在达成健康的解决之前，在不同步骤之间反复地前进后退是很常见的。

虽然治疗师最好跟随青少年的引领抵达适应性情绪——这些情绪将是他们转化结果的一部分（例如自我关怀以及适应性的愤怒），但治疗师可能也需要通过同理回应（“也许你小时候经历那种尴尬时，感到非常痛苦，她必须想出一些办法来避免再次感受那种痛苦”）或进一步的唤起性任务（“想象一下现在是你六岁时，你记得自己感到非常尴尬。现在你对那个六岁的自己有什么感觉？你想对她说些什么？”）来帮助青少年接触这些适应性情绪。有时候，焦虑分裂工作就可以帮助青少年消除症状，带来足够的缓解，而不需要进行更深入的工作。而在另一些时候，如果青少年没有感到足够的缓解，则需要通过其他椅子技术（例如“开放事宜”）帮助他们识别并处理与关系相关的未解决的创伤。在解决“焦虑分裂”时，另一个可能的阻碍是：治疗师无意中在与教练式批评者而不是焦虑制造者进行工作。图5.2区分了焦虑制造者和教练式批评者的功能。

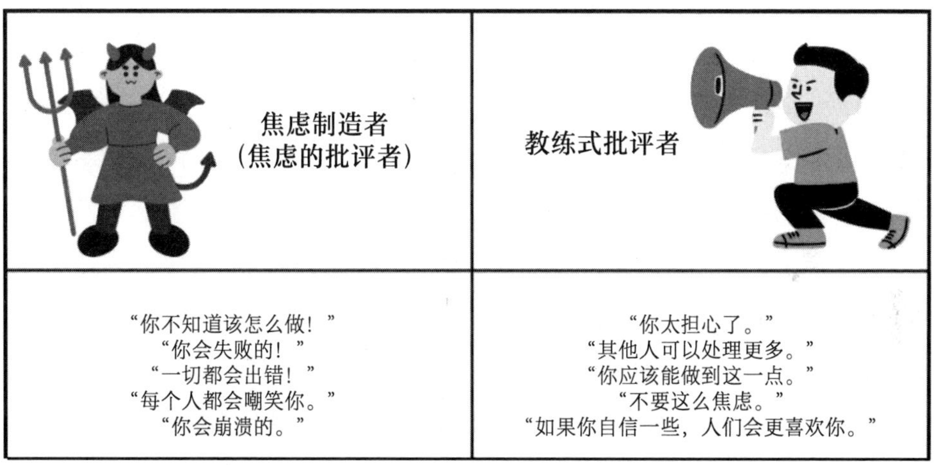
焦虑制造者
（焦虑的批评者）
教练式批评者
“你不知道该怎么做！”
“你会失败的！”
“一切都会出错！”
“每个人都会嘲笑你。”
“你会崩溃的。”
“你太担心了。”
“其他人可以处理更多。”
“你应该能做到这一点。”
“不要这么焦虑。”
“如果你自信一些，人们会更喜欢你。”

图5.2　焦虑制造者和教练式批评者

焦虑的批评者与教练式批评者：焦虑的批评者的批评直接明了，如图5.2所示，焦虑的批评者会说“你会崩溃的”“你会失败”或其他灾难化的言论。而教练式批评者可能会采用一种更为隐晦的方式来贬低体验自我，例如通过忽视他们的努力或将他们与他人比较，或空洞地助威。如图5.2所示，教练式批评可能包括“你太担心了”“不要这么焦虑”之类的话语，以及类似的没有任何帮助的“鼓励”。

自我批评分裂：如果青少年表现出苛刻的自我批评，表明这是一个使用“自我批评分裂”干预策略的标记（Watson et al.，2019）。与焦虑制造者表达灾难性的预期不同，自我批评者灾难性的批评言论会引发深深的羞耻感和失败感。这些自我批评的表述通常攻击的是一个人的性格、能力以及个人特质。第六章将对这一策略进行更深入的探讨。

空椅练习：对于存在焦虑问题的青少年，可以使用空椅体验式干预策略来处理他们主观感知的不当对待、不同频的情绪反应或者只是他们的需求与环境或照料者资源之间不匹配等问题。青少年通常不会料想“空椅练习”如此有效，但这种练习往往能让他们体会到深层的失落、悲伤和哀痛的感受。他们可能会回想起过去的经历，能够帮他们解锁找到新的解决方案的情绪记忆。当然，青少年与其主要照料者的关系仍然是“正在进行中的”，因此在将EFT的未竟事宜应用于青少年时，需要进行一些调整。在EFT-Y模型中，有三个层次的空椅任务已经成功地应用于青少年：

第一层是见证你的父母：在这种干预中，青少年需要想象他们的父母或照料者坐在对面的空椅子上。然后，治疗师引导他们聚焦于内在，体会觉察到的身体感觉、情绪以及行动倾向。此时，青少年只与治疗师交流，而不直接与照料者对话。通过象征化地表达自己的体验，青少年的情绪有时能够得到澄清、接纳和释怀。许多青少年在“见证你的父母”任务中会体验到强烈的情绪，因此，建议在当次治疗中留出至少三分之一的时间用于反思和回顾。治疗师还应提前告知青少年，该干预可能会让他们感到疲惫，并且可能引发一些意料之外的情绪反应。在与青少年进行空椅练习时，最好不要急于进入更为深入的第二和第三层任务。可以用一到两次会谈的时间来评估这些任务对青少年的影响，然后再决定是否继续深入。评估工作应包括以下几个关键问题：

1. 该任务是否足够具有唤起性，能够提高青少年的情绪唤起水平，并帮助他们接触与治疗相关的情绪？如果是，可以重复“见证你的父母”

任务来接触、澄清和转化情绪，而不需要进入更深层次的任务。

2. 在会谈结束后，情绪后遗症是否得到了有效管理？在两次会谈之间的一周时间里，他们经历了什么？如果情绪困扰加剧，他们是否能够安全地管理？

3. 青少年是否有冲动与照料者分享他们在任务中的体验？如果有，这种分享如何影响亲子关系？是否存在需要关注的问题？是否应该考虑为他们的父母提供支持？（参见第三章和第四章。）

4. 鉴于上述问题1至问题3的答案，是否需要进一步加深或唤起情绪？

第二层是父母作为见证者：在父母作为见证者任务中，青少年坐在空椅子对面，想象他们的父母坐在空椅子上。治疗师引导青少年直接与父母对话，分享他们的感受。在治疗性的提示下，父母被想象为正在见证青少年的情绪和挣扎，如“想象你的爸爸在这里听你说话，告诉爸爸你在这种焦虑中生活是多么困难”。治疗师可以帮助青少年直接与父母充分分享他们的感受、痛苦的记忆、经历、顾虑和需求。如果青少年开始转向与治疗师分享，治疗师要温和地引导他们回到与父母的对话中：“告诉他们什么最让你痛苦。”或“告诉他们什么能帮助你。”

在整个过程中，治疗师应多引导青少年关注当下的身体感觉、情绪以及与父母分享时的感受。在任务接近结束时，引导青少年告诉治疗师，他们想象父母会如何回应他们所分享的内容。还有一种替代方法，如果青少年与父母的对话进行得较好，并且情绪处理富有成效，可以让青少年直接与父母分享他们预期的父母回应，并告诉父母他们对预期父母回应的感受。总之，治疗师的提示语按照治疗中出现的次序建议如下：

1. 想象你的父母坐在空椅子上，见证你的分享。告诉他们你的感受，以及这些事情对于你来说有多难。

2. 当你对母亲/父亲说这些话时，你的感受如何？现在你的内心有什么感觉？你注意到身体有什么反应吗？有什么情绪正在浮现出来？你感觉它们在身体的什么位置？这些情绪正在告诉你什么？与母亲/父亲分享这些感受。

3.想象一下，如果你的母亲/父亲此刻在这里，他们可能会如何回应？他们会说些什么？他们可能会有什么感受，但不一定会说出来？他们会发生什么变化？

4.①告诉你的母亲/父亲，你对他们可能的回应有什么感受。那让你感觉如何？②告诉他们：当你这样回应时，我感到……告诉他们你其实需要的是什么。说出这些话时，你的感受如何？

在完成“父母作为见证者”任务时，治疗师可以帮助青少年探索，当出现这种感觉时他们的需求是什么，以及他们希望如何应对。治疗师可以帮助青少年确定与他们的需求相关的行动倾向，看看他们是想要直接与父母沟通，还是想让治疗师联系他们的父母，提供父母辅导，为治疗内外的亲子对话做好准备。他们可能能够制订一个自我照顾的计划，或者接受父母可能不会以最理想的方式回应，但其他照料者（如父母中的另一方、祖父母或其他家庭成员）可以作为替代的支持来源。同样，在任务总结时，治疗师可以帮助青少年对高强度的体验式任务可能带来的悲伤、愤怒情绪甚至疲劳感做好准备。治疗师还可以评估情绪的唤起水平和处理情况，以及与父母合作的现实可能性或限制，帮助青少年扩展他们的支持圈，等等。治疗师还可以判断青少年是否能从更具唤起性的“开放事宜”任务中受益，该任务提供了一个扮演父母回应的机会。

第三层是开放事宜。

标记：青少年对主要依恋对象有迟迟未被处理的情绪，或者前两个治疗阶段虽然取得了一定的进展，但没有完全解决青少年的情绪困扰，以及现实中的父母无法参与父母辅导或与孩子一起接受治疗。

干预策略：开放事宜。这个任务类似于成人EFT中的“未竟事宜”空椅练习，但是针对青少年进行了调整，并提供了另一种选择——治疗师可以邀请父母参与未来的治疗会谈，如果青少年和治疗师一致认为这可以帮助青少年获得一种矫正性的情绪体验的话（有关如何让父母参与单独、分开的或联合治疗，请参见第三章和第四章）。

阶段三：原发情绪的处理（第 3~6 次会谈）

在EFT治疗师的支持下，青少年在这一阶段可以开始深入探索那些驱动他们继发焦虑的深层原发非适应性的情绪基模。对于广泛性焦虑症，这些原发情绪可能是恐惧、悲伤或羞耻的任意组合；而对于社交焦虑障碍，可能需要处理深层的悲伤和羞耻感。青少年有时可能难以应对这些强烈的情绪状态，从而变得极度脆弱。作为EFT治疗师，我们要保持对青少年情绪的持续监测，给予他们同理肯定和无条件的积极关注，同时帮助他们处理继发的情绪反应，以逐步深入他们的核心情感痛苦中。这可能需要青少年和治疗师自己都有足够大的勇气和毅力，采取“前进两步，后退一步”的方法，以支持青少年实现情绪转变。一旦青少年能够面对自己深层的原发情绪，治疗师就可以使用相应的椅子练习，反映他们的情感需求。例如，如果青少年表现出消极自我对待的标记，治疗师可能会引入自我批评椅子练习，在广泛性焦虑症中，这个声音通过批评，试图让他们感到自己有缺陷或不完整，从而让他们感到羞耻。例如，批评者可能会说：“没人喜欢你，你真是个失败者。你就应该待在家里。”对于患有社交焦虑障碍的人来说，这可能会唤起他们的羞耻情绪基模，而对面的“体验椅”可以对此做出回应。此时，更具适应性的情绪反应，包括悲伤、愤怒和自我关怀（Shahar，2014），可能会浮现出来。而我们凭借EFT的知识，可以通过言语和非言语的方式引导青少年进一步展开对话，并处理他们未得到满足的需求。在广泛性焦虑症中，通过使用双椅工作，让负责压抑情绪体验的自我部分与负责指责和忽视的自我部分进行对话，青少年可以学会更好地应对和调节这些声音。

这种做法可以让批评者自我和体验自我形成一种联合，帮助青少年获得更好的自我关怀和自我接纳感。

阶段四：改变情绪和修复焦虑源（第 4~7 次会谈）

在这个阶段，青少年可以继续使用阶段三描述的双椅对话来接触与焦虑相关的更深层的情绪，包括焦虑分裂、自我批评分裂和空椅练习。“过度练习”可以帮助青少年更自如地面对不适感，并强化新出现的情绪基模。许多青少年有特定的恐惧，他们希望通过治疗中的暴露来练习，这可能是让情绪转化为实际行动的有效方法。一些青少年会自发地内化椅子练习过程，并在治疗之外的日常生活中使用对话的某些方面：

> “那太酷了！我当时正站在全班同学面前准备演讲，我感到很害怕。突然，我开始在脑海中进行椅子练习。我对自己说：‘不要让我一直担心！我需要感到平静。请支持我。’然后我想象自己只有四岁，那么小，那么害怕。我开始给自己支持，就像现在这个年龄的我在照顾那个小小的、害怕的我。变化来得很快——我突然就感觉不一样了。胃疼甚至也停止了，我微笑着完成了整场演讲。”
>
> ——杰登（Jayden），12 岁

在这个阶段，使用空椅练习促进情绪转化并处理焦虑形成的根本原因，以减少其对青少年治疗进程的影响，这一工作也尤其重要。在社交焦虑中，这些未转化的情绪和未满足的需求可能围绕着依恋关系，它们往往源自复杂的创伤经历（Paivio & Pascual-Leone，2010）。除了此处介绍的空椅工作，有关青少年复杂创伤历史的更详尽论述，可在第八章中找到。

对于社交焦虑，可以使用空椅练习或自我批评双椅练习进行新一轮的情绪深化，以处理来访者未解决的与主观感知的人际虐待有关的继发情绪，充分理解他们创伤性痛苦的根本原因。这种核心痛苦通常表现为三种形式：感到脆弱或易受攻击、感到被侵犯、受伤或感到被遗弃或拒绝（最常见的）。在承认这些感受后，治疗师可以帮助青少年将适应性情绪和转化性的自我安抚（transformative self-soothing）作为应对的资源，帮助他们识别并接纳未满足的需求，如对保护、界限或自我关怀的需求等。也可以使用想象性重构（imaginal restructuring）的策略，即让来访想象自己处于痛苦的记忆中，练习自我安抚（Elliott & Shahar, 2017; Lane et al., 2015）。例如，让一名患有社交焦虑障碍的青少年想象回到过去在某个繁忙的超市里的时刻，当时他们在拥挤的人群中感到焦虑和孤独，并试图去购买什么东西。在回想过去时，当下的自我会回忆起这种体验并给予关怀和指导，如以一种更具情感共鸣和更加自我关怀的方式对过去的自我说："你可以做到的。我知道这很可怕。没有人在盯着你看，尽管我知道你觉得有人在看你。我在这里陪着你。我陪你一起渡过这个难关。"在这个过程中，不仅过去的自我感到了被肯定，当下的自我也能将羞耻的情绪基模转化并重新巩固为一种更具自我关怀和社交自信的情绪基模（Elliott & Shahar, 2017）。

阶段五：巩固与结束治疗（第5~8次会谈）

在EFT治疗接近尾声时，治疗师可以根据治疗取得的进展，帮助青少年将他们在治疗中学到的内容运用到实际生活中。考虑到非适应性的应对策略和回避行为在青少年身上已经根深蒂固地存在了很长时间，帮助每一位青少年实践并巩固在治疗中所做的改变，对于克服这些旧习惯至关重要。对于患有社交焦虑障碍的青少年，这可能包括挑战回避行为，并重新找回在社交环境中的归属感。对于患有广泛性焦虑症的青少年，可以进一步练习和加强自我安抚的策略。从治疗过渡到独立生活也会需要一段时间，在此期间，青少年和EFT治疗师可以降低会谈的频次，这样能缓解这一转变过程对青少年的影响。这段时间也可以用来解决可能出现的挫折，这需要使用额外的双椅对话为青少年提供额外的支持和情绪转化的机会。

让家长参与孩子的 EFT 治疗过程

如在第三章中所强调的，家长可以成为孩子治疗过程中的重要伙伴，让家长参与治疗可以降低治疗干扰行为的风险。在焦虑障碍的治疗中，家长的治疗干扰行为可能包括：不支持暴露任务 / 不挑战焦虑症状、为青少年提供过多的安慰、使用恐惧或羞耻感来试图“驱动”孩子、示范基于焦虑的回应以及压抑原发情绪的表达。在以上这些以及类似的情况下，治疗师可以让家长参与治疗过程，并为他们提供可能需要的心理教育、支持和情绪处理方法，帮助他们更好地支持孩子克服焦虑。

总结

焦虑是一种应对机制，用来掩盖面对困难情绪时的深层恐惧。它可能表现为回避、对环境过度控制或者只是简单的易怒和感到痛苦。EFT 对于青少年焦虑障碍的治疗，无论是对于广泛性焦虑症还是社交焦虑障碍，都有着极高的效率和显著的疗效。即使是年仅9岁的儿童也能理解“自我”与“焦虑制造者”的概念，并参与到双椅工作中。尽管大多数青少年的焦虑症状能通过认知行为疗法得到改善，但EFT可以作为暴露疗法的辅助干预，尤其是当青少年对他们的自我批评或引发焦虑的思维缺乏觉察或难以触及时。而在传统疗法失效，或青少年不能完全投入依赖家庭作业的行为治疗时，EFT-Y也可以作为一种值得考虑的、替代的治疗方案。

实操建议

治疗师要做的事

- 关注来访者的非言语行为和焦虑的言语标记，以便在来访者的恐惧被激活时能及时进行干预。
- 引导青少年关注身体感觉，尤其是在他们难以使用语言描述情绪时。例如，治疗师可以问："你身体的哪个部位感觉到了恐慌？"

治疗师不要做的事

- 不要期望每位患焦虑障碍的来访者都能从相同的过程或节奏中受益。除了将建议的阶段和体验性干预策略作为指南之外，还需要密切关注来访者的情绪标记和个人进展。
- 不要忘记强调和巩固在治疗中学到和练习的内容。尽管EFT-Y不包括家庭作业或练习手册部分，但治疗师仍然可以引导青少年关注他们在会谈中体验到的情绪、他们接下来想做什么，以及他们想制定些什么计划——尤其是在他们表达了自己的需求或解决了一个焦虑分裂之后。在体验到新的感受时，能够将自己接下来的计划用语言清晰地表达出来，这个过程会非常有力量，并且有澄清思路的作用。

参考文献

Adolphs, R. (2013). The biology of fear. *Current biology*, *23*(2), R79–R93. https://doi.org/10.1016/j.cub.2012.11.055

Acarturk, C., Cuijpers, P., Van Straten, A., & De Graaf, R. (2009). Psychological treatment of social anxiety disorder: A meta-analysis. *Psychological Medicine*, *39*(2), 241–254. https://doi.org/10.1017/s0033291708003590

American Psychiatric Association (Ed.). (2013). *Diagnostic and statistical manual of mental disorders: DSM-5 (5th ed.)*. American Psychiatric Association.

Bitsko, R. H. (2022). Mental health surveillance among children—United States, 2013–2019. *MMWR Supplements*, *71*. https://doi.org/10.15585/mmwr.su7102a1

Borkovec, T. D., Newman, M. G., Pincus, A. L., & Lytle, R. (2002). A component analysis of cognitive-behavioral therapy for generalized anxiety disorder and the role of interpersonal problems. *Journal of Consulting and Clinical Psychology*, *70*(2), 288.

Davidson, J. R., Foa, E. B., Huppert, J. D., Keefe, F. J., Franklin, M. E., Compton, J. S., Zhao, N., Connor, K., Lynch, T. R., & Kishore, G. (2004). Fluoxetine, comprehensive cognitive behavioural therapy, and placebo in generalized social phobia. *Archives of General Psychiatry*, *61*, 1005–1013. https://doi.org/10.1001/archpsyc.61.10.1005

Elliott, R. (2013). Person-centered-experiential psychotherapy for anxiety difficulties: Theory, research and practice. *Person-Centered and Experiential Psychotherapies*, *12*(1), 16–32. https://doi.org/10.1080/14779757.2013.767750

Elliott, R., Rodgers, B., & Stephen, S. (2014, June). The outcomes of person-centred and emotion focused therapy for social anxiety: An update. Paper presented at conference of the Society for Psychotherapy Research, Copenhagen, Denmark.

Elliott, R., & Shahar, B. (2017). Emotion-focused therapy for social anxiety (EFT-SA). *Person-Centered & Experiential Psychotherapies*, *16*(2), 140–158. https://doi.org/10.1080/14779757.2017.1330701

Ghandour, R. M., Sherman, L. J., Vladutiu, C. J., Ali, M. M., Lynch, S. E., Bitsko, R. H., & Blumberg, S. J. (2019). Prevalence and treatment of depression, anxiety, and conduct problems in US children. *The Journal of Pediatrics*, *206*, 256–267.e3. https://doi.org/10.1016/j.jpeds.2018.09.021

Greenberg, L. (2021). *Emotion Focused Therapy Level 3*, York University, Toronto, Ontario.

Greenberg, L. S., & Goldman, R. N. (Eds.). (2019). *Clinical handbook of emotion-focused therapy*. American Psychological Association. https://doi.org/10.1037/0000112-000

Greenberg, L. S., Rice, L. N., & Elliott, R. (1993). *Facilitating emotional change: The moment-by-moment process. Process.* Guilford Press.

Haberman, A., Shahar, B., Bar-Kalifa, E., Zilcha-Mano, S., & Diamond, G. M. (2019). Exploring the process of change in emotion-focused therapy for social anxiety. *Psychotherapy Research*, *29*(7), 908–918. https://doi.org/10.1080/10503307.2018.1426896

Hanrahan, F., Field, A. P., Jones, F. W., & Davey, G. C. (2013). A meta-analysis of cognitive therapy for worry in generalized anxiety disorder. *Clinical Psychology Review*, *33*(1), 120–132. https://doi.org/10.1016/j.cpr.2012.10.008

Kessler, R. C., Berglund, P., Demler, O., Jin, R., Merikangas, K. R., & Walters, E. E. (2005). Lifetime prevalence and age-of-onset distributions of DSM-IV disorders in the national comorbidity survey replication. *Archives of General Psychiatry*, *62*(6),

593–602. https://doi.org/10.1001/archpsyc.62.6.593

Lane, R. D., Ryan, L., Nadel, L., & Greenberg, L. (2015). Memory reconsolidation, emotional arousal, and the process of change in psychotherapy: New insights from brain science. *Behavioral & Brain Sciences*, *38*(e1), 19. https://doi.org/10.1017/s0140525x14000041

Leichsenring, F., Salzer, S., Beutel, M. E., Herpertz, S., Hiller, W., Hoyer, J., Huesing, J., Joraschky, P., Nolting, B., Poehlmann, K., Ritter, V., Strangier, U., Strauss, B., Stuhldreher, N., Tefikow, S., Teismann T., Willutzki, U., Wiltink, J., & Leibing, E. (2013). Psychodynamic therapy and cognitive-behavioral therapy in social anxiety disorder: A multicenter randomized controlled trial. *The American Journal of Psychiatry*, *170*(7), 759–767. https://doi.org/10.1176/appi.ajp.2013.12081125

Leichsenring, F., Salzer, S., Beutel, M. E., Herpertz, S., Hiller, W., Hoyer, J., Huesing, J., Joraschky, P., Nolting, B., Poehlmann, K., Ritter, V., Strangier, U., Strauss, B., Tefikow, S., Teismann T., Willutzki, U., Wiltink, J., & Leibing, E. (2014). Long-term outcome of psychodynamic therapy and cognitive-behavioral therapy in social anxiety disorder. *The American Journal of Psychiatry*, *171*(10), 1074–1082. https://doi.org/10.1176/appi.ajp.2014.13111514

Moscovitch, D. A. (2009). What is the core fear in social phobia? A new model to facilitate individualized case conceptualization and treatment. *Cognitive and Behavioral Practice*, *16*(2), 123–134. https://doi.org/10.1016/j.cbpra.2008.04.002

O'Brien, K., O'Keeffe, N., Cullen, H., Durcan, A., Timulak, L., & McElvaney, J. (2019). Emotion-focused perspective on generalized anxiety disorder: A qualitative analysis of clients' in-session presentations. *Psychotherapy Research*, *29*(4), 524–540. https://doi.org/10.1080/10503307.2017.1373206

O'Connell Kent, J. A., Jackson, A., Robinson, M., Rashleigh, C., & Timulak, L. (2021). Emotion-focused therapy for symptoms of generalised anxiety in a student population: An exploratory study. *Counselling and Psychotherapy Research*, *21*(2), 260–268. https://doi.org/10.1002/capr.12346

Paivio, S. C., & Pascual-Leone, A. (2010). *Emotion-focused therapy for complex trauma.* Washington, DC: APA.

Shahar, B. (2014). Emotion-focused therapy for the treatment of social anxiety: An overview of the model and a case description. *Clinical Psychology & Psychotherapy*, *21*(6), 536–547. https://doi.org/10.1002/cpp.1853

Shahar, B., Bar-Kalifa, E., & Alon, E. (2017). Emotion-focused therapy for social anxiety disorder: Results from a multiple-baseline study. *Journal of Consulting and Clinical Psychology*, *85*(3), 238–249. http://dx.doi.org/10.1037/ccp0000166

Timulak, L., McElvaney, J., Keogh, D., Martin, E., Clare, P., Chepukova, E., & Greenberg, L. S. (2017). Emotion-focused therapy for generalized anxiety disorder: An exploratory study. *Psychotherapy*, *54*(4), 361–366. https://doi.org/10.1037/pst0000128

Timulak, L. (2018). *Transforming generalized anxiety: An emotion-focused approach* (1st ed.). Routledge. https://doi.org/10.4324/9781315527253

Watson, J. C., & Greenberg, L. S. (2017). *Emotion-focused therapy for generalized anxiety.* American Psychological Association.

Watson, J., Timulak, L., & Greenberg, L. S. (2019). Emotion-focused therapy for generalized anxiety disorder. In L. S. Greenberg & R. N. Goldman (Eds.), *Clinical handbook of emotion-focused therapy* (pp. 315–336). American Psychological Association. https://doi.org/10.1037/0000112-014

Emotion Focused Therapy for Youth

The Clinical Manual

第六章 青少年抑郁的情绪聚焦疗法

米丽斯·福鲁格 瑟瑞娜·达金

根据世界卫生组织2013年的数据，全球符合临床诊断标准的抑郁症患者约2.8亿人，抑郁是造成全球疾病负担的主要因素之一。根据《精神疾病诊断与统计手册》（第5版）[*Diagnostic and Statistical Manual of Mental Disorders (5th edition)*]，抑郁症的特征是持续的抑郁情绪和/或对日常活动失去兴趣或乐趣。抑郁症通常伴有体重或食欲的下降或增加、失眠或嗜睡、精神运动性激越或迟滞、精力下降、无价值感或内疚感、注意力不集中和自杀意念等症状（American Psychiatric Association，2013）。虽然抑郁症主要被视为一种成人精神疾病，但目前的发展心理学研究强调，抑郁症通常始于儿童和青少年时期（Solmi et al.，2022）。如果不及时治疗，青少年抑郁症往往会增加他们以后生活中出现一系列不良后果的风险（Maughan et al.，2013；Thapar et al.，2012），例如抑郁症恶化（Baez Heller，2020；Korczak Goldstein，2009）、更高比例的轴Ⅰ和轴Ⅱ疾病共病、药物依赖、急诊就诊率上升（Korczak Goldstein，2009）。青少年抑郁症也会造成直接的风险和后果，包括学业表现下降（Wickersham et al.，2021）、社交孤立（Segrin，2000）、非适应性的情绪调节策略（Joormann & Stanton，2016；Schäfer et al.，2017）和自杀倾向（Spirito et al.，2011）等。

在EFT对抑郁的概念化中，当自我不再能够有效地与其情绪和内在需求建立联系时，抑郁就会发生（Greenberg & Watson，2006）。就我们在咨询中心观察到的青少年来说，诸如丧亲（family bereavement）、儿童虐待（child maltreatment）、代际创伤（intergenerational trauma）（见第八章）、丧失、同伴冲突和拒绝、霸凌、不可预见的疾病和社会压力等因素都可能导致困难的情感体验，让人感到难以承受。当这些情绪体验没有得到充分处理，而是被回避、否定、忽略，或对它们的处理在情绪转化过程中以其他方式受阻时，就可能形成有问题的个人叙事（Angus，2012）。这些叙事中，核心的抑郁体验可能表现为自我批评、焦虑型依赖或孤立感（Greenberg & Watson，2006；

Kramer & Pascual-Leone，2016；Salgado et al.，2019）。自我批评可能类似于“我一无是处”或“我不值得被爱”。具有焦虑型依赖时，青少年可能会说或想“我很无助”或“我很无能”。而像“我很悲伤”或“我很孤独”之类的其他陈述则可能凸显出孤立感。

针对抑郁症的 EFT：一种循证治疗模型

对于成人抑郁症来说，EFT是一种得到实证支持的治疗模型（American Psychological Association Presidential Task Force on Evidence-Based Practice，2006）。在过去的几十年里，针对抑郁症的EFT得到了广泛研究，在加拿大及全球范围内，EFT的理论和实践应用得到了临床试验的支持。例如，格林伯格和华生（Watson）进行了一项名为约克－Ⅰ（York Ⅰ）抑郁症研究的试点研究，他们对34名符合抑郁症临床诊断标准的成年来访者进行EFT与来访者中心治疗，并对治疗结果进行了比较。与接受来访者中心治疗的来访者相比，接受EFT治疗的来访者在自尊、人际功能、抑郁症状和整体症状困扰程度等方面都取得了更为显著的短期和长期改善。戈德曼等人（Goldman et al.，2006）进行的约克－Ⅱ（York Ⅱ）抑郁症研究复现了上述试点研究的全部发现，凸显出EFT治疗抑郁症的可靠性和临床有效性。

拉弗朗斯・罗宾逊及其同事（Lafrance Robinson et al.，2014）在由10名成年来访者组成的团体治疗环境中将EFT模型应用于抑郁症的治疗。他们不仅发现来访者在功能和情绪调节方面呈现出具有临床意义的改善，还收集到了来访者对EFT治疗体验的高度评价。总体上来说，来访者认为EFT是一种不带评判、包容、接纳的疗法，在情感上触动人心。这些好评反映了来访者的主观体验，以及他们在治疗过程中和治疗后的感受，这可以说是所有治疗的目标所在。换言之，人们寻求治疗是为了切实地感到更好，而不仅仅是为了在某些量表上得分更高或更低。鉴于情绪功能和情绪调节对青少年的重要性，EFT很可能也为他们带来同样积极的影响。

青少年抑郁症

抑郁症在青少年中比许多人意识到的更为常见。大约13%的抑郁症始于18岁之前（Solmi et al.，2022），其中重性抑郁症在青少年群体中是造成整体社会负担第三严重的健康问题（Abate et al.，2018）。尽管抑郁症对青少年产生很多负面影响，但许多患者仍然会抗拒或回避治疗（Mental Health Commission of Canada，2015），其原因涉及多方面，包括病耻感（Chandra & Minkovitz，2006）、家庭冲突、虐待或共病（Maalouf et al.，2011）。青年抑郁症最常与注意缺陷多动障碍、心境恶劣、焦虑障碍和物质滥用共病（Birmaher et al.，2007；Lewinsohn et al.，2003）。青少年抑郁症的高发性在多个方面给社会造成负担，自杀倾向仅仅是其中的一个例子。抑郁症会使人虚弱疲惫，降低在学校和工作场所的参与度和出勤率，并可能导致犯罪率增加、心身疾病发病率更高、更多无保护措施的性行为（Birmaher et al.，2007）和更高昂的医疗保健消费（Bodden et al.，2018）。因此，了解抑郁症对青少年的影响可以帮助治疗师更好地理解这些年轻的来访者。抑郁症通常以适应不良的情绪基模为标志，例如无价值感、绝望和无力感（Greenberg，2017）。EFT治疗师的目标之一是改变这些适应不良的基模，因为它们可能是导致来访者患重性抑郁症的原因（Choi et al.，2015；Greenberg et al.，1990；Kramer Pascual-

Leone，2016；Whelton & Greenberg，2005）。虽然与抑郁症相关的非适应性情绪基模经常出现在个体发展的早期，但目前还没有研究专门对低龄人群接受EFT治疗抑郁症的效果进行评估。在本章中，我们将探讨EFT如何应用于抑郁症治疗，并阐述在为青少年来访者提供治疗时，对该模式的临床调整及需考虑的因素。

EFT 对于青少年抑郁症的治疗

青少年情绪转化研究的结果让我们更加相信EFT-Y是治疗青少年抑郁症的一种有效方法（Foroughe et al.，2023）。与未完成EFT-Y治疗的青少年相比，完成治疗的青少年在疗程结束时及其后长达四个月的时间里，抑郁症状都有所减轻。还有显著证据表明，许多患有抑郁症的青少年在治疗大约进行到一半时，出现了“突然改善”（sudden gains），即症状的迅速好转。与成人EFT过程类似（Singh et al.，2021），这些突然改善的情况绝大多数发生在会谈过程中，而不是会谈之间，即便疗程只有短短8次会谈。该研究样本中约有一半的青少年患有抑郁症，因此这些发现有助于为未来专门针对抑郁症的EFT-Y研究奠定基础。

同理技术在 EFT-Y 治疗抑郁症中的应用

EFT-Y对抑郁症的干预有三种核心策略：①同理支持；②引导注意；③唤

起性体验。同理支持从治疗师与来访者接触的第一刻就开始了，因为它帮助形成治疗纽带，并开启了进一步探索青少年感受的大门。同理支持包括在第三章中强调过的同理的全部应用，包括同理肯定和同理共调。同理肯定对患有抑郁症的青少年十分有益，因为它直接帮助青少年识别并符号化他们脆弱的情绪感受——通常是羞耻和悲伤，也包括孤独和对羞耻的恐惧。通过同理肯定，我们与青少年自我怜悯的部分结盟，满足他们被认可和关爱的需求。引导注意包括引导青少年关注自己的体验感受、内心经历，以及身体信号所传达的信息。唤起性体验包括各种“椅子练习”干预方法，这些干预旨在唤起并激活情感，本章将对此展开更详细的阐述。

EFT-Y 治疗抑郁症的阶段

在整个EFT-Y治疗过程中都会接触到与抑郁症相关的常见非适应性情绪（例如绝望、恐惧、羞耻、无价值感、被抛弃感和被否定感）。通过应对这些非适应性情绪，青少年可以处理他们的情绪体验并转向适应性的情绪反应。EFT-Y利用EFT三阶段模型中的多种治疗技术来治疗抑郁症。

第一阶段：联结与觉察

用于治疗青少年抑郁症的EFT第一阶段称为联结与觉察阶段，此阶段侧重于建立治疗关系、提升青少年的情绪觉察能力，并就治疗目标展开协作（Greenberg，2017）。基于同理、无条件积极关注和真诚一致（Rogers，1957）建立起的稳固治疗联盟，是EFT-Y的基础。对于儿童和青少年治疗师来说，这种以来访者为中心的基础理念或许并不陌生。然而，对于那些具有更多行为主义背景、倾向于采用结构化治疗方案来教育或引导青少年的治疗师（比如认知行为疗法或辩证行为疗法从业者）而言，花一些时间进行与同理相关的EFT刻意练习（deliberate practice，DP）可能会有所帮助（Goldman et al.，2021）。

当治疗师以同理、不评判并且富有同情心的方式回应青少年的情感需求时，青少年就会获得反思自己感受的心理空间。当然，青少年从治疗师这里获得的体验类似于亲子关系中的体验。在成人治疗中，咨访之间的治疗关系对于治疗转变至关重要（Rogers，1957）。在EFT中，这种关系能为来访者营造一种安全感（Greenberg，2014；Weerasekera et al.，2001）。有了同理和安全感，来访者就可以走向自我接纳并开始应对他们的痛苦（Stern，1985）——简而言之，他们可以内化自我安抚能力，而这种能力在一个没有肯定和同理的环境下是不可能存在的。对于患有抑郁症的青少年而言，注意到他们与治疗师的关系与其自身亲子关系间的相似之处非常重要。当治疗师与青少年基于同理和联结建立起咨访关系，年轻的来访者很可能会将这种治疗关系与他们的亲子关系进行比较。他们也可能将治疗师与自己的父母进行比较：他们觉得你比父母更理解他们吗？他们希望他们的父亲或母亲更像你吗？在哪些方面你会让他们想起自己的父母，而这在治疗过程中可能有益，也可能无益？在治疗的这个阶段，治疗师都有必要问问自己这类问题。

为了准备开展EFT-Y的核心工作，第一阶段还要求治疗师与青少年共同明确以情绪为目标的原因，以及这将如何帮助他们实现治疗目标。对于每个青少年来说，具体原因因人而异，可能包括接触某些特定的情绪、深入了解自己对于特定情境的反应、识别出作为他们痛苦主要来源的某种特定情绪，或找到更健康的情绪处理方式（Greenberg，2017）。治疗师可能会发现，帮助青少年认识到自身感受和目标之间的联系是有帮助的。在第一阶段的这一方面工作中，动机访谈法（Dean et al., 2016; Gayes & Steele, 2014; Miller & Rollnick, 2013）有所帮助。情绪相关工作与青少年确定的治疗目标联系得越紧密，他们就会越认同EFT-Y的任务与自身相关。

第二阶段：唤起与探索

EFT-Y的第二个治疗阶段是唤起与探索阶段，它允许青少年接触和处理他们非适应性的情绪基模和脆弱的体验（Greenberg, 2017）。此阶段的目标并非过度激起负面情绪，而是调整青少年抑郁症患者中常见的情绪调节不足问题（Greenberg, 2014），包括易激惹和愤怒。EFT治疗师首先通过观察青少年的情绪处理风格和情绪体验能力来评估他们是否准备好唤起这些艰难的感受。例如，在进入此阶段之前，治疗师可能要考虑青少年安全应对情绪及表达感受的能力。此外，在唤起痛苦情绪之前，青少年和治疗师会确定并练习促进与当下时刻联结感的方法，这可能包括深呼吸、与临床工作者进行眼神接触、描述周围的环境、想象自己的安全空间，或其他任何可以调动其内心支持力量的技术。患有抑郁症的青少年也可能同时面临自杀或自伤风险、经历过创伤或遭受过虐待，治疗师应该花更多时间培养治疗关系并增强他们的自我觉察，并将情感唤起作为更长期的治疗目标（Greenberg, 2017）。

有抑郁症状的青少年也可能打断或阻止自己体验原发情绪。这些障碍可能产生于对痛苦的恐惧，或者在识别和体验这些痛苦感受时产生的不知所措感（Greenberg, 2017）。阻碍可能表现为在即将接触原发情绪时出现的解离反应、转换话题、烦躁易怒、大脑空白甚至完全麻木。在EFT-Y中，治疗关系对于帮助青少年克服这些障碍至关重要。治疗师在适当时机对非语言线索（例如语气、面部表情、举止和手势）进行同理共调，可以让治疗师捕捉和肯定青少年在当下感受到的困难情绪（Greenberg, 2017）。

第三阶段：产生替代情绪并构建新叙事

EFT治疗抑郁症的第三个也是最后一个阶段由两个主要部分组成：①产生替代情绪；②构建新的叙事（Greenberg，2017）。一旦治疗师唤起并同理肯定了非适应性的感受，替代情绪就能够产生。同理肯定对于调节情感和加强青少年的自我意识至关重要，尤其是对于调节不足的继发情绪（例如绝望）或原发情绪（例如羞愧和无价值感），这些情绪在抑郁症患者中很常见（Greenberg，2014；Schore，2003）。一旦这些感受得到同理肯定，它们就可以转化为以下一种或几种新的适应性情绪：①适应性愤怒，帮助青少年设定健康的边界并克服障碍；②适应性悲伤，帮助青少年从他人那里获得情感支持；③自我关怀，帮助年轻人克服无助感或自我批评（Greenberg，2017）。这些转变促使青少年为自身体验构建崭新的叙事，正视曾被回避的感受，化解适应不良的情绪，认识到未被满足的需求，并原谅他人，或让他人为过去已经发生的事情负责（Greenberg & Watson，2006）。这个阶段的主要目标是建立和增强青少年调节强烈情绪的能力，通过整合所有体验来创造更具接纳性、更具韧性的自我意识。

治疗抑郁症的 EFT 干预策略

有六种EFT治疗干预策略（task）可以指导抑郁症的治疗，治疗师可以在第二阶段和第三阶段的整个过程中引入这些干预措施或任务，以在与原发性抑郁情绪相关的某些主题或标记出现时推动来访者的康复（见表6.1）。

表 6.1 EFT 治疗抑郁症时的六项治疗干预策略

标记	治疗干预（策略）	最终状态
脆弱性	同理肯定	自我肯定
有问题的反应点（自我理解问题）	系统的唤起性展开	对“在世自我”（self-in-the-world）运作的新看法
疏离感/不清晰的感受	体验式聚焦	象征化感受，有效的体验式处理
自我批评分裂	双椅对话	自我接纳，整合
自我打断分裂	双椅扮演	自我表达，赋权
未竟事宜	空椅技术	原谅他人，让他人负责，肯定自我

改编自 Greenberg et al.,1993。

系统的唤起性展开

来访者时而会经历并非自己所愿的情绪爆发，这种情绪爆发难以控制，通常是反应过度的，当来访者对此感到茫然与困惑时（就比如青少年困惑于为什么自己的兄弟姐妹走进房间会令他们感到恼火），治疗师就会使用系统的唤起性展开（systematic evocative unfolding）进行治疗（Greenberg et al., 1993）。当青少年遇到有问题的反应点（problematic reaction point）时，治疗师会鼓励他们重新讲述自己的个人叙事，来探索并且重新处理可能导致情绪反应的原因。一个好用的比喻是：“情绪就像汽车仪表板上的红灯。当它亮起时，它会告诉你一些重要的事情，你最好检查一下你的引擎，看看发生了什么。”（Greenberg, 2017, pp.111–112）与此类似，青少年有问题的反应点表明存在需要注意的特定重要触发因素。青少年在复述他们的故事时经常会再次体验到相同的反应，治疗师鼓励他们在体验中寻找这些特定的触发因素（Elliott, 2012）。一旦确定了反应出现的确切时点及其触发因素，青少年便能够感到自己得到赋能，可以开始积极地转变自我认知，从而做出与这种新的认知相符的生活改变（Elliott，2012）。

体验式聚焦

治疗师使用体验式聚焦（experiential focusing）来帮助来访者深化他们的体验水平，主要通过深入到表面情绪之下，从而获得准确的体会（felt sense），或者说内心对于身体的觉察（Elliott，2012；Gendlin，1996）。患有抑郁症的青少年可能会发现自己说话的方式过于逻辑化或表现得不屑一顾，以此来避免接触痛苦的原发情绪。有时，他们只是不确定如何识别或命名自己的情绪。在这些情况下，重要的是治疗师能够温和地引导青少年进行更有效的情感交流。例如，一个年轻的来访者可能会说："我真的不知道我现在体验到了什么。"治疗师可能会这么回答："你是否可以观察一下自己的内心，问问自己，'此刻我的身体感受到了什么？'看看自己会有哪些感受。"（Elliott，2012）当青少年获得这种清晰的感知时，对于自身经历新产生的理解和表征可以迁移到治疗会谈以外，并融入他们的日常生活。这种体会可以帮助青少年将他们的需求清楚地传达给周围的人，尤其是他们的家长，而不会出现防御、不屑或失调的情况。

针对青少年抑郁症患者的椅子练习

已成功用于青少年抑郁症患者的EFT干预策略包括自我批评分裂、自我打断和EFT-Y对于未竟事宜的改编：见证你的父母、父母作为见证者和开放事宜任务。有关这些EFT-Y干预策略更完整的描述请参阅第三章。

双椅对话：要做些什么？

双椅对话是EFT中最复杂的干预策略之一，主要在来访者出现冲突分裂

（conflict split）时使用（Greenberg Watson，2006）。这些分裂会以多种方式表现出来。而患有抑郁症的来访者经常面临的是自我批评分裂，即来访者严厉而又猛烈地评判和批评他们内在自我的某个方面，阻隔了自我其他部分的体验和需求（Shahar et al.，2011）。研究证明，自我批评可以预测抑郁症的发作和严重程度，并且已经成为许多抑郁症患者的核心治疗靶点（Choi et al.2015；Sherry et al.，2014；Zuroff et al.，1990）。在这项任务中，通常会探索无价值感、无助感和愤怒等原发情绪感受。

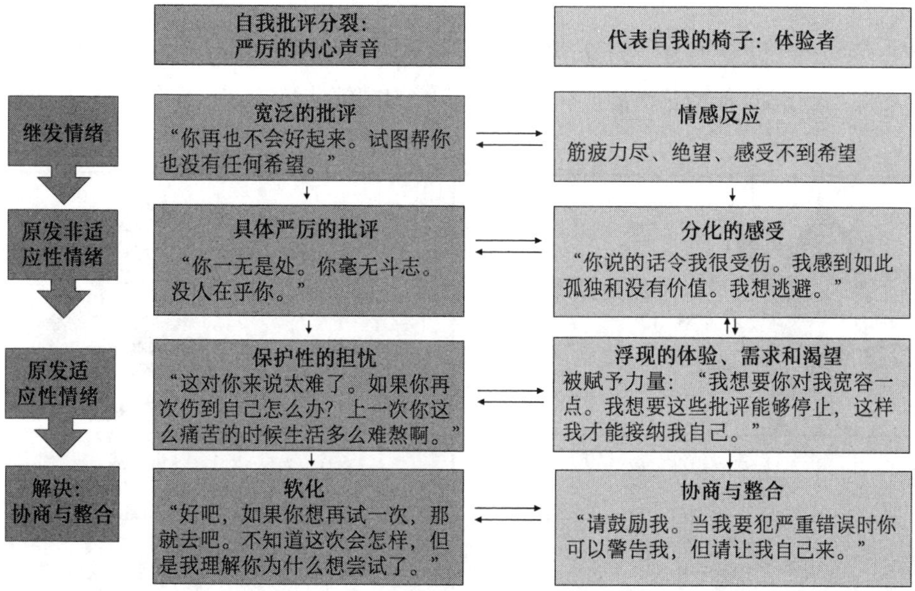

图6.1　自我批评分裂

注：这张图描绘了一个正在参与自我批评分裂干预的青少年。正如焦虑分裂一样，这个过程通常不是线性的；相反，该过程往往是循环的，直到达成一个健康的解决方案。

在实践中，治疗师通过鼓励青少年在两把面对面的椅子之间移动来展开双椅对话，一把椅子代表内心的批评者，另一把椅子代表作为体验者的自我（Greenberg Watson，2006）。年轻的来访者首先坐在第一把椅子上，扮演他们内心的批评者来说话，然后移动到第二把椅子上，以体验自我的身份回应这些自我批评。在激活更多原发情绪感受之前，青少年一开始会体验到与自我批评相关的继发情绪感受，例如恐惧或羞耻（Greenberg，2017）。一旦触发了原发情绪感受，青少年就有机会：①通过重新拥有自我的所有方面来接纳自我；②以一种柔和、同情的态度，在内心实现内在批评者和体验自我之间的相互理解，从而达到整合的目的（Greenberg et al.，1993）。

当治疗师注意到他们的来访者正在严厉地批评自己时，就可以使用自我批评分裂任务的双椅练习。如前几章所述，批评者可以通过两种方式表现出来：①严厉的批评者（Harsh Critic），他试图贬低青少年以唤起羞耻和悲伤；②教练式批评者（Coach Critic），他试图鼓励来访者让他们感觉更好，但反而让来访者对自己的羞耻和悲伤感到内疚，使他们的抑郁持续存在（示例见图6.2）。

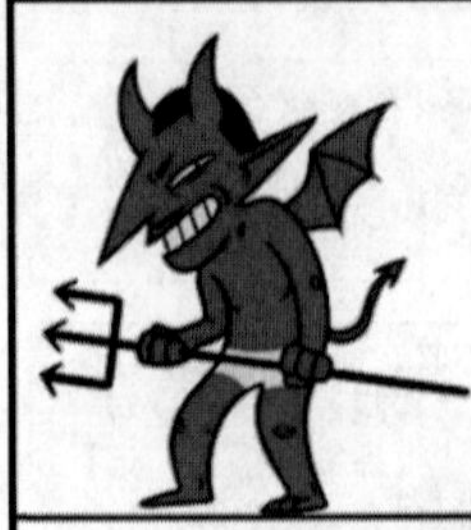 严厉的批评者	教练式批评者 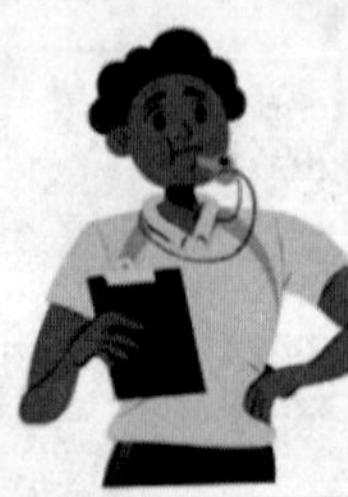
“你什么都做不好！” “你就是个废物！” “你一定是哪里有问题。” “你是个失败者！” “没人在乎你。”	“拜托，你本可以做得更好的。” “下次要更努力啊！” “已经克服它了。” “不要这么闷闷不乐。” “除非你振作起来，否则没人会喜欢你。”

图6.2　严厉的批评者与教练式批评者

在识别出青少年内心的批评者声音后，治疗师让他们坐在一把椅子上，并将自己感到无价值、悲伤或羞耻的那部分自我放在那把椅子上。接下来，让青少年移动到另一把椅子上，这里代表他们内心严厉的声音。在这里，他们被要求扮演自己内心最严厉的批评者。这里治疗师要与青少年合作，加强他们的感受，并扮演让他们感到羞耻和悲伤的那个部分。一旦这种感受从青少年内心深处被唤起，他们就可以回到代表体验自我的椅子上，解释刚才那一刻他们内心正在发生什么。在治疗师温和的指导和鼓励下，青少年来访者能够获得空间来描述他们的身体感受、出现的记忆以及他们感受到的、对于批评的具体情绪。之后，青少年可以回到代表严厉批评者的椅子上，回应体验自我所表达的感受和需求。治疗师要注意批评者做出的回应当中的任何软化或没有软化的迹象。青少年会一直在两把椅子间来回换，直到他们实现情感转化并能自信地表达自己的需求，这通常会导致批评者态度的软化并获得自我关怀感。

案例

来访者：埃里克（Erik），10岁

诊断：表现焦虑、抑郁的早期迹象

其他主要问题：休学，自信心低落

识别出的标记：在会谈的头几分钟，埃里克看起来很沮丧，他低头坐着。他说他没能在学校里一直保持好的成绩，他以前常做的很多事情现在已经不再做了，比如出去参加足球队、参加社区的比赛以及与朋友共度时光。他说他担心自己无法在其他人面前或在事先计划好的活动中表现出色，尽管他曾经拥有这些技能。他最近一直睡不好，精力低落，并且开始莫名地感到悲伤。

治疗师：现在想象你是那个让你对自己感到失望并担心自己表现的部分。说出那些让你感到羞愧的话。

埃里克：这种事情反复发生，这都是你的错。

治疗师：再多说一些。

埃里克：你之前就应该更努力些的。发生这种事都是你的错。

治疗师：这是你的错，因为……

埃里克：你现在要付出代价了，因为你之前没有集中注意力。

治疗师：告诉他，他缺乏什么——你缺乏专注力？

埃里克：是的，你缺乏专注力，你一刻不停地分心。

治疗师：这对他来说意味着什么？他最大的问题是什么？

埃里克：你还不够努力。（治疗师识别出“教练式批评者”的声音。）

治疗师：对……但他为什么不努力呢？为什么呢？

埃里克：你很懒惰，你很愚蠢，你不是一个好人。你是个失败者。

治疗师：再说一遍。

埃里克：你是个失败者。

治疗师：换过来。（来访者移动到代表自我的椅子上。）

治疗师：坐在这儿你有什么感受？

埃里克：我真的感觉很糟糕，很无助。这些批评真的很消极片面，让我无法思考究竟什么对我有好处。

治疗师：告诉批评你的那部分自己。当你这样做时，我感觉……

埃里克：当你这样做时，我感觉更糟了。

治疗师：对，告诉他这是什么感觉。这种感觉甚至差过……

埃里克：这让我更像你描述的那个我。

治疗师：你让我感觉更像这样……那是什么样的感觉呢？

埃里克：你让我感觉……（看着治疗师）他让我最终变得更像那样了。

治疗师：面对他。告诉他，他的批评让你最终有什么感受。

埃里克：你在告诉我，努力没有任何意义。

治疗师：你让我感到无助？还是气馁？

埃里克：你让我感到更无助。

治疗师：无助。你现在感觉到它在哪里，在你身体里的哪个部位？

埃里克：我全身都能感觉到它，就像一个重物，像一个带着链条的铅球。无论我走到哪里，都像是有一朵乌云悬在我的头上。哇。（身体颤抖，仿佛被那种消极的感觉所压倒。）这太糟糕了。

治疗师：告诉他。当你这样对我时，我浑身上下都感到很糟糕。从无助感说起。

埃里克：我感觉很糟糕，我感觉很沉重，我觉得我什么都做不了，我感觉自己被困在泥泞中，我感觉就像……就像我永远不会自由，我做任何事情都不会成功。

治疗师：那太沉重了……要处理的事情太多了……在这样的感受中，完成任何事情一定都很难吧……

埃里克：没错。（流泪）

治疗师：你现在感觉如何？悲伤或是……

埃里克：是的……我……（低声哭泣）

治疗师：这很重要，这种悲伤和眼泪很重要。你能说出泪水背后的感受吗？它们在表达什么？

埃里克：我需要感觉好一点。就像我不该有这样糟糕的感觉。

治疗师：你需要什么来帮助你感觉更好？什么会有帮助呢？

埃里克：哪怕只是一个更符合事实的、更公正的观点。

治疗师：对他说。（指向代表自我批评者的椅子）

埃里克：我要你别再让我感觉这么糟糕了。（声音变大，挺直身板）我需要更真实的自我认知。

治疗师：再说一遍，别让我再觉得自己糟糕透顶了。

埃里克：停下！（踢了代表自我批评者的椅子一脚）对不起，这真的让我很生气，你知道吗？就像我总是为了所有人挺身而出，除了为我自己。

治疗师：如果你愿意的话，就为自己站出来吧。无论是用你的身体还是你的声音——为你的需求挺身而出。

埃里克：（坐直，身体前倾，声音洪亮）我需要你公正一点。不要仅仅告诉我这样片面的观点。你总是告诉我，我做错了什么。你从来不看我实际做了的事情。从现在开始，我希望你冷静一点。想想你对我说的。想想什么对我有帮助。与其打击我，不如帮助我。那才是你该做的事。你应该真正地帮助我变得更好。

治疗师：你现在感觉如何？你这么说时有什么感觉？

埃里克：很好。这感觉真好。就像减轻了我身上的负担。真的感觉很轻盈。就像是松了一口气。我不那么生他的气了。我想他会听我的。为自己挺身而出感觉很好。但我不认为他是一个欺凌者，我认为他只是想帮助我，所以我告诉他要怎么做。

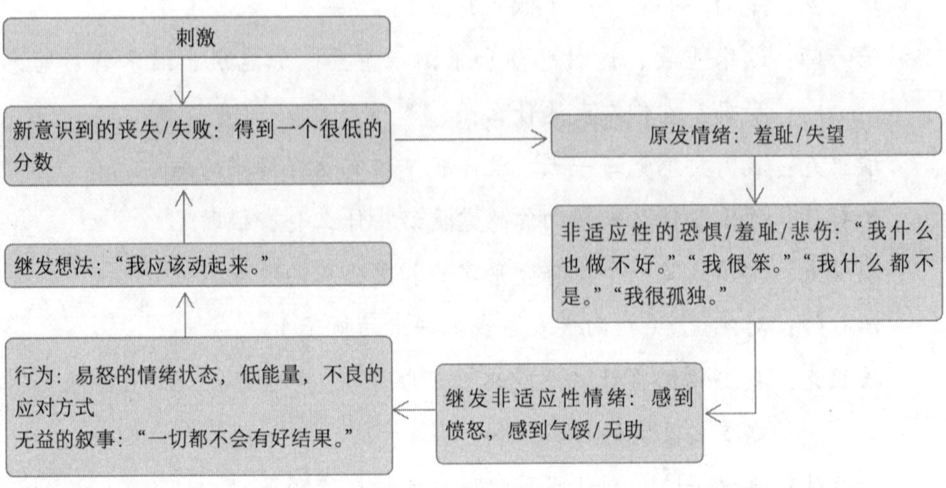

图6.3　情绪反应循环
改编自 Greenberg & Watson, 2005, p. 54。

自我打断：双椅扮演法

当青少年在治疗会谈当中出现情绪上的疏远或回避，即自我打断时，治疗师也会使用双椅角色扮演（Elliott et al.，2004）。当青少年在治疗会谈中开始产生某种感受或准备做某事，紧接着通过言语（例如，声称要放弃、表示感到负担沉重）或非言语行为（例如，握紧拳头、忍住眼泪、报告身体感到不适如头痛、僵住；Elliott，2012）阻止了这个过程时，自我打断就出现了。对于患有抑郁症的青少年来说，对自我的忽视往往是自我打断的根源（Salgado et al.，2019）。双椅角色扮演任务旨在解决这些自我打断发生时的情绪障碍和“被卡住”的感觉。

青少年感到被卡住可能是由于感性的体验自我和理智的疏远者自我间的分裂（Elliott，2012）。治疗师引入双椅角色扮演，让来访者重现其自我打断过程。在整个过程中，治疗师鼓励来访者将注意力集中在他们自己的言语或非言语阻断上。对于患有抑郁症的来访者来说，自我打断任务的最初目标是令他们接触并意识到自己的回避模式，它们阻止痛苦的情绪体验产生。一旦来访者注意到这些阻断，治疗师就可以利用同理共调来帮助来访者探索自我忽视带来的影响，以及相应未被满足的内在需求。这项任务让来访者更清楚地觉察到自我打断过程是如何发生的，以及可以如何消除它，从而提供了自我赋权（self-empowerment）的机会（Salgado et al.，2019）。按照罗伯特·埃利奥特（Robert Elliott）的说法，这一切都是在阐述：“只有先抵达这种情绪，才能从这种情绪中离开。”（The Counselling Channel，2016，2:19）

空椅技术

空椅技术用于帮助来访者充分表达并处理压抑在内心的对他人的非适应性原发情绪，并与他们一起探索过去事件的隐含意义（Greenberg，2017；Pos & Greenberg，2007）。研究发现，未竟事宜任务在治疗抑郁症中非常有效（Greenberg et al.，2008；Paivio & Greenberg，1995）。空椅技术开始时，治疗师让来访者想象重要他人就坐在面前的空椅上，并鼓励来访者与之讨论任何未表达或未处理的感受（例如悲伤、愤怒、伤害等），从而让来访者能够表达未被满足的需求。对于青少年来说，想象中的他人几乎总是家长或其他照料者。对于年轻的来访者来说，与想象中的他人交谈可能会非常痛苦，有时甚至让人难以承受，因此治疗师对来访者的情绪唤起水平保持同理共调是很重要的（Elliott, 2012; Paivio & Greenberg, 1995）。此外，未竟事宜（UFB）的调整改编（详见第二章）让治疗师可以根据青少年的情况调整任务，使青少年可以忍受，并且对其有效，从而引导青少年表达感受和需求。一旦所有未满足的需求都被表达出来，治疗师就会让来访者站在对方的角度，获得另一种观点（Greenberg et al., 2008）。这种观点通常更加积极，令来访者可以：①理解/原谅他人并释怀；②让他人为其行为负责；③接纳和肯定自我（Greenberg, 2017; Greenberg et al., 2008; Angus et al., 2008）。

临床思考：青少年抑郁症对其照料者的影响

青少年依靠其照料者，从他们那里获得安全、支持以及情绪调节方面的帮助。在与患有抑郁症的青少年一起工作时，治疗师可能会问自己："来访者的父母知道如何回应来访者的情绪吗？"青少年的悲伤可能会唤起父母令人不安的回忆，因为他们自己在童年时期的求助呼喊没有得到回应。照料者不知道应该如何回应自己年轻的孩子，他们可能会感到无助，因为害怕重复自己父母的无益行为而不敢采取任何行动。还有些照料者可能会愤怒地做出反应，或试图阻止孩子表达悲伤。可以理解的是，照料者缺乏反应与缺乏认同可能会干扰青少年的治疗，并使亲子关系变得紧张。如果父母不知道应该如何有效地支持患有抑郁症的孩子，那么针对父母的或亲子二元的情绪聚焦疗法（见第三章和第四章）恰好能够提供他们急需的支持。

总结

通过EFT-Y，治疗师能够利用同理回应体察来访者的伤痛，并采用策略来帮助青少年在感到情绪痛苦或不堪重负时识别他们内心深处的需求。这种转化性的体验（transformative experience）有助于打破严厉的自我批评循环，这种循环通常会因无益的“教练式批评者”的评判而加剧，转而激活一种自我关怀和自我抚慰的新情绪基模。此外，许多青少年发现，正当的愤怒能够帮助他们增强自我力量，为自己的需求挺身而出，并感受到健康的配得感。这种适应性的原发愤怒是一种充满活力和力量的情绪，激活这种情绪无论是在心理上还是在生理上都对抑郁症治疗有很大帮助。对于不情愿接受传统认知行为治疗的青少年抑郁症患者来说，EFT-Y治疗过程中的体验可以绕过理性思考激活情绪，帮他们开启一场亟需的向内探索之旅。

实操建议

治疗师要做的事

· 有意识地将自己的节奏控制得比平常慢一些，制造差异，以此激励来访者想要更快地往前走。患有抑郁症的青少年经常发现父母、老师和其他成年人试图太多、太快地“催促”他们。治疗师使用较慢的语速，以及注意在青少年呼气时说话，也将有助于整体的同频和同理接纳。

- 使用聚焦于情绪的干预来引起对“内容”中“过程”的关注（例如，“你说这句话时感觉如何？”和“现在你的身体有什么感受？”）。
- 密切关注来访者的“障碍”，因为这些障碍可能会阻止他们触及或表达情绪。在尝试其他椅子练习之前，帮助来访者使用自我打断分裂来处理这些障碍。

治疗师不要做的事

- 不要害怕在 EFT-Y 抑郁症治疗的各个阶段之间来回跳跃，因为这个过程很少是线性发展的。重要的是建立治疗联盟，并用你的情绪指南针跟随来访者的线索。
- 不要试图改变来访者心中那个教练式批评的声音。只需承认教练的存在，并将你的注意力集中在帮助来访者应对严厉的批评上。
- 不要忘记培养自己对强烈负面情绪的耐受力。当你的来访者情绪被高度激活，甚至失调时，向他们展示你能够应对他们的情绪。

参考文献

Abate, K. H., Abebe, Z., Abil, O. Z., Afshin, A., Ahmed, M. B., Alahdab, F., Alam, K., Alavian, S. M., Alkerwi, A., Alla, F., Amoako, Y. A., Anber, N. H., Animut, M. D., Armoon, B., Badali, H., Baune, B. T., Cercy, K. M., Chaiah, Y., Charlson,

F. J., ... Zucker, I. (2018). Global, regional, and national incidence, prevalence, and years lived with disability for 354 diseases and injuries for 195 countries and territories, 1990–2017: A systematic analysis for the Global Burden of Disease Study 2017. *The Lancet (British edition)*, *392*(10159), 1789–1858. https://doi.org/10.1016/S0140-6736(18)32279-7

American Psychiatric Association. (2013). *Diagnostic and statistical manual of mental disorders* (5th ed.). Washington, DC: American Psychiatric Association. https://doi.org/10.1176/appi.books.9780890425596

American Psychological Association, Presidential Task Force on Evidence-Based Practice (2006). Evidence-based practice in psychology. *American Psychologist*, *61*(4), 271–285. https://doi.org/10.1037/0003-066X.61.4.271

Angus, L. (2012). Toward an integrative understanding of narrative and emotion processes in emotion-focused therapy of depression: Implications for theory, research and practice, *Psychotherapy Research*, *22*(4), 367–380. https://doi.org/10.1080/10503307.2012.683988

Angus, L., Goldman, R. N., & Mergenthaler, E. (2008). One case, multiple measures: An intensive case-analytic approach to understanding client change processes in evidence-based, emotion-focused therapy of depression. *Psychotherapy Research*, *18*(6), 629–633. https://doi.org/10.1080/10503300802430673

Baez, L. M., & Heller, A. S. (2020). Impact of age at onset on the phenomenology of depression in treatment-seeking adults in the STAR* D trial. *Journal of Affective Disorders*, *262*(1), 381–388. https://doi.org/10.1016/j.jad.2019.10.036

Birmaher, B., Brent, D., & AACAP Work Group on Quality Issues. (2007). Practice parameter for the assessment and treatment of children and adolescents with depressive disorders. *Journal of the American Academy of Child & Adolescent Psychiatry*, *46*(11), 1503–1526. https://doi.org/10.1097/chi.0b013e318145ae1c

Bodden, D. H. M., Stikkelbroek, Y., & Dirksen, C. D. (2018). Societal burden of adolescent depression, an overview and cost-of-illness study. *Journal of Affective Disorders*, *241*, 256–262. https://doi.org/10.1016/j.jad.2018.06.015

Chandra, A., & Minkovitz, C. S. (2006). Stigma starts early: Gender differences in teen willingness to use mental health services. *Journal of Adolescent Health*, *38*(6), 754-e1–754-e8. https://doi.org/10.1016/j.jadohealth.2005.08.011

Choi, B. H., Pos, A. E., & Magnusson, M. S. (2015). Emotional change process in resolving self-criticism during experiential treatment of depression. *Psychotherapy Research*, *26*(4), 484–499. https://doi.org/10.1080/10503307.2015.1041433

Dean, S., Britt, E., Bell, E., Stanley, J., & Collings, S. (2016). Motivational interviewing to enhance adolescent mental health treatment engagement: A randomized clinical trial. *Psychological Medicine*, *46*(9), 1961–1969. https://doi.org/10.1017/S0033291716000568

Elliott, R. (2012). Emotion-focused therapy. In P. Sanders (Ed.), *The tribes of the person-centred nation, 2nd edition: An introduction to the schools of therapy related to the person-centred approach* (pp. 103–120). PCCS Books.

Elliott, R., Watson, J. C., Goldman, R. N., & Greenberg, L. S. (2004). *Learning emotion focused therapy: The process-experiential approach to change*. American Psychological Association.

Foroughe, M., Ashley, A., Neela, I., Darking, S., & Bell, S. (2023). *Emotion focused therapy: A randomized case series of clinical outcomes* [Manuscript submitted for publication]. Department of Psychology, York University.

Gayes, L. A., & Steele, R. G. (2014). A meta-analysis of motivational interviewing interventions for pediatric health behavior change. *Journal of Consulting and Clinical Psychology*, *82*(3), 521–535. https://doi.org/10.1037/a0035917

Gendlin, E. T. (1996). *Focusing-oriented psychotherapy: A manual of the experiential method*. Guilford Press.

Goldman, R. N., Greenberg, L. S., & Angus, L. (2006). The effects of adding emotion-focused interventions to the client-centered relationship conditions in the treatment of depression. *Psychotherapy Research*, *16*(5), 536–546. https://doi.org/10.1080/10503300600589456

Goldman, R. N., Vaz, A., & Rousmaniere, T. (2021). *Deliberate practice in emotion-focused therapy*. American Psychological Association.

Greenberg, L. (2014). The therapeutic relationship in emotion-focused therapy. *Psychotherapy*, *51*(3), 350–357. https://doi.org/10.1037/a0037336

Greenberg, L. S. (2017). Emotion-focused therapy of depression. *Person-Centered & Experiential Psychotherapies*, *16*(2), 106–117. https://doi.org/10.1080/14779757.2017.1330702

Greenberg, L. S., Elliott, R., & Foerster, F. S. (1990). Experiential processes in the psychotherapeutic treatment of depression. In C. D. McCann & N. S. Endler (Eds.), *Depression: Developments in theory, research and practice* (pp. 157–185). Wall & Emerson.

Greenberg, L. S., Rice, L. N., & Elliott, R. (1993). *Facilitating emotional change: The moment-by-moment process*. Guilford Press.

Greenberg, L. Warwar, S. H., & Malcolm, W. M. (2008). Differential effects of emotion-focused therapy and psychoeducation in facilitating forgiveness and letting go of emotional injuries. *Journal of Counseling Psychology*, *55*(2), 185. https://doi.org/10.1037/0022-0167.55.2.185

Greenberg, L., & Watson, J. (1998). Experiential therapy of depression: Differential effects of client-centered relationship conditions and process experiential interventions. *Psychotherapy Research*, *8*(2), 210–224. https://doi.org/10.1080/10503309812331332317

Greenberg, L. S., & Watson, J. C. (2006). *Emotion-focused therapy for depression*. American Psychological Association.

Joormann, J., & Stanton, C. H. (2016). Examining emotion regulation in depression: A review and future directions. *Behaviour Research and Therapy*, *86*(1), 35–49. https://doi.org/10.1016/j.brat.2016.07.007

Korczak, D. J., & Goldstein, B. I. (2009). Childhood onset major depressive disorder: Course of illness and psychiatric comorbidity in a community sample. *The Journal of Pediatrics*, *155*(1), 118–123. https://doi.org/10.1016/j.jpeds.2009.01.061

Kramer, U., & Pascual-Leone, A. (2016). The role of maladaptive anger in self-criticism: A quasi-experimental study on emotional processes. *Counselling Psychology Quarterly*, *29*(3), 311–333. https://doi.org/10.1080/09515070.2015.1090395

Lafrance Robinson, A., McCague, E. A., & Whissell, C. (2014). "That chair work thing was great": A pilot study of group-based emotion-focused therapy for anxiety and depression. *Person-Centered & Experiential Psychotherapies*, *13*(4), 263–277. https://doi.org/10.1080/14779757.2014.910131

Lewinsohn, P. M., Petit, J. W., Joiner Jr., T. E., & Seeley, J. R. (2003). The symptomatic expression of major depressive disorder in adolescents and young adults. *Journal of Abnormal Psychology*, *112*(2), 244. https://doi.org/10.1037/0021-843X.112.2.244

Maalouf, F. T., Atwi, M., & Brent, D. A. (2011). Treatment-resistant depression in adolescents: Review and updates on clinical management. *Depression and Anxiety*,

28(11), 946–954. https://doi.org/10.1002/da.20884

Maughan, B., Collishaw, S., & Stringaris, A. (2013). Depression in childhood and adolescence. *Journal of the Canadian Academy of Child and Adolescent Psychiatry*, *22*(1), 35–40.

Mental Health Commission of Canada. (2015). *Taking the next step forward building a responsive mental health and addictions system for emerging adults.* www.mentalhealthcommission.ca/sites/default/files/Taking%252520the%252520Next%252520Step%252520Forward_0.pdf

Miller, W. R., & Rollnick, S. (2013) *Motivational interviewing: Helping people to change* (3rd ed.). Guilford Press.

Paivio, S. C., & Greenberg, L. S. (1995). Resolving "unfinished business": Efficacy of experiential therapy using empty-chair dialogue. *Journal of Consulting and Clinical Psychology*, *63*(3), 419–425. https://doi.org/10.1037/0022-006X.63.3.419

Pos, A. E., & Greenberg, L. S. (2007). Emotion-focused therapy: The transforming power of affect. *Journal of Contemporary Psychotherapy*, *37*(1), 25–31. https://doi.org/10.1007/s10879-006-9031-z

Rogers, C. R. (1957). The necessary and sufficient conditions of therapeutic personality change. *Journal of Consulting Psychology*, *21*(2), 95–103. https://doi.org/10.1037/h0045357

Salgado, J., Cunha, C., Monteiro, M., Goldman, R., & Greenberg, L. S. (2019). Emotion focused-therapy for depression. In L. S. Greenberg & R. Goldman (Eds.), *Clinical handbook of emotion-focused therapy* (pp. 293–314). American Psychological Association.

Schäfer, J. Ö., Naumann, E., Holmes, E. A., Tuschen-Caffier, B., & Samson, A. C. (2017). Emotion regulation strategies in depressive and anxiety symptoms in youth: A meta-analytic review. *Journal of Youth and Adolescence*, *46*(2), 261–276. https://doi.org/10.1007/s10964-016-0585-0

Schore, A. N. (2003). *Affect dysregulation & disorders of the self.* Norton Professional Books.

Segrin, C. (2000). Social skills deficits associated with depression. *Clinical Psychology Review*, *20*(3), 379–403. https://doi.org/10.1016/S0272-7358(98)00104-4

Shahar, B., Carlin, E. R., Engle, D. E., Hegde, J., Szepsenwol, O., & Arkowitz, H. (2011). A pilot investigation of emotion-focused two-chair dialogue intervention for self-criticism. *Clinical Psychology & Psychotherapy*, *19*(6), 496–507. https://doi.org/10.1002/cpp.762

Sherry, S. B., Richards, J. E., Sherry, D. L., & Stewart, S. H. (2014). Self-critical perfectionism is a vulnerability factor for depression but not anxiety: A 12-month, 3-wave longitudinal study. *Journal of Research in Personality*, *52*, 1–5. https://doi.org/10.1016/j.jrp.2014.05.004

Singh, T., Pascual-Leone, A., Morrison, O. P., & Greenberg, L. (2021). Working with emotion predicts sudden gains during experiential therapy for depression. *Psychotherapy Research*, *31*(7). 895–908. https://doi.org/10.1080/10503307.2020.1866784

Solmi, M., Radua, J., Olivola, M., Croce, E., Soardo, L., Salazar de Pablo, G., Shin, J., Kirkbride, J. B., Jones, P., Kim, J. H., Kim, J. Y., Carvalho, A. F., Seeman, M. V., Correll, C. U., & Fusar-Poli, P. (2022). Age at onset of mental disorders worldwide: Large-scale meta-analysis of 192 epidemiological studies. *Molecular Psychiatry*, *27*(1), 281–295. https://doi.org/10.1038/s41380-021-01161-7

Spirito, A., Esposito-Smythers, C., Wolff, J., & Uhl, K. (2011). Cognitive-behavioral therapy for adolescent depression and suicidality. *Child and Adolescent Psychiatric*

Clinics, *20*(2), 191–204. https://doi.org/10.1016/j.chc.2011.01.012

Stern, D. N. (1985). *The interpersonal world of the infant: A view from psychoanalysis and developmental psychology*. Routledge.

Thapar, A., Collishaw, S., Pine, D. S., & Thapar, A. K. (2012). Depression in adolescence. *Lancet*, *379*(9820), 1056–1067. https://doi.org/10.1016/S0140-6736(11)60871-4

The Counselling Channel. (2016, July 25). *Emotional deepening process* [Video]. YouTube. https://youtu.be/kNRg2DFtgOw.

Weerasekera, P., Linder, B., Greenberg, L., & Watson, J. (2001). The working alliance in client-centered and process-experiential therapy of depression. *Psychotherapy Research*, *11*(2), 221–233. https://doi.org/10.1093/ptr/11.2.221

Whelton, W. J., & Greenberg, L. S. (2005). Emotion in self-criticism. *Personality and Individual Differences*, *38*(7), 1583–1595. https://doi.org/10.1016/j.paid.2004.09.024

Wickersham, A., Dickson, H., Jones, R., Pritchard, M., Stewart, R., Ford, T., & Downs, J. (2021). Educational attainment trajectories among children and adolescents with depression, and the role of sociodemographic characteristics: Longitudinal data-linkage study. *The British Journal of Psychiatry*, *218*(3), 151–157. https://doi.org/10.1192/bjp.2020.160

World Health Organization. (2013). *Global health estimates summary tables: YLDs by cause, age, and sex*. www.who.int/mental_health/evidence/atlas/mental_health_atlas_2014/en/

Zuroff, D. C., Igreja, I., & Mongrain, M. (1990). Dysfunctional attitudes, dependency, and self-criticism as predictors of depressive mood states: A 12-month longitudinal study. *Journal of Cognitive Therapy and Research*, *14*, 315–326. https://doi.org/10.1007/BF01183999

Emotion Focused Therapy for Youth

The Clinical Manual

第七章

青少年边缘型人格障碍的情绪聚焦疗法

米丽斯·福鲁格　乔治·A.兰登

“治疗之后有什么好的变化？我的孩子不再每天都想去死了！这种疗法实实在在救了她的命，也救了我们全家。她每天的心情也变好了，变得更加稳定。哭闹和崩溃的次数也少了，相处起来更加愉快。还是原来那个人——社交问题依然很大（现在我们知道问题的原因了），但她已经开始接受自己，并且有了希望，相信自己能感觉更好，并且能学会适应生活。EFT改变了我们所有人的生活。我想为我自己、我的婚姻以及我们整个家庭进行情绪聚焦治疗。”

——一位16岁女孩的母亲，女儿患有边缘型人格障碍

边缘型人格障碍

边缘型人格障碍（borderline personality disorder，BPD）是当今最普遍的人格障碍之一，该障碍在住院精神病患者中的比例高达25%，是临床最常见的轴Ⅱ情感障碍（Hecht et al.，2014；Levy et al.，2018；Lieb et al.，2004；Smits et al.，2017）。研究表明，精神科9%~40%重复住院的患者被诊断患有边缘型人格障碍（Harned et al.，2006）。由于BPD行为和症状的特性，被诊断为此障碍的个体通常被临床医生视为最难治疗的患者之一（Harned et al.，2006）。莱恩汉（Linehan，1993a）通过临床患者中五个常见的失调领域，概述了BPD患者的诊断症状：首先，BPD患者通常会经历持续的空虚感和/或不稳定的自我意识（自我意识失调）。其次，BPD患者经常表现出高反应性的情绪回应，这通常发生在短暂且压倒性的情绪爆发期间（情绪失调）。第三，BPD患者在承受巨大压力的时候往往会经历短暂的、无法控制的解离（认知失调）。第四，BPD患者通常表现为无法控制冲动，经常

出现自伤或自杀行为，据估计，有自伤或自杀行为的患者比例在患病人群中占69%~80%（Harned et al., 2006），他们还有各种形式的间接自伤行为，如药物滥用、赌博、鲁莽驾驶和疯狂消费等（行为失调）。最后，被诊断有BPD的个体通常表现出一种不稳定的模式：不稳定的内在自我认知（内在不稳定）以及不稳定的人际关系，包括友情、家庭关系和浪漫关系（人际关系失调）。在人际领域，可能存在相当大的治疗挑战。然而，尽管BPD患者存在人际关系紧张、在理想化与贬低之间摇摆、不顾一切地努力避免被遗弃以及随之而来的一系列不适应性行为等重重问题，但治疗关系仍然必须建立和维持，并最终——希望是友好地——结束。

辩证行为疗法与 BPD

虽然美国精神病学协会（American Psychiatric Association, APA）没有推荐治疗BPD的特定心理治疗方法，但大多数关于该障碍治疗的实证研究都集中在实施莱恩汉（Linehan, 1987）的辩证行为疗法（dialectical behaviour therapy, DBT）模型上（Oldham, 2006; Warwar et al., 2008）。DBT是一种针对BPD的认知行为疗法，它是基于该障碍病因的生物社会理论开发的（Harned et al., 2006 ）。莱恩汉（Linehan, 1993a）使用这一理论将该障碍概念化为情绪极度脆弱的个体与持续不认可的环境（无论是主观感知的还是客观可验证的）之间持续相互作用的结果。DBT基于两个主要原则来组织：专注于问题行为的解决，以及强调人际认知与自我认知背后的辩证推理（即来访者对于自己、自己与他人的关系、自己的社交动机以及他人社交动机的理解）（Linehan, 1987）。也许治疗中最关键的辩证是接纳与改变：患者必须被治疗师和他们自己所接纳，同时还要寻求并致力于治疗性成长（Linehan，1987）。一方面他们正在尽自己最大的努力，另一方面他们还需要做得更好；这两种现实是并存的。

DBT使用诸如此类的辩证方法来认可来访者对周围现实和所体验的情绪的理解，并帮助来访者将其整合到更广泛的自我接纳和个人成长背景中（Harned et al.，2006）。与传统的认知疗法类似，DBT是“指导性和干预导向的”（Linehan，1987，p.272）。治疗通常包括教授患者各种技能，以帮助他们应对和克服与BPD最常相关的问题。这些技能包括正念、痛苦耐受、情绪调节和人际效能。DBT将很多重点放在刻意的、系统的思维练习和行为练习上，以帮助个体将注意力集中到当下时刻、自己的身体感受，以及达到精力、注意力和情绪调节更平衡的状态。治疗任务包括教授技能，帮助他们应对日常在生活中可能遇到的症状和困难情境。技能训练强调以应对为基础的策略，比如把脸浸入冷水中以减少身体反应，进而减少情绪反应；核实与某一情境相关的事实，以确定情绪反应的恰当性；以及在向他人提出请求时使用特定结构的句子（Linehan，1993b）。

针对BPD的情绪聚焦疗法

如果情绪失调被视为BPD患者的核心缺陷，那么情绪的有效处理可能是心理治疗性改变的一种有益的机制。情绪处理虽然是DBT和基于DBT的治疗方法的一部分，但它并不像技能训练和辩证推理那样，在目前实施中占据核心位置（Warwar et al.，2008）。此外，虽然针对情绪方面的调节是DBT的一个关键部分，但该疗法的结果目标主要是调节和减少准自杀（parasuicidal）行为和其他失调行为（Linehan，1993b）。因此，在DBT中使用情绪作为改变的中介，主要集中在与正在调节的非适应性行为的关系上（即，如果在治疗中强调某种情绪，通常是为了帮助识别伴随该情绪出现的常见非适应性行为，并找出最适合调节该行为的DBT技能）。此外，尽管DBT在情绪觉察和接纳中融入了正念练习，但它对于应对技能的强调凸显了患者的脆弱性和持续应对的需要，与EFT聚焦于转化情绪形成鲜明的对比。换句话说，DBT强调的是情绪调节，而不是情绪转化。DBT将情绪觉察作为有意义治疗改变的中介，其有效性尚未得到证实（Warwar et al.，2008）。DBT满足了对有自杀、自伤及失控行为的个体进行干预的迫切需求，而人格障碍又普遍被认为在人的一生中会持续存在，因此，DBT以技能为基础的应对策略成为BPD的标准治疗方法，完全是可以理解的。鉴于BPD来访者存在的安全风险和对立即缓解其痛苦的需要，对BPD的治疗应该从建立结构和稳定性开始。

在本章中，我们的目标是将基于应对的干预措施的稳定作用与EFT的转化潜力相结合，以期在与青少年合作时，乐观地将实现完全康复作为治疗目标（Bardrust et al.，2000；Pos & Greenberg，2012；Zohar et al.，2019）。依据格林伯格、波斯、瓦瓦尔等人提出的原则，我们概述了针对13至17岁青少年的BPD第二阶段治疗的临床应用，并提供EFT逐步实施过程中应考虑的要点，这些策略与第一阶段的干预措施（如DBT）部分重叠或同时进行。

在开始对青少年治疗之前，建议治疗师先与他们的照料者见面，以便获得相关的背景信息，并制定策略——确定是否、何时以及如何让照料者参与治疗过程。许多DBT的项目都包括家长参与的环节，我们认为让家长参与是既明智又富有同情心的做法——这样可以减少治疗干扰行为并为家长提供急需的支持。如果没有家长的参与，家长的治疗干扰行为就可能会无意中削弱治疗效果并延续症状——见图7.1。

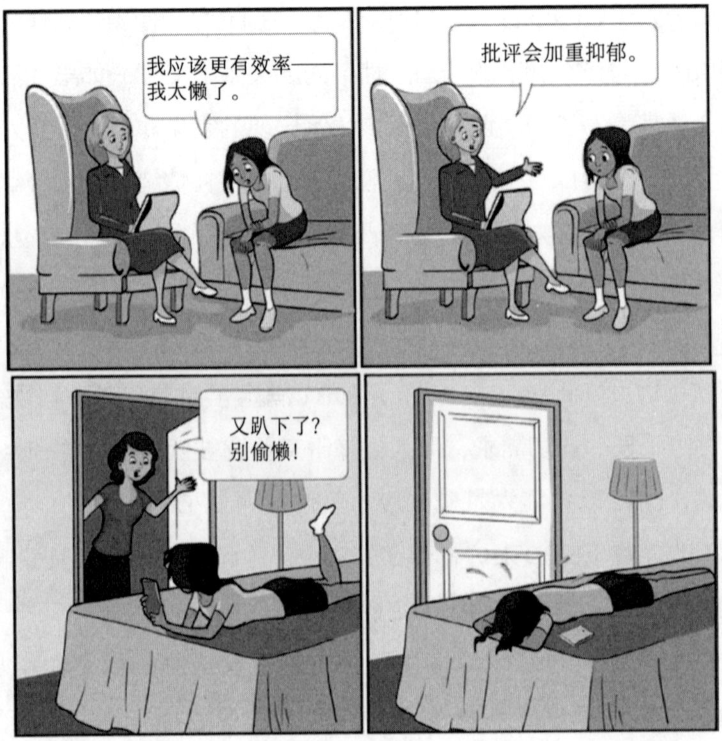
我应该更有效率——
我太懒了。
批评会加重抑郁。
又趴下了？
别偷懒！

图7.1　内在的声音：你太懒了

人本主义立场

EFT治疗师，像大多数持人本主义立场的治疗师一样，通常不倾向于关注病理症状，也不太可能诊断来访者患有人格障碍。这种拒绝将问题病理化的倾向是有道理的，因为人本主义强调来访者寻求健康的部分，这种倾向有助于避免落入病理化陷阱、过度认可某种障碍，以及传统治疗模型中的权力失衡问题。当治疗师不把自己当作全知全能的健康"专家"，不认为自己有权给来访者贴上人格障碍的标签时，更容易维持人本主义的关系条件。然而，来访者在关系、自我、情绪和行为上表现出极端不稳定性，这就要求EFT从业者能够以一种系统的方式支持这些极度痛苦的来访者。波斯和保隆（Pos & Paolone，2019）

强调，即使我们不认为人格障碍的诊断标签描述了来访者的某些“真实”特质，但在EFT实施过程中仍需要考虑它，因为它：①提供了结构化和连贯的框架，来访者及其家人据此可以更好地理解极端症状；②强调了BPD症状可能对生命构成威胁且常常会阻碍个体发展，需要保持一种适当的紧迫感和严重性意识；③对EFT治疗师秉持的去病理化和跨诊断治疗方法提出了挑战，而接受这一挑战可以促进治疗能力的提升；④为来访者可能正在经历的强烈痛苦提供了一种连贯的解释，对来访者来说是一种高度的肯定，这在治疗的第一阶段可能会非常有用。从这个角度来看，在做出BPD诊断时，为来访者提供结构、支持和缓解措施，同时坚持支持来访者寻求健康的部分，是符合人本主义原则的。

整合取向

克里奇菲尔德和本杰明（Critchfield & Benjamin，2006）总结了美国心理学会特别工作组关于人格障碍心理治疗最佳实践的综述，指出有效的治疗必须是整合的，并包括以下四个主要原则：①通过牢固的治疗联盟为来访者提供接纳、同理和一致性；②建立长期、具有深厚情感联结的关系；③提供与来访者当前的心理功能损害及改变意愿相匹配的治疗干预；④建立一种能够在治疗干预中平衡指导性与接纳性的治疗结构。EFT作为一种治疗模式，其深度聚焦于同理反映、情绪过程、重要人际关系、治疗关系，同时强调来访者与治疗师对于治疗任务与目标的共识，体现了以上原则。EFT对过程的关注也使得它能够从其他干预、方案或家庭支持中整合任何具有支持性的内容。通过对情绪转化的强调，EFT可以补充基于应对和接纳的治疗方法——如辩证行为疗法、认知行为疗法、正念、接纳与承诺疗法（acceptance and commitment therapy，ACT）及慈悲聚焦疗法（compassion-focused therapy，CFT），这些方法都以认知原则和过程为核心。

在成年来访者的治疗中，EFT强调帮助来访者接触、识别并转化他们非适应性的情绪状态（Greenberg，2002），这种方法在治疗抑郁症（Greenberg & Watson，2006）、情感创伤（Greenberg et al.，2008；Paivio & Pascual-Leone，2010）和夫妻关系困扰（Greenberg & Goldman，2008；Johnson，2004）方面的有效性已经得到验证。在过去的十年中，EFT已被应用于人格障碍，尤其是边缘型人格障碍的治疗（Pos & Greenberg，2012）。我们与青少年工作的经验表明，EFT可以成功地应用于患有BPD的青少年，帮助他们在情绪处理、人际关系改善和行为改进方面取得治疗性进展。

EFT 治疗青少年 BPD

针对青少年的灵活两阶段模型

针对边缘型人格障碍的EFT-Y模型包括两个主要阶段：稳定和转化。这两个阶段涵盖了三阶段创伤治疗框架（three-phase trauma framework）（Herman，2001；Ford & Courtois，2013），该框架已成为复杂创伤治疗的黄金标准（如Blue Knot*，2012）。EFT-Y 针对 BPD 治疗的两个阶段要交替进行，首先是教授应对技能，随后逐步将情绪聚焦治疗方法整合到治疗过程中，使治疗师在可能的情况下推进情绪转化，但在必要时重新回到稳定阶段。这种灵活的两阶段模型体现了创伤治疗的非线性特征，即治疗通常是朝着治疗性成长的方向前进，但在过程中会经历许多挫折，通常表现为“前进两步，后退一步”的模式。

第一阶段以稳定为基础，这一阶段大量借鉴了基于应对的治疗方法，如针对创伤的认知行为疗法、辩证行为疗法和正念疗法，但其实还可以包括其他能改善情绪调节的干预措施，如眼动脱敏和再加工（EMDR）以及临床催眠疗

*Blue Knot (Foundation) 是一个澳大利亚的非营利组织，专注于帮助有复杂创伤的成年幸存者。——译者

法。第二阶段的任务集中在转化上，遵循EFT情绪转化的六个阶段，这一部分内容在第一章和第二章中有详细描述。

情绪基模

在EFT中，一个核心的组织概念是情绪基模。波斯和格林伯格（Pos & Greenberg，2012）将情绪基模概念化为“多层次功能（感知、感觉、认知、情感、生理变化）的动态整合，随着时间的推移，它会受到文化、学习和经验的影响”（p.85）。在治疗过程中激活情绪基模是治疗性改变的一个重要组成部分，因为它有助于促进来访者体验、关注、理解并最终转化他们的情绪状态（Pos，2013）。作为EFT治疗师，我们会对四种不同类别的情绪进行不同的处理，这些情绪包括：原发适应性情绪、原发非适应性情绪、继发情绪和工具性情绪。

原发适应性情绪通常代表对环境健康和即时的反应，这些反应帮助个体组织适当的行动/反应以满足基本生存需要。治疗师通常会帮助来访者探索这些情绪，并帮助他们获得准确的自我评价和适应性需求。

原发非适应性情绪也代表了对周围环境的即时反应；然而，这些反应通常是从过去的经历中——尤其是那些创伤性的经历中学到的。这些情绪曾经具有适应性，治疗师通常会在这个历史背景中帮助来访者对它们进行探索，然后再通过帮助来访者重新评估这些情绪、识别需求以及发现适应当前情况的新情绪，来转化这些情绪。

继发情绪是来访者对其原发情绪的反应（例如对羞耻的恐惧、对恐惧的愤怒等等）。治疗师可以通过识别和探索继发情绪，深化和跟随来访者的情绪体验，接触到深层的原发情绪。

工具性情绪可以用来获得某种结果或操纵当前环境（例如用哭泣来避免惩罚，或用大笑来避免感到羞耻）。患有BPD的来访者往往会发现，他们的工具性情绪得到了强化，因为这些情绪在实现期待的效果或避免不希望的后果方面非常有效。即使他人对他们的工具性情绪有负面回应，他们也认为有反应总比感到孤单或被抛弃好。治疗师必须努力在治疗中强化原发情绪的表达，同时不对来访者采取工具性行为进行评判。

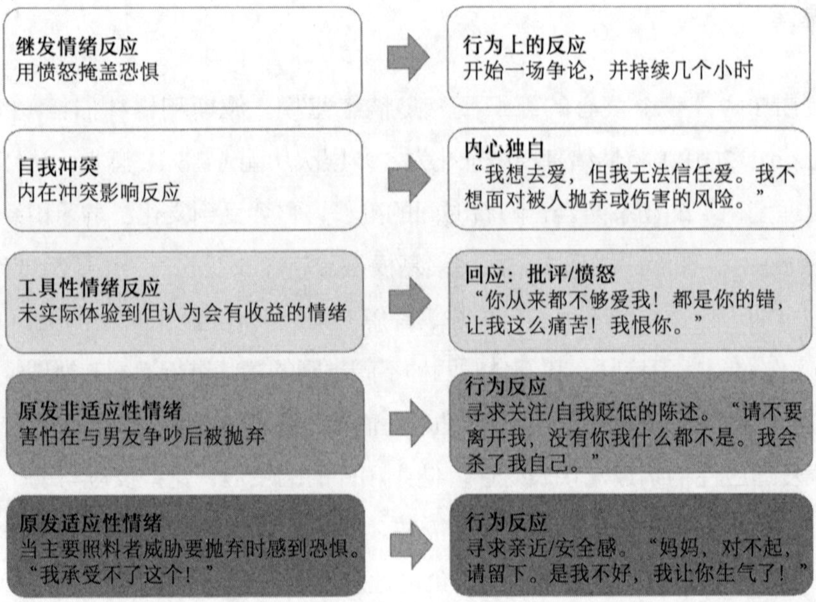

图 7.2　边缘型人格障碍的非适应性情绪示例

情绪评估

评估什么

在对患BPD的青少年进行情绪评估时，治疗师需要观察和关注他们的情绪类型、情绪的表达方式以及情绪的强度。这不仅包括他们当前表现出来的基本情绪，还包括他们因长期试图感受某些特定的情绪而忽视其他情绪所形成的情绪基模。与患有BPD的青少年的初始合作包括接触情绪、允许情绪存在和表达情绪。即便是这些任务，对于患BPD的青少年来说也可能非常具有威胁性，因为他们常常用愤怒来掩盖更脆弱的情绪：

> “在最初几次治疗时，我非常愤怒。我觉得我会失控，会说出一些不是我真正想表达的话，这种感觉完全是压倒性的，我觉得我根本应付不了，可能会伤害到别人或自己或者什么东西，然后他们就把我关到了我应该待的地方。”
>
> ——汤姆(Tom)，14岁

情绪评估的另一个部分是评估青少年对当前情绪的舒适度，以便治疗师在帮助他们关注自己的情绪体验时能提供适当的支持。随着评估的进行，治疗师可以区分不同类别的情绪（即原发适应性情绪、原发非适应性情绪、继发情绪和工具性情绪）和情绪基模，以及在这些过程中如何对其进行有效干预。

如何进行评估

从第一次会谈的第一刻起，对来访者的情绪评估就开始了。治疗师会关注来访者所说的话、所做的事、所关注的内容、通过行为表现出的情绪，并关注这些情绪是否与他们语言承认的情绪相一致。在对来访者的回应中，治疗师帮助他们从聚焦于外在转向聚焦于内在，从模糊、笼统的痛苦转向具体、明确的情绪。EFT的过程研究显示，如果治疗师回应的最后一句关注的是情绪，那么来访者关注情绪的可能性会增加8倍（Greenberg，2021）。例如，如果一个青少年说“当我没有立刻收到我朋友的信息回复时，我真的非常害怕；我以为她出了什么可怕的事，或者她因为什么原因对我生气了”，许多治疗师会以问题回应，问他们最后一次见朋友是什么时候以及他们一起做了什么，对此青少年通常会以更多的“内容”或者非体验性的信息回应。在EFT框架下，如果治疗师对同样的内容回应“噢，他们总是会立刻回复，所以这次对他们来说很不寻常？你刚才提到你感到非常害怕”，他们就更有可能跟随治疗师关注他们体验性的情绪过程。这告诉我们，治疗师的回应很重要并且具有影响力，能够吸引青少年关注他们自己的内在过程。大多数青少年会从叙述一件事或一种体验开始，主要关注谁参与了、每个人说了什么或做了什么。通过有针对性地回应，治疗师可以帮助青少年进入更深层次的体验（见表7.1）。

在情绪评估过程中，咨询师需要充分运用自身所有的感官知觉以及直觉反应，去觉察和捕捉青少年的情绪体验。

表7.1　体验的层次

体验的层次	来访者的陈述	咨询师的回应
关注外在（行为）	我妈妈总是像对待小孩子一样和我说话	这对于你来说意味着什么？
关注外在（意义）	她认为我愚蠢或无能	请你告诉妈妈
关注内在（意义）	就好像你根本不了解我，也不相信我	告诉她那样做让你感觉如何
关注内在（原发情绪）	愤怒，受伤	我感到愤怒，也感到悲伤，因为你认为我什么事都做不好

尽管大多数治疗师习惯于记录来访者所说的内容，但对于患BPD的来访者而言，记录治疗的过程可能会更加有帮助，如来访者是如何说话的、治疗师观察到了什么以及在他们说话时治疗师的内心反应。以视频形式录制治疗过程对于EFT培训和实践极其有价值，因为许多非言语行为和鲜活的情绪过程，即便是最杰出的笔记记录者也难以记录下来。此外，治疗师在记笔记时，很难完全在场并与来访者保持联结。由于EFT依赖于会谈过程中的即时互动、有效的时机把握和同理共调，因此在治疗的体验部分，治疗师最好不要去做笔记。建议治疗师录制治疗过程的视频，然后凭记忆写笔记，随后再回放治疗视频进行复

盘。如果不能录制视频，另一个可选方案是对治疗过程录音，这样也可以记录会谈的内容、语气、语调和声音变化。

跨诊断治疗的核心：同理回应

所有的精神障碍和心理健康问题有一个共同的特点，即难以恰当地调节情绪。无论青少年来访者是带着已有的诊断进入治疗，还是由我们帮他们做出首次诊断，EFT模型包含的一个核心理念是，治疗师不是在对来访者这个人进行诊断，而是对他们所处的状态进行诊断。这种看待来访者的方式，能让即使已经被诊断为BPD的来访者，也相信康复的可能，并认为有效的情绪处理可以帮助他们实现这一目标。在对BPD来访者的EFT治疗中，治疗师采用的第一项也是最重要的一项干预是同理回应。虽然在第二章中提供了对同理回应的全面回顾，但对于患有BPD的青少年，还有一些重要的因素需要考虑。

同理确定

患有BPD的青少年需要大量的同理肯定和安慰。对于治疗师来说，以具体、人性化且诚实的方式向来访者传达接纳、理解和同情是很有帮助的。然而，同意来访者说的每件事，或提供过度积极的赞扬，并不符合同理肯定的原则，而且还可能适得其反。患有BPD的青少年对治疗师的非言语线索非常敏感，有时可能会误解这些线索——例如，如果治疗师看钟表，他们可能就会认为治疗师不想和他们待在一起；如果他们看到治疗师打哈欠或听到治疗师叹气，他们就会感觉自己不被关心和不被喜欢；如果治疗师对他们分享的艺术作品只是匆匆一瞥并给予敷衍的赞扬，他们就会得出治疗师对他们并不是真正感兴趣的结论。在所有这些情况下，花时间真诚倾听青少年的心声，以高度关注细节的方式表达对他们感受的肯定，将产生完全不同的效果。

同理肯定

在治疗过程中，同理肯定是一项关键的技能，特别是考虑到患有BPD的青少年报告说他们在大多数时候感到不被认可，更重要的是，长期不被认可被认为是BPD病因的一个核心要素（Linehan，1993a）。同理肯定是对感受的无条件接受，是EFT同理确定过程的关键部分。拒绝会引发反抗（Ginott et al.，2009），而同理肯定所提供的接纳与拒绝相反，有可能会促使青少年参与合作。它包括让青少年知道治疗师理解他们的问题是怎么来的，以及理解他们的情绪、想法、需求和反应是有道理的。这是一个不加评判地传达接纳的过程。值得注意的是，EFT-Y中的同理肯定侧重于来访者的努力、价值观和情感体验——它不一定认同他们所分享的内容。治疗师应着力去肯定来访者的情绪体验本身，而不是与情绪相关的内容（例如，如果来访者说“人人都讨厌我”，治疗师显然不会说“是的，每个人都讨厌你”来表达肯定，而应该说：“你已经非常努力地想要被爱和被接受了，但在你的关系中，你仍然体验不到你想要的爱。”）。治疗师通过明确传达这样一个信息——情绪反应并没有错，也不是缺陷，来强化青少年的情绪反应和体验的合理性，即使这些情绪反应被认为在行为上是不可取的——例如，“是的，当你这么生气的时候，当然会很难平静下来，这完全正常”。同理肯定在青少年分享脆弱情绪（如首次表达原发情绪）的时候尤为重要。使用同理肯定将使青少年更愿意探索他们的情绪反应，因为他们会逐渐感到羞耻感和自我评判减少以及较少需要为自己的感受辩护（Greenberg，2010）。最后，同理肯定的主要功能是合理化努力、价值观和情绪体验，支持青少年继续探索他们是如何构建自己的经历和互动的。同理肯定也有助于治疗联盟的建立，因为它使青少年将治疗师视为一个安全和理解他们的人（Greenberg，2010）。

同理共调

同理共调可以比喻为“穿另一个人的鞋走路”或“与另一个人同频共振”（Bohart & Greenberg，1997）。这一比喻指的是对青少年当下的体验进行情感和身体回应的过程。共调指的是一种接纳的态度，即治疗师试图融入来访者的体验，换句话说，试图成为那时那刻的青少年，去感受他们的内心体验。其目标是用各种可能的方法向青少年传达：你正在清晰地追踪并跟随他们的体验。为此，治疗师需要密切关注青少年回应的内容以及表达方式——他们在说话时感觉如何？当他们分享自己的经历时，他们的声音、呼吸、面部和身体有什么变化（Bohart et al.，1997）？作为一名EFT治疗师，一个主要目标是积极地沉浸在来访者的世界中，使用言语和非言语的沟通方式来传达对他们的理解（Elliott et al.，2004）。共调的回应通常是用简短的话语和身体语言，与青少年当时的体验相呼应。治疗师的面部表情、语调和身体感觉可以匹配或镜映来访者体验的强度（Bohart et al.，1997）。例如，如果一个青少年在描述一种令人痛苦的情况时语速加快，并且脸上带有紧张的表情，治疗师可以通过快速点头（表示同意）、瞪大眼睛、坐直身体并靠近他们作为回应，来接近但又不完全模仿来访者的情绪强度。重要的是，同理共调是所有同理回应的基础（Elliott et al.，2004），因为它要求治疗师感受来访者的感受，或至少要想象自己处于他们的位置。

反映

同理共调也包括反映过程。如卡尔·罗杰斯（Carl Rogers）所描述的，反映让治疗师有机会将青少年的情绪以重述或扩展的形式反馈给他们，同时肯定这些体验，确保他们感到被听见和被理解（Elliott，2012）。与同理共调的目标相同，反映的目标是清楚地向青少年传达治疗师正在专心倾听，既看到了他们，也听到了他们。

唤起性回应

治疗师可以使用探索性的问题鼓励来访者进行自我探索。这包括治疗师提出有关何时、什么、哪里和如何的问题，用来激发青少年的原发情绪，更深入地理解他们的情绪体验（Elliott et al.，2004）。探索式反映包括开放式（open-ended）和以成长为导向（growth-oriented）的回应，应以关注来访者内心体验的前沿部分或来访者体验中聚焦渴望改变或成长的方面来结束治疗师的回应（Elliott et al.，2004）。治疗师以一种试探性、愿意接受纠正的方式，引出并捕捉青少年体验中隐含的方面。EFT-Y治疗师会经常询问青少年当下的情绪体验，包括在治疗会谈动态过程中的内心感受和反应——例如：①“当你说‘我受不了了’时，你内心有什么感受？那对你来说意味着什么？”②“你的表情刚才似乎发生了变化；你能告诉我发生了什么吗？”唤起性回应的主要功能是增加觉察和扩展体验的元素，帮助来访者重新组织体验，同时也能接触到那些不清晰或被忽视的体验元素，鼓励他们探索和参与。

“唤起性回应”源自拉丁语单词evocare，意为“呼唤”（Lebow，2012）。同理唤起包括治疗师使用戏剧性和富有表现力的语言，通常从来访者已分享的内容中进行推断，并用来访者的口吻说出来（Elliott et al.，2004）。这种技术的目的是帮助青少年接触或加深他们的体验、意义和情绪（Elliott et al.，2004）。使用比喻和生动的意象，可以帮助个体提取出新的信息或感受（Bohart & Greenberg，1997）。在与患有BPD的青少年互动时，如果青少年容易情绪激动，那么治疗师可能要减少使用同理唤起。相反，如果青少年倾向于使用情绪钝化策略（例如回避情绪），对情绪痛苦持否定态度，或者难以表达脆弱感，那么同理唤起可以作为一种具有挑战性但非常有效的干预手段。

加强

加强是通过重复青少年的情绪表述或使用意象使他们的体验更加生动的过程（Elliott et al., 2004）。治疗师通过强调治疗过程中特定的反应或互动来加强青少年的情绪体验。例如：

- “所以，你感觉就像溺水……当你想到你的朋友们在嘲笑你，不在乎你说的任何话时，你就感觉像在一片痛苦的海洋中溺水，没有人看见，似乎也没有人关心。”
- “看起来这对你来说非常困难，就像站在那里试图和某人说话，任何人都行，只是为了知道自己不是孤单的，却没有人能理解你。当这种情况出现时，你感觉非常孤独，而且它是……难以忍受的，让你甚至开始想，自己不想再活在这个世界上了。”
- “所以，当你在这个生日派对上时，你觉得自己根本不属于那里，脑海中会出现这样的想法：‘我好尴尬。没有人喜欢我。大家一定觉得我是个失败者。’这些想法让你觉得自己毫无价值、不重要，于是你求助于喝酒或自残，通过麻痹自己来让这些想法停止。”

当使用唤起性同理来加强或加深来访者所分享的内容时，它可以使来访者更好地接触到他们的内在体验，因为这种体验变得更加显而易见了。

同理猜测

同理猜测是治疗师对青少年尚未表达出的想法和情绪提出的猜测或假设

（Elliott et al.，2004）。治疗师可以使用非权威的方式提出见解并分享观点（Bohart & Greenberg，1997）。例如：

> “当你和最好的朋友争吵时，你当然会感到恐慌和害怕。如果这个人抛弃了你，你可能会感觉自己又是孤单一人了，甚至可能觉得自己不值得被爱或被关心，因为你‘过于戏剧化’，或者‘太需要关注’，或者单纯只是不够好。”

同理猜测有助于引导青少年更彻底地探索他们的体验并将这些体验用语言表达出来（Elliott et al.，2004）。换句话说，治疗师是在青少年体验的“前沿”（leading edge）工作，以推动他们深入体验，从而产生新的意义。这些猜测往往会涉及与自我和他人相关的依恋恐惧。治疗师应该经常询问猜测与实际情况是否相符——比如问“是这样吗”之类的问题，来确定自己对来访者的理解是否准确（Elliott et al.，2004），例如：①“你不相信能够控制自己的情绪，觉得它们会继续破坏你的人生和人际关系，是这样吗？”②“我有一种感觉，在你的愤怒底下，你可能感到了一些恐惧。你现在真正感到的是恐惧和悲伤，而你之所以表现得愤怒，是因为承认这些情绪太难了，我理解得对吗？”这个过程主要是为了促进对情绪体验、意义或行动倾向更深刻的觉察。

体验式练习：情绪准备

另一项适用于患BPD青少年的唤起性练习是情绪聚焦椅子练习。椅子练习这类体验式练习能强烈地唤起情绪，对青少年群体非常有帮助，因为这些练习不需要来访者具备成人水平的智力去理解概念，而是能绕过认知加工，直达问题的核心。在尝试任何体验式练习之前，治疗师应确保治疗关系足够安全和稳定。对于患BPD的来访者，我们推荐至少用6次治疗来建立一个安全和稳定的基础，这主要参考了针对创伤的体验式治疗过程（experiential process therapy for trauma，EPT-T）的第一阶段，在第八章中对此有详细介绍。这些基础治疗的主要目标包括：①与青少年逐步建立联盟；②就治疗目标及相关任务达成共识；③就治疗计划达成明确的共识，并讨论治疗预计时长、过程、常见的挫折以及用来持续跟踪、评估治疗进展的机制；④制定一个预案，在来访者情绪失控时帮助重新稳定和调节情绪，并约定在会谈结束前留足够的时间（至少15分钟）用于支持情绪调节和进行会谈总结。治疗师在维持安全和稳定方面承担着主要责任，包括及时结束椅子练习，以便有足够的时间进行适当的回顾。虽然这些实操方面的内容看起来像是小事，但它们对于患有BPD的青少年在治疗过程中整体的稳定性、可预测性和安全感有着重要作用。然而在其他与同龄人或成年人的关系中，患有BPD的青少年可能会发现自己情绪极度失调，而对方却未能采取措施识别并回应这种情绪失控的迹象。EFT-Y治疗师应提供一个极其安全和回应性的治疗环境，确保在治疗过程中，始终有坚实而可预测的边界，帮助青少年哪怕在最剧烈的情绪风暴中也能保持稳定。有一个关心他们的成年人提供情感上的肯定和可预测的结构，是青少年疗愈过程显而易见却至关重要的一部分。

BPD来访者的情绪掌控能力

众所周知，患有BPD和其他人格障碍的来访者存在情绪失调的问题（Linehan，1993a），其部分源于早期与主要照料者的非适应性依恋表征被激活（Crowell et al.，2009；Derbidge & Beauchaine，2014；Fonagy et al.，2000，2003；Hecht et al.，2014；Mosquera et al.，2014），部分源于来访者在自我和他人的认知理解方面存在困难，这种困难通常被称为心智化*困难（a struggle

---

* 指个体理解自己及他人心理状态（如情绪、想法、意图、信念）的能力，即“对心理进行思考”的过程。这一概念由Peter Fonagy和Anthony Bateman在依恋理论的基础上提出。——译者

with mentalization)(Fonagy et al., 2011, 2018; Gergely et al., 2002)。

对于患有BPD的来访者的治疗，一个重要方面是帮助他们觉察和表达原发情绪，并能分辨非适应性和适应性的情绪反应（ Warwar et al., 2008 ）。如波斯（ Pos，2013 ）所描述的，原发适应性情绪为来访者提供重要信息，并指示他们采取行动。对于患有BPD的来访者，原发非适应性情绪似乎无处不在，这些情绪往往非常强烈，不仅影响来访者，治疗师也会受到其影响。提高对这些原发非适应性情绪的觉察，是将其转化为更为整合和更具适应性的情绪基模的第一步（ Warwar et al., 2008 ），但对于患BPD的来访者，这可能也是最具挑战性的一步。这些青少年由于长期对自己和他人的情绪做出过度反应，因此，当青少年被要求仅仅是承认并允许这些情绪存在，而不是采取回避行为（如忽视、压抑、逃避、威胁或自我伤害）或防御性行为（如爆发、争斗、大喊、转移话题）时，他们可能会表现出极端的自我保护行为。EFT的一个核心前提是情绪位于自我组织的中心，被激活的情绪基模的显著改变是自我组织改变的根源（ Pos & Greenberg，2012 ）。换句话说，当治疗师能够帮助青少年接触到他们的感受时，他们就可以开始情绪转化的过程了。

一般来说，非适应性的情绪经常在一天中反复出现，且每次出现时都没有发生实质性的变化或改善，对于BPD患者更是如此。这些非适应性情绪可能是悲伤、无价值感或无能感、被遗弃感，也常常是爆发性的愤怒等核心情绪。这些情绪通常不会随着情境的变化而改变或改善，也不会为患BPD的来访者带来任何适应性的问题解决；相反，它们往往会导致适应不良的人际互动循环，这些循环既让患者产生被亲密的人际关系“伤害”和“困住”的感觉，又进一步强化了这些感觉（ Warwar et al., 2008 ）。因此，在对BPD的情绪聚焦治疗中，怎么强调对于治疗关系的有效利用也不为过。EFT治疗师必须提供一种同理共调和真诚的关系，同时关注情绪处理过程中的核心困难，以便有效地让来访者参与到旨在解决这些问题的干预措施中（ Pos & Greenberg，2012 ）。正因为如此，治疗师被视为情绪教练，在整个治疗过程中积极地与来访者合作（Greenberg & Warwar，2006）。然而，必须注意的是，由于BPD患者特有的自我组织方式和情绪波动性，他们通常不会以预期的方式参与治疗干预（Pos & Greenberg，2012）。有时，患有BPD的来访者会以出乎意料的方式对常见的情绪提示作出反应——例如在治疗师对其悲伤表示同理时，他们可能会突然爆发愤怒。因此，EFT治疗师需要具备敏锐的洞察力，以及灵活运用和调整EFT常规治疗的能力，以便帮助患BPD的来访者根据自身特定的情绪状态和内心冲突来调节、组织和心智化自己的体验，同时不必担心破坏治疗关系（Pos & Palone，2019）。

BPD 治疗和椅子练习

患有BPD的来访者往往长期处于自我冲突或辩证处理困难的状态，因为他们的自我分裂为被严格定义且相互对立的两种状态，并且在两种状态之间来回摇摆（Linehan，1993a）。在EFT中，自我分裂冲突通常需要使用双椅任务来帮助整合，例如将两个对立的自我组织之间的主导与敌对关系整合为一种相互接纳的关系。根据波斯和格林伯格（Pos & Greenberg，2012）的概述，在双椅干预中，治疗师帮助个体将属于两个不同自我组织的情绪基模带入一场人际对话中，这样每个自我的需求可以从各自的椅子上表达出来。

EFT治疗师采用多种方法来帮助来访者激活和整合他们的自我组织（Pos & Greenberg，2012）。对于较占优势的自我组织的激活，通常包括：①通过夸大的表达，过度地强调自我批评者的假定优越感（presumed superiority）（例如，“你今天在学校表现得很糟糕！”）；②将来访者情绪基模中的一个关键方面聚焦为核心批评（例如“你一无是处！”）；③模仿批评者的非言语或态度立场（例如，模仿严厉、不赞成的表情，或用语言表达出来，包括语气、态度和姿势），使表达更加生动（Pos & Greenberg，2012）。为了加深“体验椅”上的体验，治疗师可以：①中和“体验者”试图化解“批评者”攻击的努力，转而引导来访者允许、接纳并切实感受这种攻击的影响；②帮助促进和维持来访者的人际安全感，或者让来访者将全部注意力集中在他们的内在体验上，而不是监控他们的人际空间和周围环境；③使用同理回应来反映对来访者体验的理解和接纳，再次引导他们将注意力转向内在体验；④帮助来访者用语言描述和捕捉体验来构建情绪意义；⑤通过同理肯定和理解帮助来访者调节困难情绪，同时提供社交和情感反馈（Elliott et al.，2004；Pos & Greenberg，2012）。

当两种自我组织之间，一种能尊重双方的情感需求的新的适应性关系形成时，问题就算得到了解决。这种解决与辩证行为疗法中的辩证原理相一致，即自我冲突得到了克服和转化，因此，来访者既可以接受当前的存在状态，又能努力追求成长（Linehan，1993a）。通过解决对立自我组织的冲突，EFT椅子练习有潜力帮助来访者建立情绪结构和适应性功能，减轻情绪的极端化和过度激活，同时增强自我一致感（Pos & Greenberg，2012）。患有BPD的青少年通常在这些方面都感到困难，他们常常对自己的情绪保持谨慎和不信任的态度，并且在面对情绪体验时常常会感到不适甚至恐慌（Crowell et al.，2009；Linehan，1993a；McMain et al.，2008）。因此，波斯和格林伯格（Pos & Greenberg，2012）认为患有BPD的来访者“既非常需要，又非常可能从双椅工作中获得实质性收益”（p.87），并且发现如果结构和基础工作准备得充分，这种干预可以为BPD患者提供一个机会，让他们能够在安全且充满同理的环境中体验、表达和反思自己的情绪。正如我们所强调的，治疗师必须与BPD来访者建立并维持密切的工作联盟，因为只有在稳定且始终一致的治疗联盟中，来访者才更愿意并且更有效地面对和接纳过度刺激的情绪（Warwar et al.，2008；

Pos & Paolone，2019）。通过提供无条件的积极关注、安全的接触和清晰可见的帮助意愿，治疗师可以帮助BPD来访者满足以往未被满足的接纳和支持需求，并帮助调节其核心的非适应性感受，如恐惧、羞耻和无助等。在面对具有挑战性的情绪体验时，这些安全感和支持性的体验有可能帮助来访者转化核心非适应性人际情绪基模，这些情绪基模常常会阻碍患有BPD的青少年深入参与治疗。

BPD青少年进行的椅子练习有何不同及如何实施？

在与患BPD和其他人格障碍的来访者进行EFT椅子练习时，存在一个常见的问题是：来访者在人际情境中，包括在与治疗师的治疗关系中，往往容易经历情绪过度唤起（Pos & Paolone，2019）。情绪过度唤起可能成为来访者有效参与椅子练习的障碍，而适度的情绪唤起却有助于来访者更深刻地感受自己的情绪（Greenberg et al.，2007）、识别重要的需求、进行意义构建，从而改变自己根深蒂固的生活叙事。波斯和保隆（Pos & Paolone，2019）指出，通过有效地搭建促进来访者参与当前任务（椅子练习）能力的脚手架（scaffolding），可以实现最佳的情绪唤起。他们引用伍德等人（Wood et al.，1976）的观点指出，当脚手架搭建正确时，它：①有助于维持来访者在椅子练习中的参与；②有助于简化椅子任务，以匹配来访者当前的情绪功能水平；③强调成功进行椅子任务的重要方面；④协助创建一个适当的环境，用于调节来访者过度唤起的情绪；⑤通过示范展示完成椅子任务所必需的相关工作。在与情绪失调的来访者（如BPD患者）进行椅子练习时，可以采用的脚手架策略包括：①在椅子练习中使用关系性或系统性的解决模型，而非个体模型；②使用各种用情绪调节情绪的技术（Pos & Greenberg，2012），如加入来访者的情绪氛围、使用幽默以及表达你对来访者的积极感受；③利用治疗关系帮助来访者调节他们的情绪（Pos & Paolone，2019）。

案例：搭建脚手架

以下对话来自与16岁的阿妮莎（Anisha）的第六次治疗会谈，治疗师仅使用了EFT针对当前人际冲突的空椅练习的第一个提示，要求来访者想象与他们发生冲突的人。

治疗师：想象你班上的“恶毒女孩”坐在椅子上。你看到了什么？

阿妮莎：我看到了什么？我看到她盯着我看，她的眼神在我身上四处扫视，试图找出我的每一个缺点，她在忍住她那傲慢的笑，居高临下地看着我，厌恶地觉得我是多么肮脏和可悲。

治疗师：当你看到她那么做时，你的身体有什么反应？

阿妮莎：我想死。我想杀了她，然后我去死。

治疗师：就像是愤怒燃烧起来了，还是……

阿妮莎：是的，就像是十级警报的大火。没有什么比她的脸，更让我生气了。

治疗师：你感觉它现在在你身体的什么位置？你的身上和脸上有什么感觉？

阿妮莎：我的脸好热，好热。我的下颌在紧咬，我的拳头在握紧，我的肩膀紧绷，我的胸膛像充满了……像一场海啸。我的心跳得好快。我的腿想跑，我想揍她。

治疗师：这种感觉意味着什么？从你脸上的热感说起。

阿妮莎：就是……我太生气了，简直疯了！她甚至都不在这里，她真幸运不在这里，因为如果她在的话，我现在真的会揍她，我根本不在乎。

治疗师：是的，愤怒太强烈了，十级火警……还有你脸上的，那种热感，你之前说你想死。

阿妮莎：只是一瞬间，然后我想杀了她。

治疗师：从你脸上的热感说起，阿妮莎，它在告诉你什么？

阿妮莎：（含泪）这是彻底的溃败。我为自己感到羞耻，为我的长相感到羞耻，为我是谁、我的穿着，甚至我为什么活着而感到羞耻。就像我什么都不是。

在治疗空间中，在治疗师的支持下以这种方式练习调节感官体验，使青少年能够接触到那些比在痛苦时刻常常压倒他们的感觉稍轻一些的情绪，例如体会同伴盯着他们看时的感觉，在治疗过程中体验这些情绪时，不仅要感受这些情绪，还需要意识到自己此刻正在经历这些情绪，并且在这个过程中能够获得治疗师的支持。由于患有BPD的青少年往往有着极其强烈的情绪记忆，并且这些记忆有着鲜明的色彩和过分强烈的情绪反应，仿佛想象的事件正在再次发生，因此在那一刻，他们可能只需要很少的唤起性提示就能接触到情绪。情绪来得迅速而强烈。在这一过程中，治疗师的主要任务是确保来访者能够接触到他们的原发情绪；治疗师要多次询问来访者的生理或感官体验，并促进这些感觉与来访者的情绪建立联系。尽管愤怒是主导对话的非适应性继发情绪，但治疗师通过反复提示来访者关注脸上的热感，帮助她接触到了深层的羞耻。在识别出来访者的原发非适应性情绪后，治疗师可以根据来访者的情绪耐受情况，选择不同的治疗路径：①直接向空椅子上的想象的“他人”表达体会到的羞耻；②转向与主要照料者或其他支持者进行“开放事宜”空椅对话；③在当下练习一种应对策略（例如，使用像闻他们最喜欢的舒缓气味之类的情绪下调策略），为以后在治疗之外使用相同的策略做准备。

如果来访者“同意”另一把椅子上的观点该怎么办？

当EFT治疗师试图通过体验式干预与患有BPD的来访者工作时，常常会做出一些有问题的假设（Pos & Greenberg，2012）。第一个假设是，认为自我分裂中对立的部分是“坏的”或者是来访者自我打断或自我批评等非适应性行为的罪魁祸首。事实上，我们不能判断任何一方是好的还是坏的，是自我各部分之间缺乏整合或综合，才维持了青少年的不适应功能。青少年的行为通常是分裂的双方之间相互作用的结果，其中一方认为“没有人关心你”，而另一方就会体验到强烈的羞耻感和愤怒，并对他人发起猛烈攻击，从而导致青少年被孤立，更有可能感到不被关心。其次，EFT治疗师常常假设，自我批评者的挑衅最终会导致体验自我设立内在界限（即当治疗师试图引导体验自我深入感受和需求时，他们认为来访者将获得原发的自信，并发展出内在韧性，表现为设定界限或对强制自我*提出要求）。然而，患有BPD的来访者在双椅练习中通常不会自发地表现出内在韧性，即使在治疗师持续且大量提供情感支持、努力让他们建立适应性的韧性时也是如此（Pos & Paolone, 2019）。来访者更典型的反应是同意自我批评者，并加入自我攻击（Pos & Greenberg, 2012）。

应该做什么？

波斯和格林伯格指出，当患有BPD的来访者在治疗过程中进行激烈的自我攻击（比如严苛的自我评判）时，“体验自我”有四种可能的反应：来访者要么①全心全意地同意自我评判者（即在自我评判状态下分裂和极化）；要么②对自我评判者产生敌意（即将其视为全黑）；要么③在面对这个过程时感到僵住（突然停滞），变得沮丧和绝望（即一个更羞耻和更脆弱的自我被激活）；要么④变得困惑和混乱。在这种情况下，以及在所有的对患有BPD来访者的EFT治疗

*coercive self，这里指的是内在自我中的批评性部分或控制部分。——译者

中，治疗师应避免将自我认定为“好的”或“坏的”，而应努力将两种自我组织视为自我冲突中同等重要的部分，持续引导每个自我部分关注来访者的原发需求，同时保持有效的人际对话（Pos & Greenberg，2012）。治疗师必须接受来访者对自身的认知，并且来访者是自己问题的专家。波斯和格林伯格进一步声称，他们与杰尔杰伊等人（Gergely et al.，2002）的看法一致，都认为来访者对自己的主体性（subjectivity）感觉越强，就越容易体会到自己情绪体验的重要性和合理性。众所周知，患有BPD的来访者通常要么无条件地接受治疗师的观点，要么无条件地拒绝它们，因此EFT治疗师不应试图充当解读来访者需求的专家，而应鼓励来访者铺就自己的情绪通路，创设一种肯定来访者情绪的环境，而这种环境是BPD患者认为他们所缺乏的（Pos & Greenberg，2012）。

临床案例

来访者信息：菲莉西亚（Felicia），16岁

诊断：边缘型人格障碍

识别标记：在治疗的头几分钟，治疗师要求菲莉西亚简短地分享过去一周的最新消息，她知道我们将基于今天对她来说最突出的感受，过渡到体验式练习。菲莉西亚很快分享道过去一周她感觉好多了，情况比前几周更加稳定。她注意到自己没有像往常一样掩饰自己的感受，她感到这种变化“对我来说很好，但对其他人来说不愉快”。她反思说，她接收到的同理，尤其是同理肯定和同理猜测，帮她意识到“与他人保持在同一社交水平上需要付出很多的努力”，因此当她不再积极努力去取悦他人时，她感到压力减轻并有一种解脱感。最后，当被问及是否愿意探索过去她感到不得不假

装开心并向他人展现一个“愉快”自我的记忆时，菲莉西亚表示愿意回到这些记忆中，“看看那里有什么”。

治疗师：想象一下你妈妈坐在那张空椅子上。当你看到她时，你有什么感觉？

菲莉西亚：我感到难过（流泪）。

治疗师：当你想象妈妈时，你感到难过……你能感觉到这种难过在身体的什么地方吗？

菲莉西亚：我为我妈妈感到难过，她工作那么努力，却得到这样的结果。

治疗师：你为妈妈感到难过，还有……注意到其他的感受吗？

菲莉西亚：对妈妈的同情……挫败感？找不到合适的词来描述其他感受。

治疗师：嗯，好像是挫败感之类的……

菲莉西亚：嗯，不确定。

治疗师：如果可以的话，我们来试试这个。想象一下坐在椅子上的是你爸爸。当你看到他时，你有什么感觉？

菲莉西亚：哇，感觉他不可接近，无法触及……有一种喜爱的感觉，不想伤害他。他是个敏感的人。我们是盟友。

治疗师：好的，那你内心有什么感觉？

菲莉西亚：只是理解他罢了。再一次感到了同情。

治疗师：好的，我们再试一次妈妈。想象妈妈坐在那里，这次告诉她你的情况。让她知道你试图让自己显得愉快时所承受的痛苦。

菲莉西亚：我做不到。

治疗师：当你试着这么做时，有什么感觉？这里的“做不到”指的是什么？

菲莉西亚：我就是不想继续那么做。

治疗师：好的，你不想继续那么做……因为如果你做了，可能会发生什么？

菲莉西亚：我觉得我不想告诉妈妈那样的事情。

治疗师：好的，这是可以理解的。也许一部分的你此刻想保护妈妈，也许真的很难告诉她。我们试着把妈妈放在一个隔音的房间里，她感到很满意，看不到你的感受。过来这里（治疗师示意空椅子），扮演阻止你向妈妈表达你自己的那部分自我。

菲莉西亚：不要让别人进入你的思想空间。

治疗师：对，多吓唬吓唬她。可能发生的最糟糕的事情会是什么？

菲莉西亚：（被教练式批评者打断）你应该能够做到这个。为什么找不到合适的词语？这太让人尴尬了。赶快去做。

治疗师：就允许那个批评的声音存在，但要继续扮演那个部分，那个部分让她从一开始就感到自己做不到。不允许她使任何人感到不高兴。

菲莉西亚：这很危险。你必须保护自己。

治疗师：和她再多说一些。真正地吓吓她。

菲莉西亚：要保护自己。

治疗师：对，因为如果你不这么……告诉她如果她不这么做会发生什么。

菲莉西亚：如果你说出来，就会感到被掏空——像剖开鱼肚子那样，一切都显露在那里。

治疗师：是的，你会感到被掏空。你会暴露出来，被掏空……接下来会发生什么？那对她来说意味着什么？

菲莉西亚：为了能够正常生活，必须重新把这些东西掩盖起来。

治疗师：对，但她会有什么样的感觉？当她被掏空时，她会有什么感觉？

菲莉西亚：她将难以忍受那种不适感，她无处可逃。

治疗师：她会无处可逃……她会迷失吗？孤独？困住，还是？

菲莉西亚：维持现状，（深吸了一口气）这太令人沮丧了。整个部分都在告诉我不要这么做，甚至不允许我做此刻在做的事情。我讨厌她。

治疗师：这是可以理解的，她此刻想要保护你，不让你感到不堪重负或被掏空，甚至就在我们谈论这些的时候。我知道一部分的你会对这一切感到沮丧，我们先接受这部分，继续进行这个过程，好吗？

菲莉西亚：好吧，我只是想说我不喜欢不能做某件事的感觉。

治疗师：对，当然，好吧……你不喜欢这件事这么难做，不喜欢你阻止你自己，所以你才对整个过程有批评……但是现在能不能切换回去吓唬自己？或者那种阻断会妨碍你吗？

菲莉西亚：不，我能做到。好吧。所以，就像是，不要敞开自己，因为要花很大的力气才能重新把自己拼凑起来。你会感觉失去头绪，要花很多时间才能找到每一片碎片。你会感觉不被认可，没人倾听，感到被遗弃、被憎恨、被厌恶。不要展现你的痛苦，因为你永远不会得到帮助。你会觉得尴尬，被困住，有很多的审视。

治疗师：换一下椅子。在这把椅子上，听到那个部分警告你不要展现痛苦时，你有什么感觉？告诉她，听到她这么说时感觉如何？

菲莉西亚：什么感觉都没有。嗯，我同意她的观点。她是在阻止我出丑。

治疗师：对，没错——你会感谢她吗？告诉她，你在同意她时有什么感觉。

菲莉西亚：会感谢，也会不感谢。当你这样对我时，我感觉自己失去了人性，变得麻木。

治疗师：失去人性……这很伤人——所以在某种程度上，就像是，“不会感谢，我不想要这个”。

菲莉西亚：不，这不是一种糟糕的感觉，我不觉得它困扰我。

治疗师：你现在身体里最强烈的感觉是什么？

菲莉西亚：感觉主要是感激。

治疗师：好的，所以你对自我打断部分有些感激和感谢……还有呢？你还感觉到了什么？对那个“不会感谢”的部分是什么感觉？

菲莉西亚：我感觉到一种带有怜悯的悲伤。好像情感区域是无法触及的。很难谈论真实的事情。很难真正去感受（带着哭腔的声音）……我想我接受了这是在这个世界上生存的有效方式（哭泣）……但我已经不满足于再这样生活下去了。

治疗师：好的，这很能理解——在必要时接受这种运作方式是可以理解的。但是现在你的一部分已经受够了这种生活方式……是不是像“我厌倦了无法感受到我真正的感受”之类的东西？

菲莉西亚：对，完全是——我感到疲惫、伤心，并且对再次真正与自己连接感到恐惧。但是我想要那么做，我已经准备好了，无论这有多难。我不能再只是一个机器人了。

临床观察

临床进展总是相对于来访者的最初状态而言的。对患BPD的青少年的支持也不例外，“进展”的路径往往是曲折、崎岖且迷雾重重的。然而，只要小的成功就可以带来更牢固的关系、更大的改变意愿和更大的突破。在上述互动中，菲莉西亚在进行了自我打断双椅练习后，比在以往任何一次治疗中都更愿意进行情绪处理。尽管如此，她距离完全表达她的核心非适应性情绪还有几步之遥，因为一旦治疗师接近这些情绪，她就会退缩并再次认可自我打断者，否认自己的感受。从治疗师的临床观察笔记中可以看出，这次会谈中治疗师与来访者人际关系之间的紧张感明显少于之前的治疗。治疗师在笔记中称，感觉更像是他们正一起通往菲莉西亚的“真实”之路，尽管过程缓慢、冗长且痛苦。在这个初始旅程的基础上，可以一次又一次地反复尝试面对复杂情绪的挑战，直至最终克服。

总结

与来访者同频的同理回应及唤起性任务等EFT干预措施，可以帮助患有BPD的青少年整合互相冲突的自我组织，并通过治疗师真诚、有力且富有趣味的回应，协助他们探索和处理情绪。患有BPD的青少年往往外在表现为愤怒，内心却充满混乱，而且他们往往不知道自己需要如何应对困境。治疗的最终目标是帮助青少年识别和分辨他们的核心情绪，并以更加有效的方式表达这些情绪，以服务于他们的情感、社交和行为功能。当青少年能够以不压抑、不过度反应以及不过激的方式处理他们所遇到的任何情绪、情况或想法时，他们就开始在日常生活中体验到成功了。通过信任、结构化和社会情感能力的“向上螺旋”，他们的困境将在很大程度上得到解决。对于患有BPD的青少年来说，在建立必要的安全感和稳定性之后，直接处理情绪即使不是首要策略也应该被视为治疗BPD的关键部分。同对成年BPD患者的治疗一样（Warwar et al., 2008），情绪聚焦的方法也可以融入传统的BPD治疗方法中，它可以超越过去仅仅应对痛苦的做法。青少年来访者比其他任何人群，都更有可能实现有意义的改变。

实操建议

1. 始终将患BPD的来访者视为他们自身问题的专家，因为他们确实是。治疗师帮助他们学习与自己和他人建立联系的新方式，但治疗师同样也要学习。
2. 防止过度肯定。大多数患有BPD的来访者在成长过程中遭受了相当多情绪上的否定，因此肯定他们的情绪很重要，但治疗师对每一种情绪都进行泛泛的肯定可能会显得不真诚，甚至可能会让他们感到再次被否定。要小心且具体地聚焦于他们的经历中你真正能同理的部分。
3. 接纳来访者当前的状态，而不是你希望他们所处的状态。如果他们说他们的世界要崩溃了（他们经常这样说），不要试图说服他们事情会好起来；而应帮助他们做好准备，即使在最坏的情况下也知道该如何管理自己的情绪。EFT-Y是一种能够培养极大的情绪耐受性、情绪掌控能力和容纳能力的干预方法。
4. 注意自己的语气。例如，当一个患有BPD的来访者表现出愤怒时，平静的语气不一定能带来平静的效果，反而可能让来访者感到不被认可。同样，要接纳来访者当前的状态，和他们一起愤怒，只是程度应稍微低一点，然后引导他们也降低几个等级。
5. 情绪调节、灵活性和耐受力可以通过治疗关系以及治疗师的同理回应来“传授”。作为第二阶段的治疗，EFT-Y可以通过关系本身来传授，而不是像基于应对策略的治疗方法那样教授明确的策略。
6. 使用缩略词EVE（effort, values, and emotional experience）来记忆如何具体和深入地肯定来访者的感受。肯定努力：“你一直在努力交朋友”；肯定价值观：“当然你会感到崩溃——你很重视你们的亲密关系”；肯定情绪体验：“当你一个人站在那里，而派对上的其他人却都成群结队时，你肯定会感觉非常孤独和尴尬！”

7. 注意所有类型的极端情绪，而不仅仅注意负面情绪。患有BPD的来访者不仅可能感受到非常强烈的悲伤、愤怒、羞耻和恐惧，也有可能感受到很高强度的喜悦、灵感、爱和自信，这些正面情绪也可能是不健康或不平衡的。
8. 不要害怕使用幽默！通过幽默的方式谈论困难的事情，可以使困难正常化，并有助于创建一种安全感和联结感。幽默还可以化解愤怒，在某一时刻说出未被说出口的紧张情绪。
9. 如果治疗处于第一阶段，那么一定要坚持下去。患有BPD的青少年可能会冒犯你，被你冒犯，解雇你，重新雇佣你，在咨询室里崩溃或压抑情绪、愤然离开或拒绝离开。对极端情况做到心中有数，并努力建立更稳定的“中间地带”，这样你就可以建立起一种稳定性，为后续的情绪转化奠定基础。
10. 有时，无论你做什么，患有BPD的来访者都会单方面终止治疗。对他们的决定表示尊重，并强调你的开放政策，如果他们想回来的话，随时欢迎——通常情况下，如果他们感到安全，他们会回来的。

参考文献

Baardstu, S., Coplan, R. J., Karevold, E. B., Laceulle, O. M., & von Soest, T. (2020). Longitudinal pathways from shyness in early childhood to personality in adolescence: Do peers matter? *Journal of Research on Adolescence*, *30*, 362–379. https://doi.org/10.1111/jora.12482

Blue Knot. (2013). *Understanding trauma fact sheets*. Blue Knot. https://professionals.blueknot.org.au/resources/key-concepts-for-working-with-a-trauma-lens/understanding-trauma/

Bohart, A. C., & Greenberg, L. S. (Eds.). (1997). *Empathy reconsidered: New directions in psychotherapy*. American Psychological Association. https://doi.org/10.1037/10226-000

Critchfield, K. L., & Benjamin, L. S. (2006). Principles for psychosocial treatment of personality disorder: Summary of the APA Division 12 Task Force/NASPR review. *Journal of Clinical Psychology*, *62*(6), 661–674. https://doi.org/10.1002/jclp.20255

Crowell, S. E., Beauchaine, T. P., & Linehan, M. M. (2009). A biosocial developmental model of borderline personality: Elaborating and extending Linehan's theory. *Psychological Bulletin*, *135*(3), 495. https://doi.org/10.1037/a0015616

Derbidge, C. M., & Beauchaine, T. P. (2014). A developmental model of self-inflicted injury, borderline personality, and suicide risk. In *Handbook of developmental psychopathology* (pp. 521–542). Boston, MA: Springer.

Elliott, R. (2012). Emotion-focused therapy. In P. Sanders (Ed.), *The tribes of the person-centred nation* (pp. 103–130). Ross-on-Wye.

Elliott, R., Watson, J. C., Goldman, R. N., & Greenberg, L. S. (2004). *Learning emotion-focused therapy: The process-experiential approach to change*. American Psychological Association.

Fonagy, P., Gergely, G., Jurist, E. L., & Target, M. (2018). *Affect regulation, mentalization, and the development of the self*. Routledge.

Fonagy, P., Luyten, P., & Strathearn, L. (2011). Borderline personality disorder, mentalization, and the neurobiology of attachment. *Infant Mental Health Journal*, *32*(1), 47–69. https://doi.org/10.1002/imhj.20283

Fonagy, P., Target, M., & Gergely, G. (2000). Attachment and borderline personality disorder: A theory and some evidence. *Psychiatric Clinics*, *23*(1), 103–122. https://doi.org/10.1016/S0193-953X(05)70146-5

Fonagy, P., Target, M., Gergely, G., Allen, J. G., & Bateman, A. W. (2003). The developmental roots of borderline personality disorder in early attachment relationships: A theory and some evidence. *Psychoanalytic Inquiry*, *23*(3), 412–459. https://doi.org/10.1080/07351692309349042

Ford, J. D., & Courtois, C. A. (2013). *Treating complex traumatic stress disorders in children and adolescents*. Guilford Press.

Gergely, G., Fonagy, P., Jurist, E., & Target, M. (2002). Affect regulation, mentalization, and the development of the self. *International Journal of Psychoanalysis*, *77*, 217–234.

Ginott, H. G., Ginott, A., & Goddard, H. W. (2009). *Between parent and child: The best-selling classic that revolutionized parent–child communication*. Harmony.

Greenberg, L. S. (2002). Integrating an emotion-focused approach to treatment into psychotherapy integration. *Journal of Psychotherapy integration*, *12*(2), 154. https://doi.org/10.1037/1053-0479.12.2.154

Greenberg, L. S. (2010). Emotion-focused therapy: A clinical synthesis. *FOCUS*, *8*(1), 32–42. https://doi.org/10.1176/foc.8.1.foc32

Greenberg, L. S. (2021). *Emotion Focused Therapy Level 3 Institute* [PowerPoint Slides]. York University, Toronto, Ontario.

Greenberg, L. S., Auszra, L., & Herrmann, I. R. (2007). The relationship among emotional productivity, emotional arousal and outcome in experiential therapy of depression. *Psychotherapy Research*, *17*(4), 482–493. https://doi.org/10.1080/10503300600977800

Greenberg, L. S., & Goldman, R. N. (2008). *Emotion-focused couples therapy: The dynamics of emotion, love, and power*. American Psychological Association.

Greenberg, L. S., & Warwar, S. H. (2006). Homework in an emotion-focused approach to experiential therapy. *Journal of Psychotherapy Integration, 16*(2), 178. https://doi.org/10.1037/1053-0479.16.2.178

Greenberg, L. J., Warwar, S. H., & Malcolm, W. M. (2008). Differential effects of emotion-focused therapy and psychoeducation in facilitating forgiveness and letting go of emotional injuries. *Journal of Counseling Psychology, 55*(2), 185. https://doi.org/10.1037/0022-0167.55.2.185

Greenberg, L. S., & Watson, J. C. (2006). *Emotion-focused therapy for depression.* American Psychological Association.

Harned, M. S., Banawan, S. F., & Lynch, T. R. (2006). Dialectical behavior therapy: An emotion-focused treatment for borderline personality disorder. *Journal of Contemporary Psychotherapy, 36*(2), 67–75. https://doi.org/10.1007/s10879-006-9009-x

Hecht, K. F., Cicchetti, D., Rogosch, F. A., & Crick, N. R. (2014). Borderline personality features in childhood: The role of subtype, developmental timing, and chronicity of child maltreatment. *Development and Psychopathology, 26*(3), 805–815. https://doi.org/10.1017/S0954579414000406

Herman, J. (2001). *Trauma and recovery: From domestic abuse to political terror.* Basic Books.

Johnson, S. (2004). *The practice of emotionally focused marital therapy: Creating connection.* New York: Bruner.

Lebow, J. L. (2012 [2005]). *Handbook of clinical family therapy.* John Wiley.

Levy, K. N., McMain, S., Bateman, A., & Clouthier, T. (2018). Treatment of borderline personality disorder. *Psychiatric Clinics, 41*(4), 711–728. https://doi.org/10.1016/j.psc.2018.07.011

Lieb, K., Zanarini, M. C., Schmahl, C., Linehan, M. M., & Bohus, M. (2004). Borderline personality disorder. *The Lancet, 364*(9432), 453–461. https://doi.org/10.1016/S0140-6736(04)16770-6

Linehan, M. M. (1987). Dialectical behavior therapy for borderline personality disorder: Theory and method. *Bulletin of the Menninger Clinic, 51*(3), 261.

Linehan, M. M. (1993a). *Cognitive-behavioral treatment of borderline personality disorder.* New York: Guilford Press.

Linehan, M. (1993b). *Skills training manual for treating borderline personality disorder* (Vol. 29). New York: Guilford Press.

McMain, S., Wnuk, S., & Pos, A. (2008). Enhancing emotion regulation: An implicit common factor among psychotherapies for borderline personality disorder. *Psychotherapy Bulletin, 43*, 29–35.

Mosquera, D., Gonzalez, A., & Leeds, A. M. (2014). Early experience, structural dissociation, and emotional dysregulation in borderline personality disorder: The role of insecure and disorganized attachment. *Borderline Personality Disorder and Emotion Dysregulation, 1*(1), 1–8. https://doi.org/10.1186/2051-6673-1-15

Oldham, J. M. (2006). Borderline personality disorder and suicidality. *American Journal of Psychiatry, 163*(1), 20–26. https://doi.org/10.1176/appi.ajp.163.1.20

Paivio, S. C., & Pascual-Leone, A. (2010). Emotion-focused therapy for trauma treatment model. In S. C. Paivio & A. Pascual-Leone, *Emotion-focused therapy for complex trauma: An integrative approach* (pp. 33–54). American Psychological Association. https://doi.org/10.1037/12077-002

Pos, A. E. (2013). Emotion focused therapy for avoidant personality disorder: Pragmatic considerations for working with experientially avoidant clients. *Journal of Contemporary Psychotherapy*, *44*(2), 127–139. https://doi.org/10.1007/s10879-013-9256-6

Pos, A. E., & Greenberg, L. S. (2007). Emotion-focused therapy. The transforming power of affect. *Journal of Contemporary Psychotherapy: On the Cutting Edge of Modern Developments in Psychotherapy*, *37*(1), 25–31. https://doi.org/10.1007/s10879-006-9031-z

Pos, A. E., & Greenberg, L. S. (2012). Organizing awareness and increasing emotion regulation: Revising chair work in emotion-focused therapy for borderline personality disorder. *Journal of Personality Disorders*, *26*(1), 84 107. https://doi.org/10.1521/pedi.2012.26.1.84

Pos, A. E., & Paolone, D. A. (2019). Emotion-focused therapy for personality disorders. In L. S. Greenberg & R. N. Goldman (Eds.), Clinical handbook of emotion-focused therapy (pp. 381–402). *American Psychological Association*. https://doi.org/10.1037/0000112-017

Smits, M. L., Feenstra, D. J., Bales, D. L., Vos, J., Lucas, Z., Verheul, R., & Luyten, P. (2017). Subtypes of borderline personality disorder patients: a cluster-analytic approach. *Borderline Personality Disorder and Emotion Dysregulation*, *4*(1), 16. https://doi.org/10.1186/s40479-017-0066-4

Warwar, S. H., Links, P. S., Greenberg, L., & Bergmans, Y. (2008). Emotion-focused principles for working with borderline personality disorder. *Journal of Psychiatric Practice*, *14*(2), 94–104. https://doi.org/10.1097/01.pra.0000314316.02416.3e

Wood, D., Bruner, J. S., & Ross, G. (1976). The role of tutoring in problem solving. *Child Psychology & Psychiatry & Allied Disciplines*, *17*, 89–100.

Zohar, A. H., Zwir, I., Wang, J., Cloninger, C. R., & Anokhin, A. P. (2019). The development of temperament and character during adolescence: The processes and phases of change. *Development and Psychopathology*, *31*(2), 601–617. https://doi.org/10.1017/S0954579418000159

Emotion Focused Therapy for Youth

The Clinical Manual

第八章

父母和青少年创伤的情绪聚焦疗法

米丽斯·福鲁格　罗伯特·T.穆勒　卢卡斯·刘

在处理青少年或其照料者的创伤时，有些关键步骤能够帮助治疗师和来访者开展有效治疗。在社区或门诊的工作设置下，治疗师可能遇到诸多障碍，包括现实的和情感方面的障碍。现实的挑战包括联系来访者安排预约、让来访者（准时）参加治疗会谈并建立信任、设定目标以及确保来访者的生活足够稳定从而能够为有效的治疗提供空间。在情感方面，来访者会因为参与了一个可能深度暴露脆弱的治疗过程而心存恐惧和担忧，这是可以理解的。除了治疗纽带之外，情绪聚焦疗法还需要治疗师和来访者就目标和任务达成一致，而其中一些任务可能唤起强烈的情绪和记忆。在治疗开始之前，采用创伤知情的方法识别和处理治疗过程中的障碍对增加来访者的安全感以及推动临床治疗进程都有益处。治疗师越了解这些障碍可能是怎样的、会带来怎样的感受，就越能让自己和来访者做好准备，迎接未来的挑战。

青少年创伤治疗中存在的障碍

创伤识别是青少年创伤治疗开始时就会遇到的一项障碍。许多因焦虑、抑郁、行为问题或社交困难而寻求治疗的青少年也有家庭内部或人际方面的创伤史。而在当下呈现出的一系列问题中，这些创伤未必能够被识别出来。而即使潜在的创伤被治疗师所识别，获得青少年的同意来就他们经历的这一方面开展工作可能也是一项艰巨的挑战。通常来说，青少年在参与针对创伤症状的治疗方面存在非常大的困难（Pettit et al.，2020；Fiorini et al.，2022）。他们可能发现治疗过程在情感上难以承受，感到痛苦或羞耻。他们可能会以各种方式试图脱离治疗，以避免回忆痛苦或难以承受的经历而感到不适。在这些情况下，情绪聚焦疗法可能很难取得进展，因为来访者会努力保护自己不去触碰那些预想中难以忍受的经历。由于来访者的回避，治疗师可能也会试图保护来访者免于体验不适，并合理怀疑在这种情况下是否可以尝试采用EFT。虽然行为疗法可以为来访者提供避免情绪困扰所需的应对技能，但对于症状行为的成功治疗可能并不能让青少年从最初导致症状的深层情绪体验中解脱出来。当他们采取其他非适应性的方式来应对情绪痛苦时，出现新症状可能只是早晚的事。

塔妮娅（Tania）在经历了数年的家庭内部创伤后，12岁时因焦虑和惊恐发作前来接受治疗。在接下来的三年里，从12岁到15岁，塔妮娅接受了41次针对焦虑的CBT治疗，一整年的DBT技能训练和青少年个体治疗，并且服用了一系列药物来缓解日常的焦虑、每周在家中的惊恐发作以及入睡困难问题。塔妮娅每周都会接受密集的治疗，其治疗团队包括了心理学、精神病学和儿科医学等多学科专业人士。塔妮娅的症状时有减轻，但在她15岁时，她已符合抑郁症、自杀倾向和自伤行为以及广泛性焦虑症的临床诊断标准。她的父母选择尝试EFT-Y，因为它不同于之前尝试过的其他疗法，而那些疗法在他们看来“到目前为止没有任何效果”。在塔妮娅第一次参加了为期八周的EFT疗程后，她报告说：“在这八次治疗中，我对自己了解的增加比过去的三年还要多。”她画了一张空椅子的画，这张椅子是用来进行治疗中的一些体验式练习的，包括分裂双椅练习和空椅练习。她将这幅画命名为“令人敬畏的椅子”（The Dreaded Chair，图8.1），并建议EFT-Y项目的治疗师可以把它展示给其他对尝试椅子疗法心存疑虑的青少年看。

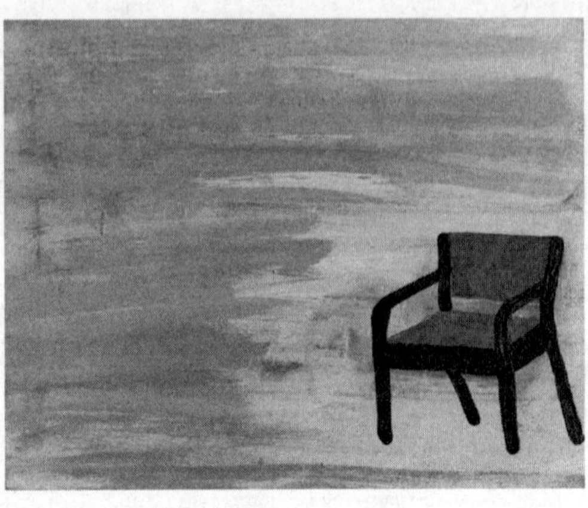

扫码看彩图

图8.1　令人敬畏的椅子

另一位青少年，14岁的朱莉娅（Julia）想与其他正在考虑或已经开展EFT的青少年分享她的体验：

> “我就直说了，治疗的过程并不好受，但你会触碰到真实的自我，那些感受对你来说是坦诚且真切的。你可能会抗拒，因为这真的很让人难为情。你或许还会害怕，害怕直面自己内心深处的真实感受时，你会承受不住。但当你完成椅子练习后，会发现它并没有你想象的那么可怕，那么难以接受。最棒的是，你不会再生活在对自身感受的恐惧之中了。因此下次再做椅子练习时，即便你仍然可能感到尴尬，你不会再那么害怕了。你一定能挺过去，真切地感受到你的情绪感受，它们流淌穿过你的身体，随后你会感到如释重负。因为这场你原以为会将自己击垮的风暴，真的会过去，你将安然度过，并且感觉到一个更强壮、更清晰，也更轻盈的自己。”

为了有效地借助青少年经历过的创伤性情感记忆来给予他们支持，治疗师可以超越行为治疗目标，深入他们内心的鲜活体验，让情绪得到更深层次的处理，减少他们出现适应不良症状的可能。尽管青少年首次接受情绪聚焦疗法时，很可能会感到难堪、尴尬，还会产生强烈的情绪唤起，但在治疗师同频在场（attuned presence）的支持以及对他们能够直面内心核心情绪并成功挺过来的信心下，青少年能从这些强烈的情绪体验中收获成长。

青少年创伤治疗中的情绪处理

当我们思考如何将EFT的治疗流程应用于饱受创伤困扰的青少年时，大量关于情绪聚焦创伤治疗（emotion focused therapy for trauma，EFTT）的文献为我们奠定了基础。EFTT是EFT的一种改良形式，专门针对有复杂关系创伤经历的来访者（Paivio Pascual-Leon，2010）。对于青少年而言，EFTT可以作为现有创伤疗法的替代方案，如认知行为治疗和暴露疗法。情绪聚焦疗法区别于认知和行为疗法的特点对于困扰于创伤的青少年特别有用。具体而言，EFTT强调处理体验，采用半结构化访谈方式，基于来访者的情绪处理情况分阶段推进工作，并且不对青少年想法的逻辑性或合理性进行评判。EFTT的半结构化特性允许治疗师根据来访者的具体表现调整治疗节奏，优先培养安全感并强化治疗关系，然后再进入治疗的后期阶段（Paivio Pascual-Leon，2010）。

一旦确立了治疗关系和治疗目标，我们便循序渐进地开启了选择和确定治疗策略的过程，这些策略能够帮助这位特定的青少年实现情绪转化。每一位来访者的情感世界都是独特的，因此需要个性化的治疗规划“地图”。尽管对于习惯于统一的结构化疗法（如CBT）的治疗师来说，这种重视个性化过程的治疗需求可能是一项挑战，但还是有一些实用的EFT结构可以指导治疗师与有创伤经历的青少年一同工作：①分阶段的方法；②同理回应；③同频的非言语沟通；④以情绪为中心的个案概念化；⑤唤起性干预。

在来访者回忆创伤事件时，治疗师可以通过观察他们回忆和复述过程中的非言语表达，以及询问其经历中最痛苦的部分，来捕捉关键要点。通过唤起来访者的记忆并引导来访者关注自身内心体验，治疗师可以同来访者一起跟随体验。体验式重现有助于唤起继发情绪和原发非适应性情绪，并帮助青少年通过创伤重述、椅子练习、想象对质以及同理探索，逐步迈入后续的情绪转化阶段（Greenberg & Pascual-Leon，2006）。治疗师的治疗过程遵从情绪聚焦创伤治疗的四个基本阶段（Paivio Pascual-Leon，2010），对青少年进行8~16次时长为一小时、每周一次的个体治疗。根据我们的经验，一些有创伤经历的来访者在接受一个为期8周的疗程后，情绪和行为症状有所减轻，但其他青少年则需要更慢一些推进治疗，因此还需要额外的8次治疗。

治疗阶段：要做什么？何时进行？

- 第一阶段：用安全感、慈悲心以及同理回应与青少年建立稳固的治疗关系。与青少年共同确定治疗目标，并完成个案概念化。这一阶段通常需要前三次治疗会谈来完成。
- 第二阶段：通过想象对质，减少恐惧和羞耻感，其中包括双椅对话和同理探索。
- 第三阶段：通过在想象对质中触及愤怒和悲伤来处理创伤，修复因依恋关系受损而造成的伤害。
- 第四阶段：结束。用最后的想象对质来结束治疗，并与青少年探讨他们在整个治疗过程中的体验。在最后一次想象对质时，引导青少年将此次体验与治疗早期的体验进行对比。

干预策略：怎样进行？

在处理青少年创伤问题时，当治疗师开始将注意力集中于青少年的核心创伤或非适应性情绪上时，治疗师部分承担了指导者的角色，要求青少年回忆他们所经历的创伤事件。这种回忆的目的是接触被编码的记忆，这些记忆中包含与创伤相关的情绪，正是这些情绪引发了核心非适应性情绪的产生。治疗师事先无法确切知晓这种情绪究竟是什么，但可以进行猜测，并且随着我们继续更多地了解来访者的内心过程，逐步形成对来访者故事的理解。由于EFT要求治疗师同理地回应自己所“看到”的情绪，而不仅仅是听到的语言内容，因此同调来访者的非言语行为十分有益。

同理回应

在罗杰斯的人本主义理论体系中，同理被定义为以想象的方式进入他人的世界（Dymond，1949）。同理回应是在情绪聚焦创伤治疗的所有阶段中都要运用的主要干预措施，特别适用于帮助有复杂创伤经历的青少年调节情绪，因为这些来访者普遍存在情绪失调问题（Paivio & Laurent，2001；Paivio Pascual-Lcon，2010）。同理回应可以用来放大或者降低情绪的强度，这既能帮助青少年在非常痛苦时自我调节，也能引导他们挖掘内心深处痛苦和愤怒的情绪（Paivio Laurent，2001），进而促使它们转化为适应性情绪。例如，唤起愤怒可能增强青少年的自信，或者帮助他们感到自己更有资格被他人善待。第三章详细地介绍了同理回应，而在本章中，我们则将这项干预手段的关键要点应用于治疗正在经历创伤[1]的青少年及其照料者的实践中。

同理确定

在与有创伤史的青少年及其照料者开展治疗工作时，同理确定处于核心，因为这些来访者经常挣扎于羞耻感、无价值感和脆弱感之中（Paivio Pascual-Leon，2010）。同理确定也有助于让来访者表露他们创伤经历中更为负面或“难以启齿”的方面。来访者可能是第一次向他人倾诉一段极为痛苦的记忆，这就为治疗师提供了机会，对这段经历及其引发的复杂甚至矛盾的情绪给予同理确定。例如，性虐待的幸存者可能会对施虐者感到愤怒，同时也会为

[1] 此处使用现在时态的“正在经历创伤”（experiencing trauma）是有意为之，同时承认（创伤）持续影响的现实，这种影响在事件发生之后仍在延续，且在当下对我们的来访者产生着影响。

自己的遭遇感到羞耻。鉴于来访者在治疗的初始阶段往往非常脆弱，治疗师应在深入探索其内心世界之前，着力建立稳固且充满同理的治疗关系（Khayyat-Abuaita & Paivio，2019）。同理确定能够让治疗师与来访者建立起一种紧密的联结感，让来访者感受到我们是站在他们这边的。例如，在听来访者分享他们童年的创伤性家庭记忆后，治疗师可以说："你在那么小的时候就经历了这么多磨难。"当然，一些青少年会通过使用一些钝化策略，比如用积极的话语一笔带过（如，"但都过去了，一切都还好啊！"或者"那些打不倒你的，终会让你变得更强大！"），以此来否认治疗师给予的同理确定。在这种情况下，治疗师可以再次跟随来访者的情绪脉络，肯定他们言语中所隐含的新感受。例如，我们可以确定仅仅是谈论这些感受就已经非常艰难，肯定他们感受的复杂性（如，对痛苦的童年记忆感到悲伤，但感激照料者让自己在生活中变得坚韧），或者思考当他们在现在的治疗会谈中直面照料者过去的行为时，是否会产生内疚或耻辱感。

同理肯定

同理肯定是一种常被讨论的肯定形式，即无条件接纳感受的做法。换句话说，我们不质疑感受；感受永远是正当的（Ginott，1965）。同理肯定意味着让来访者知道，治疗师理解他们的观点，他们的感受、需求和反应都是合理的。接收到这些认可性的回应后，来访者将更有可能探索自己的情绪反应，而不会感到被评判或尴尬。治疗师在同理肯定时最常用"因为……"句式：

> "你感到担心是有道理的，因为你已经很多年没有和人谈论过这件事了，因为你想为了家人坚强起来，也因为你担心这种感觉也许会难以承受，担心自己会失控或深陷其中。"

同理共调

同理共调可以理解为在情绪上以及身体上设身处地为他人着想（Bohart Greenberg，1997）。它意味着使用符合来访者内心体验的感觉和行动来回应。治疗师通过各种沟通方式来与来访者保持同频共振：密切观察，仔细倾听，除了注意来访者表达的内容，还留意他们的表达方式（Bohart Greenberg，1997）。通过语言和非言语行为，治疗师能够创造一种共同经历感和情感联结感（Elliott et al.，2004）。这可以通过镜映来访者的肢体语言、语气、姿势及其表达的强烈程度来实现（Bohart Greenberg，1997）。例如，当来访者分享痛苦经历时，治疗师可以在听故事时带着好奇的表情，并在语言回应中配合故事的节奏（Bohart & Greenberg，1997）。同理共调是所有同理回应的基础（Elliott et al.，2004），因为如果治疗师要与来访者建立联系并产生同理，就需要看到、听到、感受到并且理解来访者。

反映

反映传达了同理。反映是卡尔·罗杰斯（Carl Rogers）的来访者中心疗法的关键因素，它让治疗师有机会以重构和拓展的形式转述来访者的想法，肯定他们的体验并确保来访者感到自己得到倾听。

反映深层情绪

反映深层情绪是指识别新出现的情绪，并将它们整合到来访者和治疗师共同识别出来并清楚阐明的情绪循环当中（Pos Greenberg，2007）。反映情绪的根本好处是它揭示了互动情境背后的情绪反应，并聚焦于治疗过程，例如："当你和爸爸争论时，你就紧张起来，就好像有种恐惧感……我理解得对吗？”

同理猜测

同理猜测是治疗师对来访者未表达的感受进行的猜测（Elliott et al., 2004）。这让治疗师得以想象来访者的感受，思索他们的经历，或者提出一种观点（Bohart Greenberg，1997）。治疗师试探性地提出猜想，对来访者接受或不接受这种推测持开放态度。来访者尝试接受治疗师的猜想，并借此深入探索自己的经历。即使推测并不“合适”，它也仍然可能为来访者带来一些启发，尤其是在来访者尝试用自己的话表达新的理解时（Elliott et al.，2004）。为了保证来访者在判断我们的说法是否适用于他们时感到安全和自在，我们可以用试探性的语气或疑问的方式提出推测（“好像你的沮丧后面有一种像是孤独感的情绪，是这样吗？”）。对于有创伤史的来访者，治疗师可能不愿意冒险进行推测，而是选择停留在相对“更安全”的同理回应，比如肯定。然而，同理猜测让来访者有勇气说出难以启齿的事情，并让他们相信，即使面对最难触碰的经历、记忆和感受，我们也能够给予支持。我们可以极谨慎且小心地进行同理猜测，但冒这个险往往是有价值的。鉴于来访者谈论创伤事件可能非常困难，留意他们的非言语沟通信息就显得格外重要。

关注非言语沟通

作为治疗师，我们通常会接受大量的训练，学习倾听来访者并记录他们所说的内容，也就是他们讲述的体验。但治疗师也需要理解来访者当下的体验，这指的是他们有时并未言表的内心现实，为此我们可以关注来访者通过非言语行为向我们展示的内容（Goldstein，2019）。一般来说，高达65%的沟通都发生在非言语层面——这包括语气、时机和说话的重点，以及来访者的面部和身体：他们在做什么，没有在做什么（Burgoon，1994；Burgoon et al.，2021）。对于临床人群和有创伤史的来访者，非言语沟通的相对重要性可能比一般人群要大得多。例如，自我安慰的行为（如环抱自己、抚摸头皮、摩擦双手）可能表明来访者感到悲伤、孤独或处于其他苦恼状态。轻蔑或疏远的行为（例如翻白眼、改变话题、在自己和治疗师之间摆放东西）可能表明治疗师提出了一个特别具有威胁性的话题。鉴于创伤性记忆通常是以非言语形式编码的（例如，脑海中浮现出父母愤怒的面孔），而且许多与依恋相关的经历发生在儿童语言能力尚未完全发展之前，因此关注非言语行为与处理创伤是高度相关的。

在根据来访者的非言语沟通做出任何推断之前，治疗师需要为他们的行为建立一个非言语基线，以便能够识别出偏离基线的情况（Foley & Gentile，2010）。这可以通过关注来访者在谈论中性话题时的表现来实现——通常是在会谈开始之前——例如“你来的路上顺利吗？”甚至是老生常谈的“今天天气怎么样？”基线行为因人而异。例如可能有一位来访者会在无聊时不停拍打自己的脚，而对于另一位来访者来说，只有当提到令人痛苦的话题时，例如讨论童年早期经历时才会这样做。在解释非言语行为时，保持谨慎是很重要的。在非言语沟通领域，不能仅凭借单一行为做出有意义的解读（例如讨论困难话题时拍打自己的脚）；而当两个或多个非言语线索一同出现时，我们的判断则更为可靠（例如，不符合常态地拍脚、清嗓子并转移话题）（DePaulo et al.，2003；Navarro & Karlins，2008）。治疗师应当熟悉几类非言语行为，从而在临床会谈中能更容易发现并跟踪它们。

情感表露

情感表露（affect display）包括宏观表情和微表情。宏观表情是较为持久的面部表情。微表情则非常短暂，通常表示某人希望掩饰某种情感，或者将其中性化以在社交中显得更加得体（Ekman Friesen，1969）。常见的微表情表现出七种基本情绪：喜悦、愤怒、悲伤、恐惧、惊讶、厌恶和蔑视（Ekman，1971）。这些微表情通常转瞬即逝，因此很难察觉。虽然一些治疗师天生就能察觉微表情，但也可以通过练习来培养这种能力。录像回放也非常有价值，这样我们就可以慢速或定格观看视频特定片段，尤其是在那些我们回忆有一种不协调感的地方，即对方所说的内容与我们听到时的感觉不一致。例如，当被问及童年时，家长短暂地表现出恐惧，但接着说他们的童年经历“还不错”。

姿势

姿势（gestures）涉及使用躯干或四肢的身体动作，例如指向、挥手和招手。姿势可以配合沟通意图使用，充当传达特定信息的信号。注意姿势与来访者所说的内容是否“匹配”是非常有帮助的——姿势是否与来访者的语言表达或他们所讲述的故事一致？一个不一致的例子是，来访者嘴里说“她做这些，我不怪她”，却以激动的方式指着自己的孩子。姿势的类型包括：

- 象征姿势（emblems）：象征姿势是可以直接翻译为语言的姿势（Hans Hans, 2015），包括点头、摇头、耸肩、竖大拇指、让大家安静下来的手势等等。值得注意的是，当通常使用语言回应的来访者突然转向使用象征姿势（例如点头表示“是”、摇头表示“不”，或者耸肩）时，这可能表明他们此刻情绪过于激动，以至于无法做出语言回应，又或者他们可能正触及一段情绪记忆，从而分散了他们的注意力和认知处理能力。
- 阐述姿势（illustrators）：说话者使用阐述姿势来强调所传达的内容——例如，使用肢体语言来强调特定的单词或短语（例如指点、猛地向下拍或轻蔑地挥手)。使用这些动作可以为语言沟通添加大量的非言语背景信息。与象征姿势相比，阐述姿势的出现更为自动化，人们通常不会意识到自己使用了阐述姿势，除非有人提醒。

· 操纵姿势(manipulators)：在治疗中，操纵姿势是指来访者通过某个身体部位的动作来达到自我安抚的目的，比如坐立不安、摇晃腿部或摩擦双手。来访者正在"操纵"自己身体的某个部分，这可能表明有一定程度的紧张或痛苦。

表8.1 姿势种类

	象征姿势	阐释姿势	操纵姿势
有确切的含义	√	×	×
特定群体知晓其含义	√	×	×
对于不同人来说含义不同	×	√	√
无需语言即可传达特定含义	√	×	×
通常刻意做出	√	×	×
难以抑制	×	×	√

适应动作

适应动作(adaptors)是指用于释放神经能量的姿势(例如晃腿、抓挠面部、敲打、揉搓手臂、前后倾斜、咬嘴唇、按动可伸缩笔；Hans & Hans, 2015)。适应动作通常是一种自我安抚的行为，用于应对焦虑和不安。当来访者在会谈中表现出适应动作时，可能表明提到了某个敏感话题。

设置障碍

设置障碍（barriers）是指来访者在自己和治疗师之间放置物品，这可能表明他们想要和治疗师保持距离——例如他们拿起某个物品并将其放在腿上，或者拉上夹克的拉链。这可能是一种保护性的姿势，“保护”（shield）自己在感到脆弱或恐惧时免受他人的伤害。

伴随语言

来访者说话的内容也包括非言语方面，值得治疗师关注。伴随语言*（paralinguistics）是对超出语言意义或内容的声音信号分析（Foley & Gentile，2010）。这包括来访者说话的音量、音调和语气，以及停顿、回应延迟、语气填充词的使用（例如“嗯”或“你知道”）、大笑、打断或嘲笑等。来访者对事件缺乏记忆也是一个副语言标志，可能具有临床意义。此外，不回答问题或试图用幽默或讽刺来转移话题也可能表示自我保护并代表疏远行为。另一个常见的疏远标记是坚持表示自己记不得了，而且过去无关紧要：“我想不起任何童年的事情了。这很正常。”

人际距离

人际距离（proxemics）指的是来访者和治疗师之间的物理空间（Foley & Gentile，2010），这可以用来观察来访者的依恋寻求或疏远动作：来访者是坐在你附近并靠向你，还是坐得越远越好，并在你们俩之间放一些物品，比如包、夹克或瓶子？如果治疗师在提到敏感话题时注意到了来访者疏远或者保护性的行

* 也称副语言。——译者

为，则可以将它们记录下来，这一部分可以帮助治疗师形成对于来访者在该次治疗会谈中情绪体验的整体理解。

神态举止

神态举止（kinesics）包括微表情和身体的其他运动，观察神态举止可以评估来访者的情绪何时可能被激活，例如一闪而过的恐惧或愤怒的微表情可能表明触及了敏感话题。在复述过去记忆时交叉双臂的家长可能正在试图自我保护，以这种物理方式阻挡自己与治疗师接触（Goldstein，2019）。

积累关于常见非言语行为的知识与实践经验，特别是表明情绪激活的非言语标志，对于与受创伤影响的青少年和他们的照料者的治疗工作大有帮助。治疗师可以学习注意、关注、跟踪、记录和回应来访者传递给我们的非言语信息，这不仅有助于我们在当下做出同理反应，也有助于把握治疗的整体目的和节奏。除了关注来访者的口头表达以外，还要试图记下来访者以非言语方式向我们展示的内容，这在一开始时可能让人感到应接不暇。在EFT的实践中，治疗师能够在这一领域获得更大的能力提升，并高效地识别那些通常就摆在我们面前的宝贵信息。

唤起性干预

激活和挑战

处理创伤必然包括处理回避。考虑到情感、身体和性创伤可能带给个体的痛苦，许多来访者尽其所能地避免这些痛苦是不难理解的。但同时，只有当他们在会谈中能够感受到自己的痛苦，治疗师才能与之合作并促进情绪转化。在这个过程中，EFT-Y 治疗师需要进行同步干预，即在激活来访者的依恋系统的同时挑战他们的防御性回避行为。在这项工作中，节奏尤为重要。最好的节奏是在来访者的容忍范围内逐渐进行激活和挑战（Muller，2010）。在激活和挑战来访者（青少年和父母）之前，治疗师必须确保治疗关系足够安全，使得来访者能够讨论他们的痛苦回忆。来访者需要对治疗师的能力有信心，确信治疗师能提供他们所需要的心理容纳力（psychological containment），这样他们才能冒险揭开自己的创伤（Muller，2018）。

过度挑战回避型来访者的风险在于，这个过程可能会唤起过于强烈的情绪，导致来访者感到失控，他们可能会将自己从治疗中抽离、拒绝深入参与未来的治疗；另一个可能性是导致过度暴露，使他们感到害怕和（或）羞愧，并可能因此提前终止治疗。如果来访者有强烈的情绪爆发，或是“急于开始”治疗工作，治疗师有责任让来访者慢下来，提供结构，并暂时搁置某些话题（Muller，2018）。然后，至关重要的是，治疗师要尽快重新审视这个故事或话题，或许可以审慎地对其中的部分进行讨论，因为这可以让来访者安心，相信治疗师有能力处理他们的故事，从而给予他们心理容纳。重新回到这个痛苦的话题可以向来访者表明，治疗师重视他们所分享的情感沉重的故事，而且他们的披露是很重要的。正如本章前面所讨论的，而且这在创伤治疗中也很常见，治疗师可以进一步为处理困难话题提供结构，与来访者开诚布公地讨论他们期望何时、怎样在这些主题上展开工作，以及工作到什么程度。此外，EFT 视角鼓励治疗师同调情绪激活的非言语线索，这在与那些难以明确表达自身界限的来访者合作时尤为有用。治疗师需要时刻留意来访者的情绪被激发时的应对能力和耐受程度，从而做出更及时有效的干预。

另一方面，对来访者挑战不足可能会导致回避，并持续讨论“更安全”和不太容易激发情绪的话题（Muller，2018）。挑战不足的治疗会谈往往是沉闷和循环往复的。在这些情况下，来访者可能会觉得，即使是他们的治疗师也无法应对自己的情绪。如果不处理来访者的情绪抑制和防御策略，他们就无法与自己的情绪进行足够有意义的接触，难以实现改变。心理治疗研究的结果印证了EFT理论：在治疗会谈中，当表达情感多于防御时，治疗效果会更好（McCullough，2001；Taurke et al.，1990）。

唤起性回应

唤起性回应有以下几个功能：①获取新信息；②增强来访者对自身情绪的觉察；③促进接触情感体验；④接触深层的意义和情绪基模（Elliott et al.，2004）。作为治疗师，我们可以通过询问来访者当前的情绪状态或内心感受来唤起情绪，包括通过使用生动且富有表现力的语言来强化他们的感受。例如，当察觉到来访者在谈论与父母争吵的记忆时情绪状态发生了变化，我们可以问："当你讲述和你母亲的争吵时，你有什么样的感受？"或者"此刻你的身体有什么感觉？"或"刚才你肩膀绷紧的时候，发生了什么？"

加强

加强是指通过生动地重述情境（例如"你受够了，你忍无可忍了"；Elliott et al.，2004）、突出特定的部分（"当你爸爸叫你臭小子时，这感觉就像扇了你一记耳光，他背叛了你的信任"），或使用意象使情绪更加具体（"这段记忆很可怕……就好像是在悬崖边上或是……"），来加强来访者的体验。加强体验有助于来访者更清晰地面对它。它引起并放大了对关键情绪的关注，并为来访者提供理解重要经历的新视角。

青少年 EFTT 的临床注意事项

如同任何循环一样，打破创伤与关系不安全感的代际循环，可通过聚焦于循环中的众多特定要素之一来实现（见图8.2）。EFT可以通过直接针对青少年

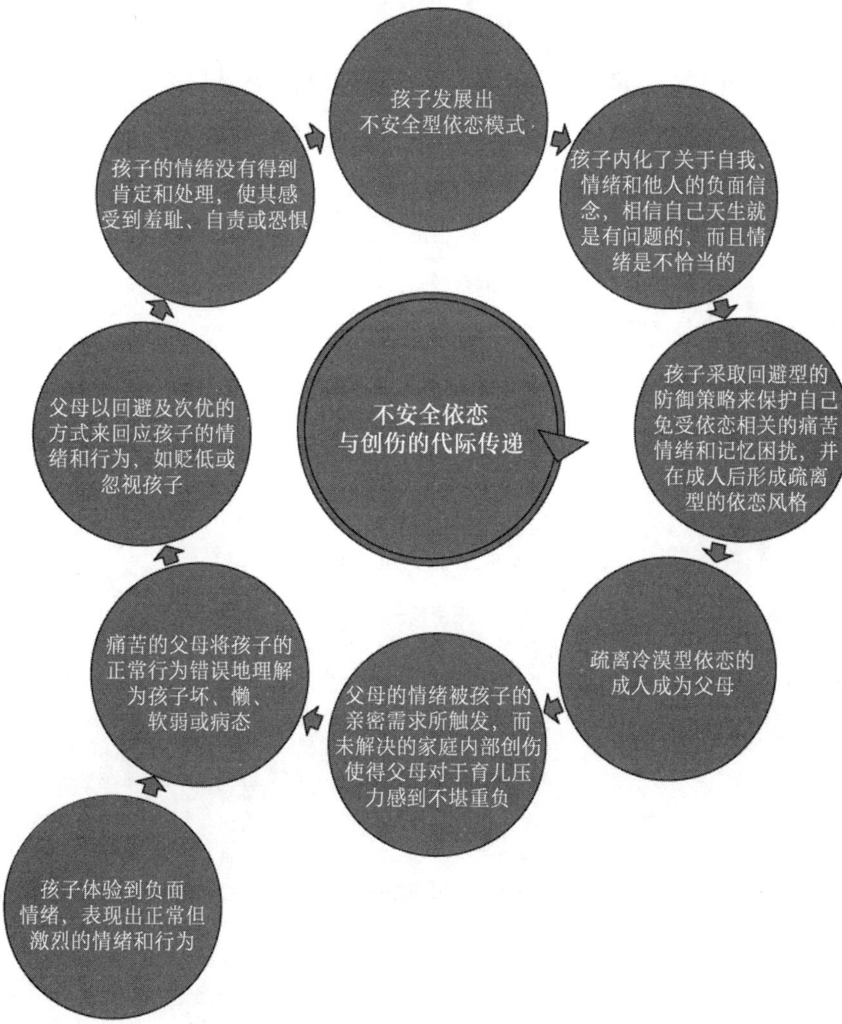

图8.2　不安全依恋与创伤的代际循环

的治疗、父母治疗以及分开或联合的亲子二元治疗进行干预。除了本章之前所列出的干预策略外，还可以采用EFT-Y空椅练习任务，包括双椅练习和空椅练习（见第二章），开放事宜空椅练习正是属于此类练习。

表8.2 治疗干预策略总结

技术使用	时机	使用方式	举例
同理回应	在EFTT的所有阶段； 减轻青少年极端痛苦的感受； 唤起青少年的情绪； 帮助青少年觉察自身情绪	以不带评判的态度去理解和接纳； 将他们经历的事情正常化并给予同理肯定； 在治疗的中间阶段，如果青少年出现灾难化的想法或回避倾向，治疗师可以夸大青少年的内心信息（例如，“不要让你的感觉显现出来——把它们压下去”或“想起这种痛苦会让你痛不欲生”），从而唤起来访者没有灾难化或回避的那部分自我的反应（Paivio & Laurent, 2001）	类似于“当然”“难怪……”或者“这很正常……”的诘语（Paivio & Laurent, 2001）
想象性对质（imaginal confrontation，IC）	建立安全的治疗关系以后，在EFTT的第二阶段引入IC； 通常发生在第四次会谈； 在治疗的剩余部分一直使用想象性对质，平均约进行五次会谈（Khayyat-Abuaita & Paivio, 2019）	使用一把空椅子，治疗师让青少年想象某位与过去的负面创伤经历有关的人物就坐在这把椅子上，青少年对着空椅子谈论他们的感受和想法，治疗师鼓励他们对这些感受和想法保持专注； 想象性对质可以在脑海中进行，而不需要椅子	青少年对着空椅倾诉，想象施虐者就坐在那里，描述自己当年遭受虐待时的感受； 这唤起了青少年复杂的情绪，治疗师帮助他们澄清和表达这些情绪； 青少年得到治疗师的支持，说出他们未被满足的需要（例如“我应当被保护、被珍视”），以及其他看待那时的自己和创伤相关人物的方式（例如“我那时只是一个孩子”）

续表

技术使用	时机	使用方式	举例
对创伤内容的同理探索	在EFTT的第二阶段引入，一般在第四次会谈开始； 在治疗的剩余部分一直使用	在探索创伤记忆时使用同理回应； 青少年通过分享对他们经历的想法和感受来探索创伤	青少年讲述当他们未能保护所爱的人免于创伤事件的伤害时，他们感到的与羞耻相关的想法和感受； 治疗师使用同理回应，帮助来访者识别感受到的情绪以及是什么让他们有这样的感受
体验性聚焦或双椅扮演	在EFTT的第二阶段和第三阶段使用	双椅扮演使得青少年来访者和治疗师可以唤起与内在冲突和人际冲突相关的情绪； 使用两把椅子创造一个空椅扮演的环境，或者由治疗师坐在另一把椅子上	青少年来访者坐在一把椅子上，描述他们与创伤记忆有关的非适应性批评性的想法； 当青少年坐在另一把椅子上时，他们可以清楚地说出他们的真实感受，以及他们想从他们批评性的自我那里得到什么； 青少年想象伤害自己的人坐在另一把椅子上，与其进行体验式的面对

干预策略实践：开放事宜

凯瑟琳（Catherine）在9岁时开始接受治疗。她妈妈带她去参加第一次治疗时报告称凯瑟琳是一个非常敏感的孩子，在自我调节方面存在困难。在治疗的最初几年，凯瑟琳很难参与对话——她对非结构化的游戏反应最佳，但抗拒任何以目标为导向、说教或关注解决问题的尝试。当她愿意交流时，她经常谈论她有多么讨厌她的哥哥，哥哥有多么惹人厌烦。

到了12岁，凯瑟琳出现了抑郁症状，在学校出现社交方面的困难。她待人友善，在社交场合却总感到被人轻视，在与他人交谈或小组合作时感到不适，也没有建立起亲密的友谊。在治疗师的建议下，凯瑟琳接受了孤独症的评估。

尽管父母对此存疑，但她最终被确诊为孤独症谱系障碍（ASD），并逐渐接受了对自己的这一新认知。这一诊断解释了她过往生活中的诸多经历，确诊之初，她感到如释重负。然而没过多久，凯瑟琳的抑郁症状却愈发严重。她开始更多地倾诉与哥哥的关系：哥哥如何对她的外貌和体重进行指责，多年来在没有大人干涉的情况下欺凌她。每天父母工作到很晚，她和哥哥待在家里，感觉自己被困住了，孤立无援。当治疗师告知凯瑟琳的父母她与哥哥相处的这些负面经历后，他们终止她的治疗长达两年。15岁时，在尝试药物治疗和注意缺陷多动障碍（ADHD）辅导均未见效后，凯瑟琳的父母带她再次接受治疗，而此时她有新的诊断：复杂创伤。尽管心存疑虑，凯瑟琳还是同意尝试情绪聚焦疗法。

会谈摘录

来访者信息：凯瑟琳，15岁

临床诊断：儿童抑郁症、注意缺陷多动障碍、孤独症谱系障碍、复杂创伤

识别标记：凯瑟琳在会谈开始时谈论了当天上学的情况，她经常用这个话题开启会谈。在开始会谈几分钟后，凯瑟琳不想再谈论学校的事了。她显得沮丧而且悲伤。治疗师问到这一点时，她说她非常努力地要把自己的感受压抑在心里。她分享说，她在想自己的童年经历，不记得“它是否真的发生过”。她听到了一个侵入性的声音，她认为这是她母亲的声音，在说她太敏感了。

治疗师：到这里来，想象自己就是妈妈，是妈妈让你难过的那个部分。想象自己就是妈妈，把她给你的信息传递给自己……比如“别那么敏感”，或是……

凯瑟琳：（模仿妈妈的声音）你很自私，你太敏感了，这只是你看待它的方式，并没有那么糟糕。

治疗师：（使用妈妈的声音）你很自私，太敏感了，你对事情的解释是错的——所以这是你的错。这就是妈妈表达的信息吗？

凯瑟琳：是的。她不想破坏大家庭对詹姆斯（James）的印象。

治疗师：好吧，所以她保护了你的哥哥詹姆斯——那你呢？你得到了什么样的信息？

凯瑟琳：嗯，首先，这真的发生过吗？到底是怎么回事呢？你能让我相信这些确实发生过吗？

治疗师：你记得发生了些什么呢？

凯瑟琳：我记得詹姆斯说我胖，不请自来地冲进我的房间……我记得自己当时感觉和周围环境脱离了。

治疗师：那非常痛苦……你可以怀疑事情发生的细节，但你记得它带来的影响，以及它给你造成的感受。让你最痛苦的是什么？

凯瑟琳：感觉问题出在我身上。这至今都是最让我难受的一点。

治疗师：没错。所以妈妈传递的信息是“有问题的是你，而不是詹姆斯”？

凯瑟琳：一直都是这样。

治疗师：把这些告诉妈妈。再想象她坐在那把空椅子上，跟她讲讲你记得的事。

凯瑟琳：（看着空椅子，泪水夺眶而出）我记得你每天都把我单独和他留在一块儿，一留就是好几个小时。在他身边我从没安全感。我跟你说他的所作所为时，你每次都让我闭嘴，让我觉得自己像个疯子。

治疗师：那种感觉就像自己疯了……跟她说说，对你来说那是怎样的感受。

凯瑟琳：我感觉被困住了。完全没人管他，没人约束他的行为。

治疗师：被困住，还被强行压制……这是最让你痛苦的点吗？你现在能体会到那种感觉吗，那是怎样的感受？

凯瑟琳：……不，体会不到（停顿5秒），我记得那种感觉，但现在感受不到了。

治疗师：转换角色，想象你是当时的妈妈，她是怎么打压你的呢？

凯瑟琳：（模仿妈妈的声音）别这么荒谬了。你也太敏感了。没那么严重，兄弟姐妹之间本来就会打闹。

治疗师：那这背后对你传达的潜在信息是什么呢？是你的感受并不真实，还是这都是你的错？

凯瑟琳：对，两方面都有。

治疗师：就像你妈妈那样说出来，不一定用同样的话，但她是怎么向你传递这些意思的呢？她当时脸上是什么表情？

凯瑟琳：（模仿出不屑、居高临下的表情和姿态）哦，得了吧，凯瑟琳！你那点感受太可笑了。你的感觉根本就不真实。

治疗师：再用你妈妈的语气说一遍。

凯瑟琳：（依旧模仿着不屑、居高临下的表情和姿态）你的感觉根本就不真实！

治疗师：换过来（示意凯瑟琳坐到代表自己的椅子上）。现在听到这些话，你是什么感觉？

凯瑟琳：（眼含泪水）很伤心，也觉得特别孤独。

治疗师：告诉妈妈（指了指空椅子）。

在尝试上述与凯瑟琳的会谈中所进行的第3级OFB任务前，先完成第1级和第2级是十分必要的，因为对于部分来访者而言，前两级任务足以有效唤起他们的情绪。同样，在青少年治疗会话结束时进行复盘总结极为有益，这能帮助他们为日后可能经历的更为强烈的情绪做好准备，同时也可以共同探讨直接与家人分享治疗中的感悟的利与弊。在这些复盘讨论中，可能会出现两种情况：一种是青少年打算将当天在治疗中“领悟”到的内容告知父母；另一种是青少年原本没有分享的计划，但在某些互动中，会谈中的体验被触发，从而可能导致情绪意外爆发。这两种情况都存在风险，即青少年可能得不到期望中的家人回应，进而感到失望，甚至受到情感伤害。因此，在来访者结束治疗离开前，最好和他们探讨分享治疗体验的利弊，以及他们期望的与实际得到的家人回应之间的可能差异。让父母参与治疗过程，能在很大程度上避免亲子间的情感不同步，并让父母更好地适应EFT的流程。有时，若父母自身也有过创伤经历，我们发现，给予父母直接支持不仅有助于推动青少年的整体治疗进程，还能改善临床治疗效果。无论是偶尔与家长沟通、开展直接的家长治疗，还是采取介于两者之间的沟通方式，治疗师的这些努力都能减少家庭中无意识的治疗干扰行为（Foroughe et al.,2018；Strahan et al.,2017）。如前文所述，这些干扰行为可能对治疗进程和效果产生负面影响，甚至抵消治疗带来的积极改变，尤其是当青少年及其照料者受代际创伤循环影响时，这种影响更为显著。

为什么要考虑处理照料者的创伤?

照料者的需求

不安全依恋和创伤的代际传递是一个已被深入研究的现象（Crawford & Benoit, 2009；Isobel et al., 2019）。在那些遭受复杂家庭内部创伤的青少年的父母或其他照料者中，往往至少有一人也有过复杂的创伤经历。虽然在很多情况下，仅对青少年单独采用EFT-Y也能取得成功，但在另一些情况下，让一方或双方家长参与治疗过程，在临床上可能更具优势，甚至是必要的（详细概述见第四章和第五章）。父母及其他照料者在支持接受治疗的青少年时，可能力不从心。当照料者试图调节自身情绪时，也可能产生无助感、对失败的恐惧以及不知所措等负面情绪（Foroughe & Muller, 2012, 2014；Foroughe et al., 2018)。若照料者习惯通过抽离、回避和疏远等行为，来逃避痛苦的情绪和依恋记忆（尽管是出于自我保护），这可能表明他们具有疏离-回避型依恋风格（Muller, 2010；Slade, 2004）。

即使我们提出建议，具有疏离-回避型依恋风格（这种风格的形成是为了保护自己免受痛苦的依恋相关记忆困扰）的父母也可能不愿主动寻求个体治疗（Dozier, 1990；Vogel & Wei, 2005）。通常，孩子接受治疗是家长首次（甚至是唯一一次）接触心理咨询或治疗。因此，这是引导家长参与治疗过程的关键契机。

治疗引发的关系紧张

在治疗过程中，当触及那些难以面对的情感和深埋的痛苦记忆时，对于有创伤史的个体而言，这极具威胁性——因其容易引发创伤反应，进而给他们的亲密关系带来压力。经历过复杂创伤的儿童和青少年往往处于情绪高度失调状态，易产生过激反应，且常常感到自己不被认可。作为治疗师，我们自然会支持他们的观点，确定并认可他们的感受。即使来访者对我们表现出负面反应，我们也能通过专业训练，敏锐地察觉和识别彼此间的移情体验，从而有效处理棘手的情绪，并给予同理回应。然而，当青少年在治疗中面对与家庭关系动态相关的情绪时，其他家庭成员可能对他新获得的洞察和行为变化反应冷淡。这些来自家庭成员的反应，加上青少年本身的情绪脆弱性，很可能在治疗后引发他们与照料者之间的剧烈冲突。想象一下，一名青少年通过治疗学会了对自己的行为负责，不再轻易参与争吵，而是在冲动时花几分钟运用应对策略。但当他在交谈中突然离开，回到自己的房间时，父母或其他家庭成员可能会认为这种行为是不尊重他人的表现，从而无意中干扰了青少年寻求健康行为的努力。在本手册的多个章节中，我们将这种父母的反应称为治疗干扰行为（Foroughe et al.,2018；Strahan et al.,2017）。从这个角度来看，当父母和家庭成员不了解青少年在治疗中会发生哪些变化，不知道如何支持青少年，也无法有效管理自己的情绪反应，仍沿用过去的方式回应时，青少年的健康行为就可能遭遇负面反馈。

代际创伤对治疗的影响

治疗干扰行为的存在标志着某些因素正在干扰父母支持孩子的内在意愿。EFT 认为，唯有另一种情绪才能改变既有的情绪。同理，要改变照料者支持孩子的意愿，唯有通过处理他们的照料干扰情绪。

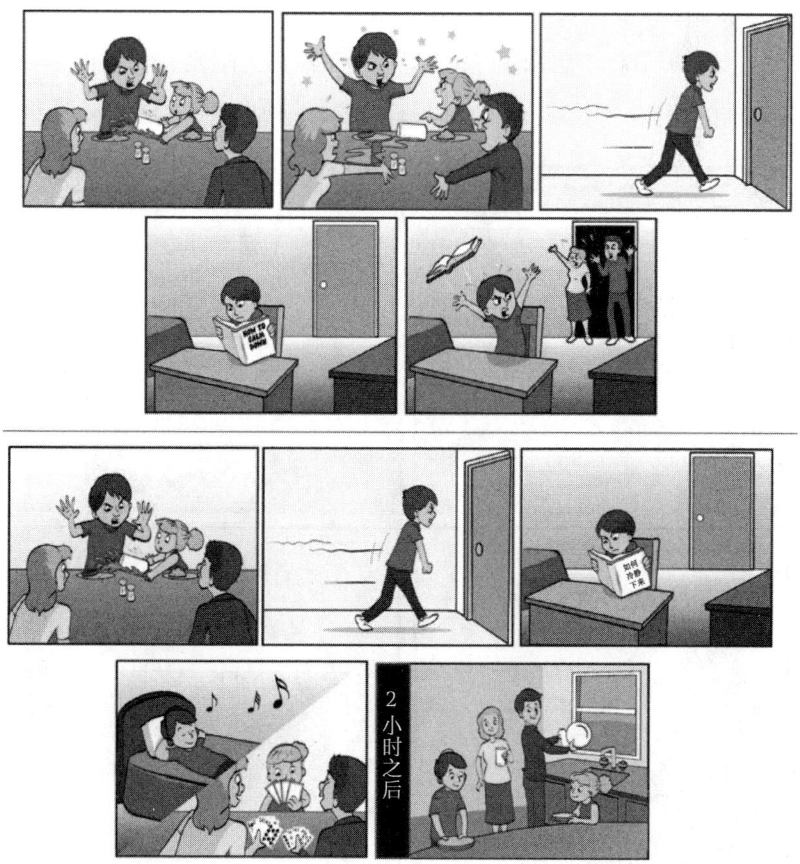

图 8.3　晚餐故事

每个治疗干扰行为背后都有一种隐含的照料干扰情绪。照料干扰情绪可能源于父母自身的情绪历史，也可能仅仅是因为父母的回应与孩子的需求在情绪上不匹配。亲子之间在情绪上的不匹配并不罕见，但如果长期无法克服这种不匹配、难以理解青少年在应对心理健康问题方面的需求，就需要引起临床关注了。尽管父母存在问题的回应可能会让治疗师感到沮丧，但这也表明父母正在受照料干扰情绪困扰，同时也为我们提供了一个机会，帮助父母识别并调整自己的情绪反应。对于有创伤史的父母来说，恐惧是常见的照料干扰情绪。如果父母曾经历过极度恐怖且无法自我保护的事件，那么当时由恐惧引发的反应可能是一种适应性行为。然而，当这些个体成为父母，尤其是有一个脾气暴躁、需要明确界限的青少年孩子时，恐惧可能会阻碍他们做出适应性的回应（见图8.4）。

在照料者的过往经历中，他们的回避行为可能曾具有一定的适应性意义。比

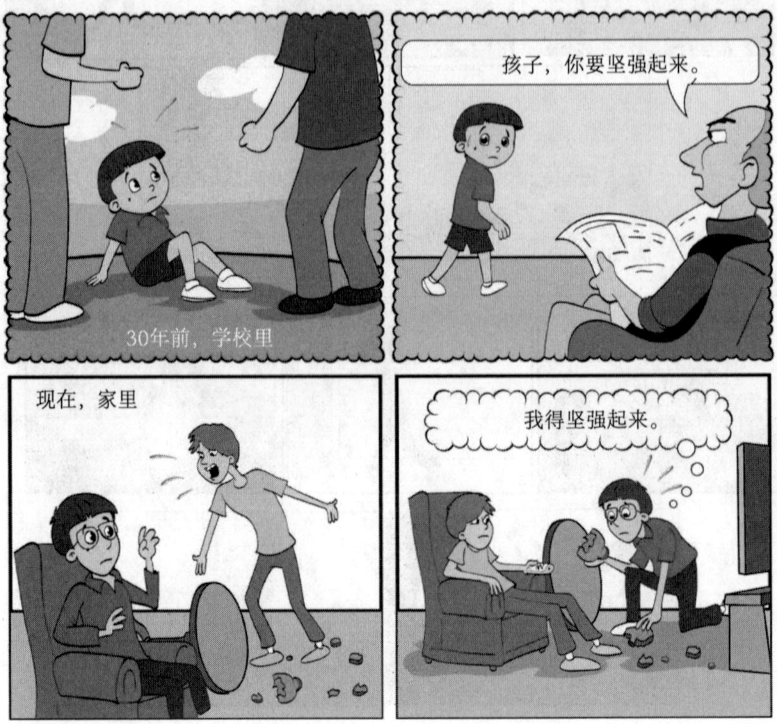
30年前，学校里
孩子，你要坚强起来。
现在，家里
我得坚强起来。

图8.4 坚强起来

如，僵住不动可以帮助他们避免进一步的欺凌和伤害，解离状态能帮助他们在虐待中挺过去，扮小丑可以改善家庭氛围，行为失控可以让坏人远离，等等。但对于帮助孩子应对心理健康问题的照料者来说，采取回避或疏远的行为往往是无益的（Muller，2009），同样，过度愤怒、批评或防御性的反应也是如此。当父母为了保护自己，而忽视或不处理孩子的情绪和需求时，就可能会延续代际间的不良循环（Muller，2018）。此外，如果照料者没有以某种方式参与孩子的治疗，他们可能会对治疗持负面态度，否认治疗师的观点，不信任治疗过程，甚至过早地让孩子停止治疗（详见第四章）。作为治疗师，了解如何管理照料者的情绪，并提供有针对性的支持，对于与父母和青少年的合作至关重要。这并不意味着你必须成为每个家长或照料者的治疗师，有很多可行的方法可以提供帮助[1]。甚至不一定非得由你（青少年的治疗师）来为家长提供EFT。关键在于，在征得父母和孩子同意的前提下，父母能从某个你可以与之沟通协作的人那里获得支持，从而为亲子关系、照料者的身心健康以及青少年的治疗效果创造最佳条件。

无论是通过增强情绪觉察、进入最能满足孩子需求的情绪状态，还是处理他们自己的创伤记忆对当前育儿方式的影响，针对父母的EFT可以让他们感到宽慰，增强信心，重新充满活力，以应对未来的挑战。这一过程有助于打破情绪回避的代际传递循环（Dias Ressler，2014；Schickedanz et al.，2018）。

与照料者工作时的情绪聚焦干预策略

帮助照料者做好准备

引导父母提前预想并妥善处理在家中面对孩子棘手情绪与行为时可能被勾

[1] 关于照料者参与亲子治疗的详细描述，请参见第五章。

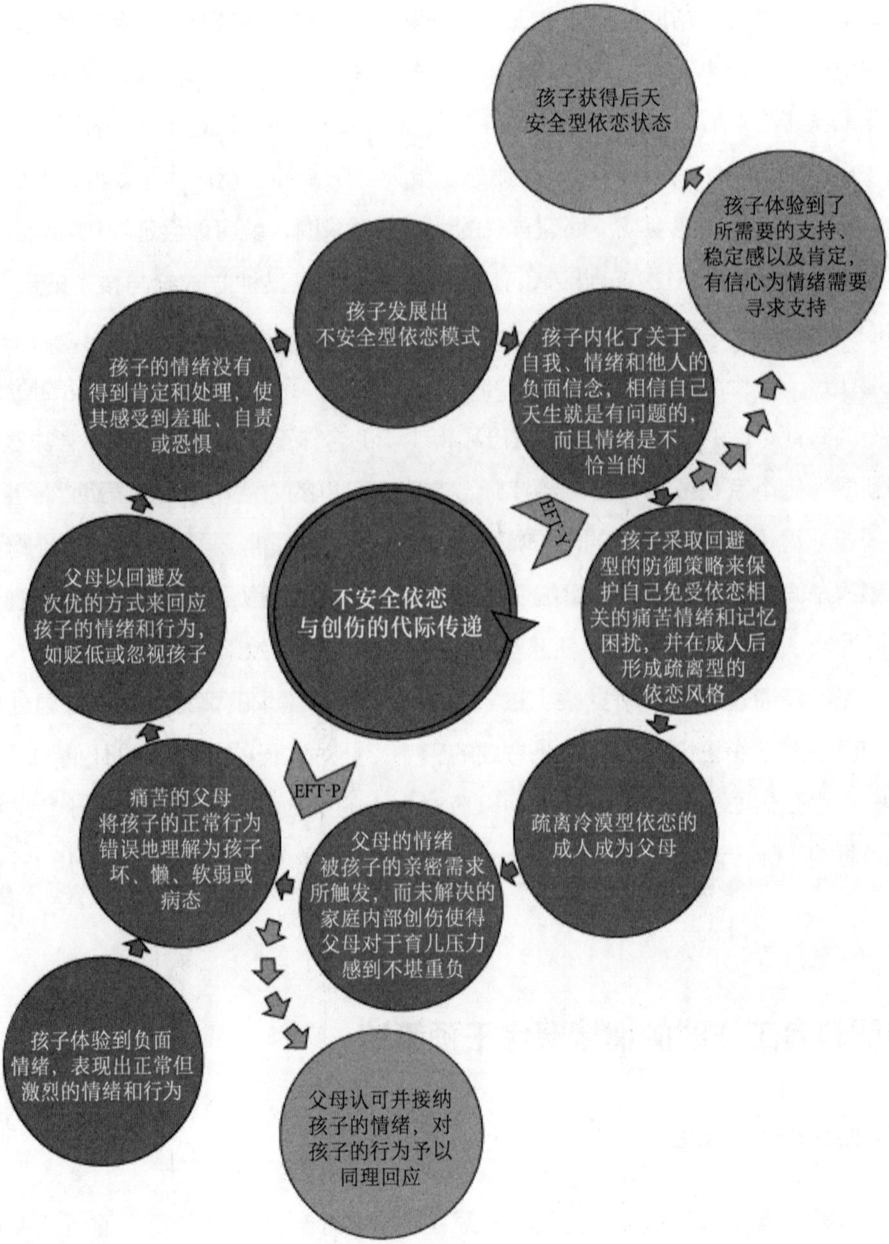
孩子获得后天安全型依恋状态
孩子体验到了所需要的支持、稳定感以及肯定，有信心为情绪需要寻求支持
孩子发展出不安全型依恋模式
孩子内化了关于自我、情绪和他人的负面信念，相信自己天生就是有问题的，而且情绪是不恰当的
孩子的情绪没有得到肯定和处理，使其感受到羞耻、自责或恐惧
EFT-Y
不安全依恋与创伤的代际传递
父母以回避及次优的方式来回应孩子的情绪和行为，如贬低或忽视孩子
孩子采取回避型的防御策略来保护自己免受依恋相关的痛苦情绪和记忆困扰，并在成人后形成疏离型的依恋风格
EFT-P
痛苦的父母将孩子的正常行为错误地理解为孩子坏、懒、软弱或病态
疏离冷漠型依恋的成人成为父母
父母的情绪被孩子的亲密需求所触发，而未解决的家庭内部创伤使得父母对于育儿压力感到不堪重负
孩子体验到负面情绪，表现出正常但激烈的情绪和行为
父母认可并接纳孩子的情绪，对孩子的行为予以同理回应

图8.5　EFT-Y干预对不安全依恋与创伤的代际循环的影响

起的创伤性记忆，能营造一个安全的环境，让父母直面并处理自身曾经历的痛苦感受。这些痛苦经历被深埋心底往往是有原因的。父母常常向治疗师倾诉，在为人父母之前，或是在孩子出现始料未及的问题之前，他们的生活一直都很好。他们甚至会坦言，自己的孩子让他们回想起了自己的父母、兄弟姐妹，或曾经的自己。例如，当孩子因恐惧向父亲寻求庇护时，这位父亲可能会忆起自己儿时表露强烈负面情绪时被家人漠视的场景。作为具有回避型依恋风格的人，他或许会坚称父母当年的疏离反而“磨炼了自己”，进而对孩子的求助信号置若罔闻，具体可参考图8.6。

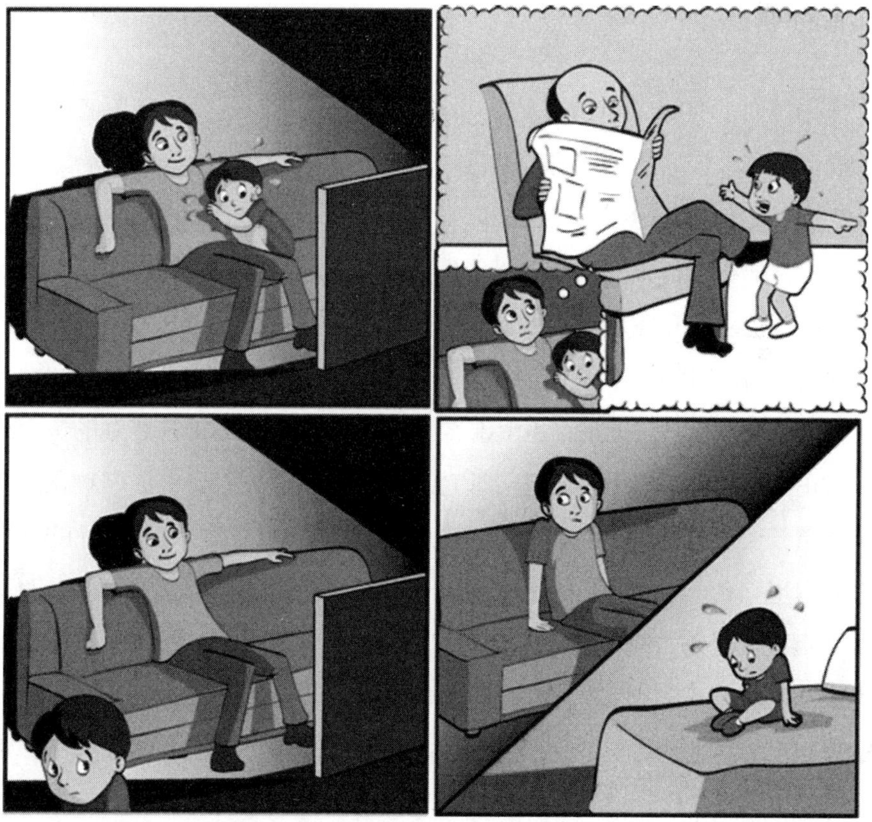

图8.6　TIB：最终，我一切都好

针对父母开展的情绪聚焦治疗，能让他们有机会处理那些致使当前回应失当（回应不足或过度）的情绪记忆，从而阻断不安全依恋与创伤的代际传递。其作用原理在于情绪转化，这也是EFT的核心改变过程。倘若治疗师承认父母的情绪（尤其是CIE）与孩子的治疗紧密相关，以非评判的态度对待父母，在沟通中展现出慈悲与真诚，便有望将父母转化为治疗的助力，至少也能减少治疗干扰行为的发生。最理想的情况是，父母能更积极地参与到孩子的成长中，在情感上更为投入，与治疗师携手推进治疗进程。

照料者的钝化策略

钝化行为（deactivating behaviour）指的是任何减少或避免情感激活和接触痛苦或难以应对的情绪的行为。在与有创伤史的父母合作时，治疗师可以通过密切关注其在初始咨询、访谈以及短暂接触中的沟通，寻找回避行为的线索，包括言语和非言语的。当父母谈到自己的情感经历或童年，或者当谈到他们自己孩子的感受和需求时，他们可能通过轻描淡写和不屑一顾的语言来淡化任何痛苦经历："我不也好好长大了吗？""谁的童年能十全十美呢？""她很坚强，肯定没问题的。""反正，也没那么重要吧。"父母还可能将客观的负面经历美化成正面的，比如把儿时遭受父母的体罚描述为"成长历练"，坚称正是这些经历让自己变得更坚毅、自律，常挂在嘴边的话便是"那些打不倒你的，终将使你变得更强大""挨顿打才知道对错，现在的孩子学不到这些了"。有时，代词从"我"转变为"你（们）/我们"或"他们/孩子/人们"可能意味着疏远行为："你就尽力而为吧。""那都是陈年旧事了。"还有些时候，一些刻板、笼统的套话也是常见的防御手段："生活本来就很难。""得到什么就是什么，别不知足。""事情就这样，没办法。"

竭力压抑痛苦记忆的父母，还可能会突然转移话题，逃避那些令他们不适的讨论内容。还有的回避型父母会表示自己对童年记忆模糊，或者觉得童年回忆不值一提（Alexander et al.,1998；Kohn et al., 2012；Slade, 1999）。此外，为了维持对自己父母的正面印象，回避型父母可能会过度美化自己的父母，即便有证据表明父母曾对自己施虐，他们仍会夸赞父母了不起、对自己影响深远。当回避型父母谈及创伤经历，或被要求回忆具体事例时，往往会出现前后叙述矛盾的情况。成人依恋访谈（adult attachment interview, AAI）是一个非常有用的临床工具，既能梳理依恋历史，又能观察钝化策略。AAI不仅有助于改善有创伤史照料者的长期治疗效果（Cordeiro et al., 2022），作为一项长期的研究工具，近期还被用于研究父母与照料者的非言语防御行为（Goldstein, 2019）。表8.3汇总了父母常用的防御策略，这些策略旨在钝化并规避由依恋相关记忆引发的负面情绪。

表8.3 常见的防御策略

防御	接受治疗的来访者
防御性排除痛苦记忆	· 难以想起童年的某些记忆 · 使用模糊的语言描述与依恋对象的关系 **例如**："我真的不记得我童年发生的任何事了。（我的童年）整体来说挺好的。"
淡化	· 将创伤和依恋经历描述得没那么有影响力，或者在情感上没那么重要 · 将经历描述为"正常" **例如**："她不是真的需要去医院。老实说，她这个年纪的小孩以这种方式来寻求关注很正常。她现在很好。"一位父亲说道，尽管他的孩子多次因自杀未遂住院
积极结局	· 解释负面事件对生活有积极影响 · 是淡化的一种形式 **例如**：将受到虐待或忽视的故事总结为一个积极的教训："总是被独自留下教会了我独立和照顾自己。现在的孩子太娇惯了。"

续表

防御	接受治疗的来访者
理想化	· 用极为正面的词语描述自己的父母，但与所描述的具体事件或记忆不一致 · 常将虐待孩子或在情感上缺席的父母理想化 **例如**：一位妈妈在几分钟前还被描述为暴力的和抑郁的，但在后来的AAI中，突然被描述成："是的，妈妈是一位非常了不起的女性……你知道的……她忍受了他的不公正对待。"
理智化及避免谈论感受	· 将注意力从情感转移到对经历的认知、与依恋无关的主题或行动上 **例如**：可能会聚焦于或完全转向不具威胁性的话题，如财务或法律困难
自我认知为独立自主、坚强和正常的	· 拒绝帮助和保持防御 · 难以承认自己需要帮助，或可能仅寻求缓解症状的帮助（如睡眠问题，或工作时难以集中精力） **例如**：父母在面临压力时，可能会与他人保持距离、自我孤立，而不是寻求支持
疏离性语言	· 使用一些词语或概括性短语，使自己从与依恋相关的内容中抽离 **例如**：一位来访在描述自己对于父亲大发脾气的反应时，突然转换为"你"让自己抽离出来："你只知道不要去惹他。"
保持忙碌	· 沉浸在工作或家务中，以避免与依恋相关的情感体验 **例如**：当孩子寻求关注时，照料者可能选择沉浸在某一项事务中，因为这些事务的情感负担更小
疏离行为	· 在自己与咨询师之间放置物品 · 恐惧或悲伤的微表情 · 在讨论依恋之后，出现与他们的非言语行为基线不一致的非言语行为 · 迟到、安排时间困难、取消预约、提前离开，或是拒绝参与孩子的治疗 **例如**：一旦治疗师提到童年经历，照料者开始坐立不安。照料者开始进行自我安抚（的行为），因此缺乏眼神交流

改编自 Cordeiro et al., 2018, pp.106−107。

总结

EFTT为我们提供了一个分阶段、半结构化的框架，用以探索创伤经历。在探索创伤事件前，务必先构建起安全的治疗关系，营造出充满安全感与心理容纳的氛围。对于父母，我们同样要为其创造安全可靠的环境，让他们感受到作为照料者的价值，引导他们理解孩子的情感需求，这一过程有时需要回溯他们自身的情感历程。作为治疗师，通过识别来访者的钝化策略与疏远行为，我们可以察觉来访者何时唤起了痛苦、难以承受的情感记忆。在干预中，我们需要同时激活情感和挑战阻碍，并且还要觉察对来访者过度挑战或挑战不足的风险。这些必须以来访者能承受的节奏进行，治疗师必须对创伤治疗中的过度挑战或挑战不足的风险保持敏感。虽然与经历创伤的来访者工作对治疗师充满挑战，但情绪转化能够有效阻断不安全依恋和创伤的代际循环，帮助来访者减轻痛苦，过上更充实的生活。

实操建议

治疗师要做的事

- 要特别留意非言语沟通：创伤记忆常留存在身体里，而用言语表述这些强烈记忆与体验往往颇为困难。
- 在激活痛苦记忆之前，先在治疗关系中培养充足的安全感。
- 如果在治疗初期提到了创伤，要先对来访者的讲述给予尊重，并在治疗联盟稳固、建立安全感之后，再重新回到这个话题。

- 斟酌是否让照料者参与青少年治疗，何时参与、参与程度以及参与方式。
- 识别青少年或照料者为应对痛苦情绪/记忆而采用的习惯性的钝化（回避）策略，通过渐进式干预将其替换为有意识的钝化策略，如放松训练、同理肯定等。
- 如果来访者在治疗过程中表现得痛苦，应放慢治疗节奏，运用有意识的钝化策略，并聚焦于加强治疗关系。
- 保持治疗的一致性与稳定性：每周固定时间安排会谈，维持治疗空间与内容的连贯性，准时开始，如有变动提前告知。
- 询问来访者对会谈环境的感受，如有可能提供多种选择；若线上会谈，询问其隐私方面的顾虑。

治疗师不要做的事

- 在未建立足够信任、安全感与心理容纳前，切勿催促来访者谈论痛苦经历。
- 不要在治疗中只关注青少年，而忽视治疗干扰行为以及父母的沟通、支持或参与。
- 不要将父母的回避防御策略归因于恶意或故意为之。
- 不要默许青少年或照料者的回避防御策略。
- 在来访者仍深陷痛苦时，不要推进创伤治疗的后续阶段。
- 没有先帮助来访者放松神经系统，就不要开始进行情绪转化工作。
- 不要忘记对自己的非言语沟通、情绪障碍和可能影响与特定来访者工作的潜在创伤史保持觉察。

参考文献

Alexander, P. C., Anderson, C. L., Brand, B., Schaeffer, C. M., Grelling, B. Z., & Kretz, L. (1998). Adult attachment and long-term effects in survivors of incest. *Child Abuse & Neglect*, *22*(1), 45–61. https://doi.org/10.1016/S0145-2134(97)00120-8

Bohart, A. C., & Greenberg, L. S. (Eds.). (1997). *Empathy reconsidered: New directions in psychotherapy*. American Psychological Association. https://doi.org/10.1037/10226-000

Burgoon, J. K. (1994). Nonverbal signals. In M. L. Knapp & G. R. Miller (Eds.), *Handbook of interpersonal communication* (2nd ed., pp. 229–285). Sage.

Burgoon, J. K., Guerrero, L. K., & Floyd, K. *Nonverbal communication* (2nd ed.). Routledge. https://doi.org/10.4324/9781003095552

Cordeiro, K., Rependa, S. L., Muller, R. T., & Foroughe, M. (Ed.). (2018). EFFT and trauma: Engaging the parent with a dismissing attachment style. In *Emotion Focused Family Therapy with Children and Caregivers: A Trauma-Informed Approach* (pp. 106–107). Routledge.

Cordeiro, K., Wyers, C., Oliver, M., Foroughe, M., & Muller, R. T. (2022). Caregiver maltreatment history and treatment response following an intensive emotion focused family therapy workshop. *Clinical Psychology & Psychotherapy*, *29*(5), 1728–1741. https://doi.org/10.1002/cpp.2739

Crawford, A., & Benoit, D. (2009). Caregivers' disrupted representations of the unborn child predict later infant–caregiver disorganized attachment and disrupted interactions. *Infant Mental Health Journal*, *30*(2), 124–144. https://doi.org/10.1002/imhj.20207

DePaulo, B. M., Lindsay, J. J., Malone, B. E., Muhlenbruck, L., Charlton, K., & Cooper, H. (2003). Cues to deception. *Psychological Bulletin*, *129*(1), 74–118. https://doi.org/10.1037/0033-2909.129.1.74

Dias, B., & Ressler, K. (2014). Parental olfactory experience influences behavior and neural structure in subsequent generations. *Nature Neuroscience*, *17*, 89–96. https://doi.org/10.1038/nn.3594

Dozier, M. (1990). Attachment organization and treatment use for adults with serious psychopathological disorders. *Development and Psychopathology*, *2*(1), 47–60. https://doi.org/10.1017/S0954579400000584

Dymond, R. F. (1949). A scale for the measurement of empathic ability. *Journal of Consulting Psychology*, *13*(2), 127–133. https://doi.org/10.1037/h0061728

Ekman, P. (1971). Universal and cultural differences in facial expressions of emotion. In J. K. Cole (Ed.), *Nebraska Symposium on Motivation* (pp. 207–283). Lincoln: University of Nebraska Press.

Ekman, P., & Friesen, W. V. (1969). Nonverbal leakage and clues to deception. *Psychiatry*, *32*(1), 88–106.

Elliott, R., Watson, J. C., Goldman, R. N., & Greenberg, L. S. (2004). *Learning emotion-focused therapy: The process-experiential approach to change*. American Psychological Association. https://doi.org/10.1037/10725-000

Fiorini, G., Saunders, R., Fonagy, P., Impact Consortium, & Midgley, N. (2022). Trajectories of change in general psychopathology levels among depressed adolescents in short-term psychotherapies. *Psychotherapy Research: Journal of the Society for Psychotherapy Research*, 1–12. Advance online publication. https://doi.org/10.1080/10503307.2022.2040751

Foley, G. N., & Gentile, J. P. (2010). Nonverbal communication in psychotherapy. *Psychiatry*, 7(6), 38–44.

Foroughe, M., Dolhanty, J., Mithal, P., & Lafrance, A. (2018). Development and core components of EFFT. In M. Foroughe (Ed.), *EFFT with Children and Caregivers: A Trauma-Informed Approach* (pp. 45–62). Routledge.

Foroughe, M., & Muller, R. T. (2012). Dismissing (avoidant) attachment and trauma in dyadic parent–child psychotherapy. *Psychological Trauma: Theory, Research, Practice, and Policy*, *4*(2), 229–236. https://doi.org/10.1037/a0023061

Foroughe, M. F., & Muller, R. T. (2014). Attachment-based intervention strategies in family therapy with survivors of intra-familial trauma: A case study. *Journal of Family Violence*, *29*(5), 539–548. https://doi.org/10.1007/s10896-014-9607-4

Ginott, H. G. (1965). *Between parent and child: New solutions to old problems.* New York: Macmillan.

Goldstein, L. (2019). *Nonverbal and paralinguistic behaviours during the adult attachment interview: The construction of a novel coding system* [Master's thesis, York University]. https://hdl.handle.net/10315/36729

Greenberg, L. S., & Pascual-Leone, A. (2006). Emotion in psychotherapy: A practice-friendly research review. *Journal of Clinical Psychology*, *62*(5), 611–630. https://doi.org/10.1002/jclp.20252

Hans, A., & Hans, E. (2015). Kinesics, haptics and proxemics: Aspects of non-verbal communication. *IOSR Journal of Humanities and Social Science*, *20*(2), 47–52.

Isobel, S., Goodyear, M., Furness, T., & Foster, K. (2019). Preventing intergenerational trauma transmission: A critical interpretive synthesis. *Journal of Clinical Nursing*, *28*(7–8), 1100–1113. https://doi.org/10.1111/jocn.14735

Khayyat-Abuaita, U., & Paivio, S. (2019). Emotion-focused therapy for complex interpersonal trauma. In L. S. Greenberg & R. N. Goldman (Eds.), *Clinical handbook of emotion-focused therapy* (pp. 361–380). Washington, DC: American Psychological Association. http://dx.doi.org/10.1037/0000112-016

Kohn, J. L., Rholes, W. S., & Schmeichel, B. J. (2012). Self-regulatory depletion and attachment avoidance: Increasing the accessibility of negative attachment-related memories. *Journal of Experimental Social Psychology*, *48*(1), 375–378. https://doi.org/10.1016/j.jesp.2011.06.020

McCullough, L. (2001). Desensitization of affect phobias in short-term dynamic psychotherapy. In M. F. Solomon, R. J. Neborsky, L. McCullogh, M. Alpert, F. Shapiro, & D. Malan (Eds.), *Short-term therapy for long-term change* (pp. 54–82). W. W. Norton.

Muller, R. T. (2009). Trauma and dismissing (avoidant) attachment: Intervention strategies in individual psychotherapy. *Psychotherapy: Theory, Research, Practice, Training*, *46*(1), 68–81. https://doi.org/10.1037/a0015135

Muller, R. T. (2010). *Trauma and the avoidant client.* W. W. Norton.

Muller, R. T. (2018). *Trauma and the struggle to open up.* W. W. Norton.

Navarro, J., & Karlins, M. (2008). *What every body is saying* (Vol. 27, p. 90). Harper Collins.

Paivio, S. C., & Laurent, C. (2001). Empathy and emotion regulation: Reprocessing memories of childhood abuse. *Journal of Clinical Psychology*, *57*(2), 213–226. https://doi.org/10.1002/1097-4679(200102)57:2<213::aid-jclp7>3.0.co;2-b

Paivio, S. C., & Pascual-Leone, A. (2010). *Emotion-focused therapy for complex trauma: An integrative approach.* American Psychological Association. https://doi.org/10.1037/12077-000

Pettit, J. W., Bechor, M., Rey, Y., Vasey, M. W., Abend, R., Pine, D. S., Bar-Haim, Y., Jaccard, J., & Silverman, W. K. (2020). A randomized controlled trial of attention bias modification treatment in youth with treatment-resistant anxiety disorders. *Journal of the American Academy of Child and Adolescent Psychiatry*, *59*(1), 157–165. https://doi.org/10.1016/j.jaac.2019.02.018

Schickedanz, A., Halfon, N., Sastry, N., & Chung, J. P. (2018). Parents' adverse childhood experiences and their children's behavioral health problems. *American Academy of Pediatrics*, *142*(2): e20180023. https://doi.org/10.1542/peds.2018-0023

Slade, A. (1999). Attachment theory and research: Implications for the theory and practice of individual psychotherapy with adults. In J. Cassidy & P. R. Shaver (Eds.), *Handbook of attachment: Theory, research, and clinical applications* (pp. 575–594). Guilford Press.

Slade, A. (2004). Two therapies: Attachment organization and the clinical process. In L. Atkinson & S. Goldberg (Eds.), *Attachment issues in psychopathology and intervention* (pp. 181–206). Erlbaum.

Strahan, E. J., Stillar, A., Files, N., Nash, P., Scarborough, J., Connors, L., Gusella, J., Henderson, K., Mayman, S., Marchand, P., Orr, E. S., Dolhanty, J., & Lafrance, A. (2017). Increasing parental self-efficacy with emotion-focused family therapy for eating disorders: A process model. *Person-Centered & Experiential Psychotherapies*, *16*(3), 256–269. https://doi.org/10.1080/14779757.2017.1330703

Taurke, E. A., Flegenheimer, W., McCullouoh, L., Winston, A., Pollack, J., & Trujillo, M. (1990). Change in patient affect/defense ratio from early to late sessions in brief psychotherapy. *Journal of Clinical Psychology*, *46*(5), 657–668. https://doi.org/10.1002/1097-4679(199009)46:5%3C657::AID-JCLP2270460519%3E3.0.CO;2-G

Vogel, D. L., & Wei, M. (2005). Adult attachment and help-seeking intent: The mediating roles of psychological distress and perceived social support. *Journal of Counseling Psychology*, *52*(3), 347–357. https://doi.org/10.1037/0022-0167.52.3.347

术语清单

激活与挑战（activating and challenging）：激活来访者的依恋系统并挑战其防御性回避的过程。

情感再巩固（affect reconsolidation）：每次记忆被提取时，记忆本身被修改的过程。

焦虑分裂（anxiety split）：也称为双椅担忧对话（two-chair worry dialogue），该双椅练习可以帮助青少年初步理解其担忧和焦虑的根源。这种担忧可视为自我试图使自己回避可能引发深层痛苦情绪的体验。

依恋破裂叙事（attachment rupture narrative）：来访者如何看待自己与照料者之间依恋安全感的断裂，包括其对忽视或创伤等因素如何破坏双方关系的解读。

对非言语信息的同步（attuning to nonverbal communication）：对自身面部表情、语气和肢体语言的觉察。

身体雕塑（body sculpting）：通过专心倾听来访者、充分理解并以协调的方式回应、容忍负面情绪及传递非语言信息的方式来练习同理和肯定。

教练式批评者（coach critic）：来访者脑海中的声音，因恐惧正在体验的情绪而试图让来访者不惜一切代价地回避它们，它属于自我批评分裂的一个部分。

协同的个案概念化（collaborative case formulation）：理解并叙述来访者为何接受治疗及来访者目前关注的问题的一种方法。在这种方法中，治疗师与来访者合作对来访者的独特情况形成共同的理解。

冲突分裂（conflict split）：描述了自我的两个部分（例如，严厉的批评者和教练式批评者）之间冲突的一个总称。

当前人际冲突（current interpersonal conflict）：在一起工作的群体或团体中，两个或多个成员之间发生的冲突。

疏离–回避型依恋模式（dismissing–avoidant attachment style）：父母用来回避痛苦的依恋相关记忆的一种依恋模式，具有这种依恋模式的个体不太可能自己主动寻求个体治疗。

情绪（emotion）：一种引发身体和心理变化的复杂状态，影响个人的思维和行为，提醒人们警惕威胁并采取有助于生存的行动。

情绪标记（emotion marker）：表明来访者情绪状态的行为线索，为治疗师选择合适的技术提供指引。

情绪基模（emotion scheme）：某种特定情绪状态的完整体验及其在身心层面激活的内容。

情绪转化（emotion transformation）：EFT的主要目标之一就是将非适应性情绪转化为适应性情绪。

情绪障碍（emotional blocks）：当照料者的情绪干扰其照料行为时，称之为遇到了情绪障碍。

同理确定（empathic affirmation）：针对受自我相关情绪痛苦（如羞耻、无价值和脆弱）困扰的青少年所采用的干预措施（任务），它在EFT治疗过程中优先于其他任务。

同理共调（empathic attunement）：治疗师以接纳的姿态对青少年当前的体验进行情绪和肢体层面回应的过程，在这一过程中，治疗师努力“融入”他们的体验。这是所有同理回应的基础。

同理支持（empathic support）：该术语包含了同理确定和同理共调。它始于与来访者最初的接触，因为它有助于建立治疗联盟，并为后续进一步探索青少年的感受打开通道。

针对创伤的情绪聚焦疗法（emotion-focused therapy for trauma，EFTT）：一种针对儿童虐待与忽视的短期循证疗法，认为治疗关系和对创伤相关内容的情绪处理是改变的核心机制。

以情绪为中心的个案概念化（emotion focused case formulation）：帮助治疗师概念化来访者的核心情绪基模，并在整个治疗过程中跟随那些提示情绪转化任务的标记。

同理回应（empathic responding）：治疗师通过向来访者传达自己对其情绪体验的理解及肯定，来放大或减少来访者的情绪。

空椅技术（empty-chair work）：一种帮助来访者充分表达并化解其对于重要他人压抑的原发负面情绪，同时探索过往事件的隐含意义的技术。

唤起性干预（evocative intervention）：为来访者的成长和改变提供社会情境，它通过一系列精心挑选的活动来促进沟通，是对团体过程与内容的特定干预方法。

体验式聚焦（experimental focusing）：当来访者的感觉不够清晰或者来访者不能体会到自己的感觉时使用的一种技术，它通过深入表层情绪之下，来加深青少年情绪体验的深度。

体验式重演（experiential re-enactment）：一系列用于唤起继发情绪和原发非适应性情绪，并支持青少年完成情绪转化阶段序列的练习，包括创伤重述、分裂双椅练习、空椅练习、想象的面质及同理探索。

体验自我（experiencing self）：当下正在体验情绪的那一部分自我。

家庭系统视角（family systems perspective）：该视角认为个体的功能不仅由内在的心理因素决定，而且与其周围关系（尤其是与家人之间的关系）相互影响。

身体感知（felt sense）：通过觉察过程获得对身体内在状态的深刻理解。

引导注意力（guiding attention）：通过以当下为中心的觉察练习，帮助个体将注意力聚焦在当前的身体感觉与情绪体验上。该觉察训练将感官觉察与思维活动联结起来，凸显了体验的建构性本质。

严厉的批评者（harsh critic）：来访者脑海中刻薄的声音，意在贬低来访者自身，属于自我批评分裂的一个部分。

工具性情绪（instrumental emotion）：为影响他人而刻意表达的一种情绪，与实际体验并不一致。例如，一个人可能会通过表达悲伤来操纵别人，或者通过表达愤怒来阻止别人。

神态举止（kinesics）：用于评估父母的依恋模式何时被激活的工具，包括微表情和身体姿势等。

当下的体验（lived experience）：来访者正在实际感受的体验，而不只是他们讲述的体验。

标记（marker）：对来访者陈述中与某一治疗任务相对应的辨识。

记忆再巩固（memory reconsolidation）：记忆被提取时进入不稳定状态并被修改的神经过程。

动机（motivation）：一种人为建构的概念，用于描述两种或多种深层情绪冲突的净效应。

神经可塑性（neuroplasticity）：当神经元同步激活时，彼此会连接在一起。

过度挑战（over-challenging）：在治疗关系尚未建立足够的安全感时，治疗师就鼓励来访者暴露创伤经历，导致其突然陷入强烈且难以控制的情绪宣泄中。对于回避型依恋风格的来访者，过度挑战可能会导致治疗提前终止。

父母隔离（parentecotomy）：一种将父母排除在孩子的治疗过程之外的消极治疗方法，该方法基于一个假设，即治疗师是专家，在没有父母干扰的情况下能更好地治疗孩子。

阶段性的方法（phase-based approach）：对于有复杂创伤史的个体推荐的治疗方案。它包含两个阶段的治疗，第一个阶段侧重于建立安全感与稳定性，第二个阶段侧重于处理创伤记忆。

原发情绪（primary emotion）：对环境变化最直接的感受或反应，分为适应性与非适应性两类。

原发适应性情绪（primary adaptive emotion）：一种在生物学意义上具有适应性的情绪，可以提供即时有用的信息，提醒个体注意环境中最需要关注的细节。例如，人们可能会对迎面而来的汽车感到恐惧，或者对丧失感到悲伤。

原发非适应性情绪（primary maladaptive emotion）：一种由过去的记忆或创伤引发的情绪。它关注的是过去（“彼时彼地”）发生的事情，而不是现在（“此时此地”）发生的事情。

有问题的反应点（problematic reaction point）：来访者对自身在某种情境下有特定的情绪反应感到困惑的状态。

人际距离（proxemics）：父母和治疗师之间的距离，可用于观察父母保持距离的策略。

心理容纳力（psychological containment）：能够容纳治疗中出现的困难情绪而不被淹没的能力。

反映（reflection）：治疗师用来肯定来访者并表明其正在倾听的一项技术，包括治疗师对来访者所说内容尤其是感受部分的重述。

关系标记（relational markers）：它们在关系思维中被用于明确传达不同想法之间的关联。它们是话语中的衔接工具，引导参与者探寻想法之间的深层联系。

继发情绪（secondary emotion）：一种掩盖原发情绪的情绪，是个体对自身原发情绪的反应。例如，对自己的悲伤感到羞耻，或者为自己的愤怒感到恐惧。

自我批评分裂（self-critic split）：一种双椅干预方法，可以用来解决个体内在苛刻的批评声音持续批评其深层真实想法与情绪。

自我打断（self-interruption）：来访者在治疗期间表现出回避或情感疏离的状态。

稳定化（stabilization）：通过资源干预、接地技术、全面的病史采集、创伤准备、创伤图谱绘制、创伤个案概念化以及心理教育等一系列技术，建立心理安全基础的过程。

突然改善（sudden gains）：在会谈时或两次会谈之间出现症状的迅速改善。

系统的唤起性展开（systematic evocative unfolding）：一项治疗干预，在来访者遇到有问题的反应点时，治疗师鼓励来访者进行个人探索并描述与该体验相关的个人叙事。

转化性的自我安抚（transformative self-soothing）：一种基于内在资

源的情绪调节能力，个体通过与自我相处来缓解和转化核心痛苦，其本质是个体将从他人那里获得的关怀内化后，用于安抚自己原发非适应性的核心痛苦。

治疗关系（therapeutic relationship）：治疗师与来访者之间建立的合作性专业关系，也被称为治疗联盟（therapeutic alliance）。

讲述的体验（told experience）：来访者用语言描述的体验，而不是他们当时正在体会的实际感受。

治疗干扰行为（treatment interfering behaviours，TIBs）：照料者表现出的可能干扰或阻碍孩子治疗进展的行为。这些行为通常源于照料者与其父母间的不安全依恋及依恋创伤历史。

双椅对话（two-chair dialogue）：一种体验式技术，让来访者在代表内在自我冲突的两把椅子之间来回移动，并要求来访者扮演他们所坐椅子代表的角色进行对话。

双椅角色扮演（two-chair enactment）：一项治疗干预，治疗师让来访者具身演绎其自我打断行为，用于解决来访者的自我打断问题。

未竟事宜（unfinished business）：来访者内心未被满足的需求。这些需求未得到充分处理，通常对当前的困扰有影响。

挑战不足（under-challenging）：在治疗中允许来访者的回避性防御反应存在而不去挑战，可能会导致治疗看起来像在原地兜圈子，没有取得什么进展。

基本情绪（universal emotions）：在跨文化背景下一致存在并有助于解读来访者在治疗中的情感表现的核心情绪，包括喜悦、愤怒、悲伤、恐惧、惊讶、厌恶与轻蔑。

同理肯定（validation）：一种非评判性的治疗过程，包含接纳性的语言表述及非言语行为，是EFT及同理确定过程的重要组成部分，强调父母和孩子的情绪反应和体验均有其正当性。

见证你的父母（Witness Your Parent）：一项治疗任务，要求来访者扮演其照料者并模仿其负面行为，通常适用于当来访者难以体验及表达对照料者的负面情绪时。